U0134225

重点专病专科系列丛书

肠易激综合征的中西医结合治疗

黄绍刚　吴皓萌　占　凯　主编

科学出版社
北京

内 容 简 介

本书分为西医篇和中医篇。西医篇系统介绍肠易激综合征的流行病学、生理病理学、诊断和评估、治疗目标和治疗策略、西医治疗，以及饮食管理；中医篇系统介绍肠易激综合征的病因病机、辨证论治、中医外治疗法、中药治疗肠易激综合征的临床研究证据、中西医结合治疗、各地区现代中医名家诊治经验、中医调护的内容。本书介绍了有关肠易激综合征的中西医基础和临床诊治新知识，内容翔实，贴近临床，具有很强的科学性和实用性。

本书适合临床医生、科研人员、护理人员等阅读，有助于提升相关人员诊治和研究肠易激综合征的水平，从而更好地帮助肠易激综合征患者。

图书在版编目(CIP)数据

肠易激综合征的中西医结合治疗 / 黄绍刚，吴皓萌，占凯主编. —北京：科学出版社，2023.10
(重点专病专科系列丛书)
ISBN 978-7-03-076303-7

Ⅰ. ①肠… Ⅱ. ①黄… ②吴… ③占… Ⅲ. ①结肠疾病–综合征–中西医结合–诊疗 Ⅳ. ①R574.62

中国国家版本馆 CIP 数据核字(2023)第 170748 号

责任编辑：陆纯燕/责任校对：谭宏宇
责任印制：黄晓鸣/封面设计：殷 靓

科学出版社 出版
北京东黄城根北街 16 号
邮政编码：100717
http://www.sciencep.com
南京文脉图文设计制作有限公司排版
苏州市越洋印刷有限公司印刷
科学出版社发行 各地新华书店经销

*

2023 年 10 月第 一 版 开本：787×1092 1/16
2023 年 10 月第一次印刷 印张：14 3/4
字数：340 000

定价：90.00 元

(如有印装质量问题，我社负责调换)

《肠易激综合征的中西医结合治疗》

编委会

主　编　黄绍刚　吴皓萌　占　凯

副主编　秦书敏　郑　欢　黎颖婷　杨元明

编　委　（按姓氏笔画排序）

古越鸣　叶志宁　刘心甜　刘东月

刘颖盈　祁树浩　苏桂芳　李玉龙

李间清　李斯雅　吴楚欣　宋焕忠

张国娇　陈慰欢　饶珂寒　贾　瑞

徐泳茵　唐凯锐　黄马养　曾晓艺

蓝　兆　廖碧仪　潘琪谋

杨　　序

肠易激综合征是最常见的功能性肠病，脑肠互动异常是其发病关键。该病分为腹泻型、便秘型、混合型和不定型 4 种亚型，其中腹泻型和便秘型临床最为常见。肠易激综合征目前常见的临床问题主要有以下几点：一是治疗后易复发；二是常伴发焦虑、抑郁和睡眠障碍等问题；三是病程中可能出现向其他功能性胃肠病转变或重叠的情况；四是发病机制尚未完全明确，制约了疾病诊断和治疗。目前关于肠易激综合征的治疗，西医以对症治疗为主，而中医强调整体治疗和辨证论治的个体化治疗，在疗效方面展现出一定优势，如何运用好西医和中医治疗该病十分关键。

《肠易激综合征的中西医结合治疗》分为西医篇和中医篇，将现阶段常见的中医和西医疗法做了归纳总结，较为全面地反映了我国肠易激综合征的治疗现状。西医篇系统介绍肠易激综合征的流行病学、生理病理学、诊断和评估、治疗目标和治疗策略、西医治疗，以及饮食管理。其中详尽介绍了肠易激综合征的生理病理学，以帮助读者更好地理解西药的选择和运用。书中还紧跟前沿，介绍了新兴的粪菌移植疗法。中医篇按病因病机、辨证论治、中医外治疗法、中药治疗肠易激综合征的临床研究证据、中西医结合治疗、各地区现代中医名家诊治经验、中医调护的内容进行编排。重点介绍了腹泻型和便秘型肠易激综合征的辨证论治，同时还介绍了针刺、艾灸、推拿、穴位敷贴和导引等特色中医疗法。此外，书中选择具有特色的诊治肠易激综合征的专家进行学术经验介绍，拓宽了中医诊治思路，对中医临床工作者治疗该病时知常达变有很好的启发作用。

本书由中医脾胃病研究领域著名专家黄绍刚教授领衔主编，主要参编者多为临床、科研和教学一线的医务工作者，掌握肠易激综合征的各方面研究动态，相信本书的编著对他们来说也是一次总结和提高。本书逻辑清晰，学术信息量大，可读性强。值出版之际，作序为贺。

国医大师

中国中医科学院首届学部委员　杨春波

于福州　癸卯兔年

前　　言

肠易激综合征(irritable bowel syndrome,IBS)是脑肠互动异常引起的功能性胃肠病之一。该病全球流行,预计影响着全球大约十分之一的人口,在我国的患病率可高达11.5%,医疗资源消耗巨大。肠易激综合征以腹痛伴有排便习惯改变为主要临床表现,根据患者排便时的主要粪便性状,可将肠易激综合征分为腹泻型、便秘型、混合型和不定型4种亚型。肠易激综合征病程漫长,症状明显,病情反复,且缺乏生化与形态学诊断指征,病程中不仅可能出现向其他功能性胃肠病转变或重叠的情况,还常伴发焦虑、抑郁和睡眠障碍等问题,严重影响患者生活质量,但肠易激综合征发生机制尚不完全明确。对此,中西医学者就其流行病学、致病因素、发生机制和诊疗方案等开展了系列研究,为理解和治疗肠易激综合征提供了重要依据。

本书从中医和西医两个视域介绍了肠易激综合征的研究和诊治现状,对掌握肠易激综合征的中医和西医相关知识有重要帮助。值得一提的是,作为中医药诊治的优势病种,中西医结合治疗或能更好地帮助肠易激综合征患者。本书分为西医篇和中医篇。西医篇系统介绍肠易激综合征的流行病学、生理病理学、诊断和评估、治疗目标和治疗策略、西医治疗,以及饮食管理;中医篇系统介绍肠易激综合征的病因病机、辨证论治、中医外治疗法、中药治疗肠易激综合征的临床研究证据、中西医结合治疗、各地区现代名家诊治经验、中医调护的内容。

本书具有很强的科学性和实用性,并具有以下特点:①紧扣肠易激综合征研究前沿。本书陈述了遗传因素、肠道微生物因素、心理社会因素、饮食因素、脑肠互动因素、免疫因素、应激因素、胃肠动力障碍等肠易激综合征病理生理基础的研究进展,尤其突出了当前生物学研究热点参与上述病理生理基础形成的情况。②中西互参互补。可将肠易激综合征生理病理学、治疗目标和具体治疗方法等分别与中医病因病机、辨证论治和中医外治等内容对比阅读,由此了解中医和西医对肠易激综合征认识与治疗上的异同，进而可在诊治该疾病时，选择合适的中西医结合治疗方案。特别是针对难治性肠易激综合征，症状重叠，伴焦虑、抑郁和睡眠障碍等情况中西医结合、内治和外治结合等思路或能更好地帮助患者。③强调临床实践和循证证据。本书侧重于介绍肠易激综合征的临床治疗，为客观反映中医经典方、名医效验方、外治疗法等对该病的疗效，本书专门著述“中药治疗肠易激综合征的临床研究证据”一章，以呈现中医药疗法治疗腹泻型和便秘型肠易激综合征的证据。

本书编写过程中，承蒙国医大师杨春波作序，同时得到科学出版社和诸多知名专家的大力支持、指导和帮助，在此向他们致以诚挚谢意。此外，感谢广东省中医药科学院“优秀青年人才青苗计划”(SZ2022QN08)、中国证候全国重点实验室省部共建中医湿证国家重点实验室重点项目(SZ2021ZZ25、SZ2021ZZ44、SZ2021ZZ13)、广州市科技计划项目(202102010207、202102010226、2023A03J0733)、广东省中医院临床研究专项(1010专项)(YN10101907)、广东省中医院中医药科学技术研究专项(YN2016QJ14)、国家自然科学基金项目(81703992、81904148、81974563)、中医药防治功能性胃肠病协同创新团队(2021xk63)及广东省中医院杨春波学术经验传承工作室资助本书出版。

由于编者水平有限，书中如有错漏之处，敬请读者批评与指正！

目　　录

西医篇

第一章　肠易激综合征的流行病学

3

第二章　肠易激综合征的生理病理学

23

第六章　肠易激综合征的饮食管理

中　医　篇

第七章　肠易激综合征的中医病因病机

第八章　肠易激综合征的辨证论治

第九章 肠易激综合征的中医外治疗法

第十章 中药治疗肠易激综合征的临床研究证据

第十一章　肠易激综合征的中西医结合治疗

第十二章　肠易激综合征的各地区现代中医名家诊治经验

第十三章 肠易激综合征的中医调护

西医篇

第一章 肠易激综合征的流行病学

第一节 肠易激综合征的流行病学

肠易激综合征(irritable bowel syndrome, IBS)是脑肠互动异常引起的疾病之一，是一种全球高度流行的慢性疾病，流行病学统计数据显示该病影响着全球大约十分之一的人口。基于2016年罗马委员会修订颁布的罗马Ⅳ标准，肠易激综合征以腹痛伴有排便习惯改变为主要临床表现，根据Bristol粪便性状量表进行肠易激综合征亚型分类，即根据患者排便异常时的主要粪便性状，将肠易激综合征分为腹泻型肠易激综合征(irritable bowel syndrome with predominant diarrhea，IBS-D)、便秘型肠易激综合征(irritable bowel syndrome with predominant constipation，IBS-C)、混合型肠易激综合征(irritable bowel syndrome with mixed bowel habits，IBS-M)和不定型肠易激综合征(irritable bowel syndrome unclassified，IBS-U)4种亚型。与器质性胃肠疾病相较之下，肠易激综合征病程漫长，病情反复，症状严重，体征较轻，辅助检查阳性检出率低，缺乏形态学诊断指征，病程中可能出现向其他功能性胃肠病(functional gastrointestinal disorder，FGID)转化情况，如功能性腹泻或者功能性腹痛等，甚至多与癔球症、胃食管反流病、功能性消化不良等重叠为病。鉴于肠易激综合征是一种全球性疾病，人群患病率较高且占用大量的医疗资源，国内外学者针对其流行病学、疾病负担、主要危险因素及疾病发生机制等开展一系列研究，以期为临床及标准共识制定提供充分的证据资料[1-3]。随着国内外对肠易激综合征的研究不断深入，该病的病理生理机制逐渐涌现各种各样的理论认识，尽管目前致病机制尚未完全阐明，但基于肠易激综合征公认的胃肠动力紊乱、内脏高敏感性、食物耐受不良、肠道免疫系统异常等发病机制，与之紧密联系的遗传因素、饮食因素、肠道感染、肠道微生态因素及心身精神等致病危险因素成为研究焦点。

1. 发病率及患病率

2012年一项涉及全球81个国家地区囊括260 960人的大型系统性回顾研究分析结果明确指出，肠易激综合征的全球流行率大约为11%，然而各地区之间患病率存在显著性差异。迄今，全球肠易激综合征总患病率约为11.2%，西方国家为8%～23%，欧洲及北美国家患病率为10%～15%，非洲国家的总患病率约为19%，东南亚国家的总患病率约为7.0%，南美洲国家的总患病率约为21.0%，然而亚洲国家为5%～10%，总体可见患病率以东南亚地区最低，最高地区集中在南美国家[4]。近年来，一项由罗马委员会工作组牵头组织的涉及41个国家、83项研究的关于肠易激综合征患病率的系统性回顾研究结果显示，全球不同国家及地区之间，肠易激综合征平均患病率存在差异，数据显示法国肠易激综合征患病率约为3.3%；尼日利亚地区肠易激综合征患病率为31.6%，并且高出法国近十倍；新加坡的流行病学数据显示肠易激综合征患病率为5.0%～10.0%；澳大利亚肠易激综合征患病率约为4.0%；美国肠易激综合征患病率为7.0%～16.0%[5]。此外，据统计亚洲国家肠易激综合征患病率为5.0%～10.0%，其中日本肠易激综合征患病率为6.1%，报道提出患病率可能与该地区工业发达程度及生活水平存在一定联系。与此同时，一系列流行病学调查资料显示世界范围内日本、韩国、新加坡、马来西亚等地肠易激综合征患病率并不高于其他亚洲地区，其中尤其以孟加拉国最高，约为24.4%[6]。中国肠易激综合征患病率同样存在诸多差异，通过对比其他亚洲各国，发现中国肠易激综合征患病率呈现普遍偏高的趋势。与此同时，国内多个城市及社区通过收集分析调查问卷，流行病学数据显示在我国肠易激综合征发病率高达7.5%。北京地区肠易激综合征的发病率为7.3%，广州地区肠易激综合征的发病率为5.6%，武汉地区也有10.7%的消化门诊就诊者被诊断为肠易激综合征，发病人群主要集中在中青年人群，但在儿童及老年人中发病率相对较低[7]。目前数据提示不同国家地区，因其社会文化背景、生活环境习性、饮食具体结构及数据收集方式等存在差异，对肠易激综合征流行病学分析诸多环节存在影响，导致发病率、患病率存在一定差异和偏倚。

2. 发病年龄特征

肠易激综合征与年龄相关性报道众说纷纭。一般来说该病可发生于每个人的任何一个年龄阶段，研究显示该病全球患病率为10%～20%，其中女性群体略高于男性，尤其以中青年(18～59岁)年龄层面更为多见，而老年(≥60岁)群体中可见下降趋势[8]。在北京和广东进行的流行病学调查报告中，虽未明确发现各年龄组间肠易激综合征患病率存在显著差异，但仍以中青年人群更为集中。一项Meta分析研究证实，肠易激综合征患病率伴随年龄的增长略有下降，并且与低于50岁的患者群体相比，50岁及以上的患者肠易激综合征发病率显著下降(OR 0.75，95% CI 0.62～0.92)，青壮年多于老年人，其中18～40岁的年龄段人群约占患病总人数一半以上[9]。与此同时，另有一项Meta分析结果中提及我国女性肠易激综合征患病率略高于男性，比例约为8.1%∶6.8%[10]。各年龄段人群的患病率有所不同，其中30～59岁人群的肠易激综合征患病率为6.9%。此外，日本门诊就诊人群为研究对象的一项调查数据显示，肠易激综合征发病率存在两个典型高峰，具体可见于青少年期及老年时期[11-12]。另外一项Meta分析通过纳入世界范围内23项研究，调查结果提示随着人群年龄增长肠易激综合征患病率存在下降趋势，<40岁人群的患病率为11.0%，40～49岁人群为9.6%，50～59岁人群为7.8%，60岁及以上人群为7.3%，各年龄组间差异无统计学意义[13]。

3. 性别分布特征

已有研究证据表明，性别作为一种重要的生物学变量，影响着肠易激综合征发生机制、流行病学及临床表现等诸多方面。Kim等通过分析86篇针对肠易激综合征性别方面的研究文献，最终数据显示寻求医疗帮助的肠易激综合征患者中，女性明显高于男性，比例为(2～2.5)∶1[14]。同时，2017年罗马委员会工作小组发表的系统评价研究报告中也明确指出，在288 103名受试者中存在55.0%的肠易激综合征女性患者群体。也有一项涵盖162 543名受试者系统评价和Meta评价分析显示，女性肠易激综合征患病率高于男性，比例约为14.0%∶8.9%(OR 1.67,95% CI 1.53～1.82)[15]。另外一项基于性别因素对社区中肠易激综合征患病率影响的系统综述和Meta分析，通过评估全球56项研究中188 229位受试者资料，发现女性的肠易激综合征患病率也略高于男性(OR 1.67,95% CI 1.53～1.82)[16]。

在世界范围内，女性肠易激综合征的患病率为男性的1.5～3倍，研究显示西方人群中女性患者报告的肠易激综合征症状普遍多于男性，其中一项研究肠易激综合征全球患病率的系统评价和Meta分析，通过34个国家的82 476名受试者，分析汇总肠易激综合征总患病率约为3.8%，女性患病率为12.0%，明显高于男性患者[17]。另外一项基于全球不同社区中肠易激综合征患病率的系统评价和Meta分析，通过分析390篇文献涉及的188 229名肠易激综合征受试者，结果显示与男性相比，女性肠易激综合征患病率也略高于男性患者，且患病率保持相对稳定的趋势[18]。与此同时，中国通过大量流行病学调查分析也得到相似的结论，如一项基于北京大学的大学生肠易激综合征患病率调查报告显示，女性患病率为20.2%，男性患病率为14.4%。一系列肠易激综合征性别差异性研究结果提示，肠易激综合征或许与雌激素存在一定的关联性，女性患者更易出现诸多情绪应激状况，进而提高肠道敏感性或肠道功能紊乱等，最终诱导肠易激综合征的发生发展[19]。

4. 职业分布特征

一项中国基于北京中医药大学767名在校医学生的横断面研究结果提示，医学生肠易激综合征患病率为33.3%，女性患病率较高，其中35.5%肠易激综合征患者存在睡眠障碍症状[20]。另外一项基于阿卜杜勒阿齐兹国王大学医学院学生的系统性回顾研究结果显示，医学生肠易激综合征的患病率为9.3%～35.5%，可见肠易激综合征在国内外医学生群体中较为普遍，且患病率高于普通人群，可能与其特殊学习类型、考试压力及工作负荷等有关[21]。此外，中国一项基于青年人群的横断面研究结果显示，通过整群随机抽样苏州大学1 348名大学生，肠易激综合征患病率为5.1%，其中63.3%肠易激综合征患者自诉肠道健康问题对校园正常生活存在一定影响。鉴于学生群体面临一定的考试及就业压力，缺乏较好的自我调节及适应能力，自然而然成为肠易激综合征的高危人群之一[22]。此外，沙特阿拉伯也有一项关于767名本科生肠易激综合征流行病学横断面研究指出，存在15.8%的参与者均符合罗马Ⅳ标准中肠易激综合征的诊断标准，可见肠易激综合征在高校普通本科生中仍然十分常见[23]。除此之外，部队军人也成为肠易激综合征患者中的特殊群体之一，鉴于军旅生活及高强度训练的特殊性，特别是应对作战及突发紧急事件等部队，具有一定流行病学调研意义。一项中国东南地区整编制部队中3 106名青年军官的横断面研究，通过分层、整群随机抽样方法收集调查问卷，结果显示肠易激综合征总体患病率为7.3%，其中男女患病率分别为6.9%和13.7%，女性患病率明显高于男性，这与国内外诸多报道结果相对吻合。报告也特别指出，该区域纳入人群中伴随焦虑和抑郁状态的患病率偏高，分别约为41.6%和51.4%，故提示精神心理因素是肠易激综合征有关的危险因素之一[24]。此外，一项多中心前瞻性研究调查发现，1 605名希腊军事人员的肠易激综合征患病率为8%，尽管样本男女比例较为悬殊，约为3.5∶1，但结果仍明确女性更易罹患肠易激综合征[25]。与此同时，中国青岛地区以当地四所三甲医院医护人员为抽样群体，采用整群分层随机方法分析，结果显示医护群体患病率高，约为 8.4%，其中女性患病率高于男性，护士患病率高于医生，年龄主要集中 25～35 岁之间患病率最高，并且群体中以工作年限 5～10 年的医护患病率最高[26]。一项以沙特阿拉伯地区 594 名医生为研究对象的横断面研究报告，通过收集根据罗马Ⅳ标准制定的网络调查问卷，综合分析结果可见医生群体肠易激综合征患病率为 16.3%，并且更多见于较长工时及女性年轻医生当中。严格意义上，不同职业类型并不会直接影响肠易激综合征患病率数据，这可能仍然与患者诸多个体因素有关[27]。

5. 死亡率调查

肠易激综合征作为一种反复发作的功能性肠病，极大程度影响着患者心身的方方面面。研究资料表明肠易激综合征的致死原因主要与患者群体中出现的焦虑、抑郁状态及存在自杀意念有关。一项美国大型临床研究通过随访 3 000 名患者，结果汇总发现 110 例死亡，但统计结果并未见显著差异性；瑞典的一项前瞻性队列研究结果显示，45 524 名接受结直肠活检患者的病理结果证实肠易激综合征并不会增加死亡风险。此外，中国近期一项基于 263 名患者长达 5 年随访工作报告结果显示，与一般人群相比，肠易激综合征患者的死亡率并未见明显增加趋势。与此同时，报告中也显示死亡的发生与结直肠癌发病率的增加存在关联性，尤其是在便秘型肠易激综合征的老年患者中，约为一般人群的 7.5 倍，足以证明肠易激综合征尽管并非致死性疾病，但因其难治愈、高复发的疾病特性，仍然在一定程度上严重影响着患者生存质量[28-29]。

6. 不同亚型及重叠症状的发生特征

不同亚型的肠易激综合征在全球范围内也存在一定流行规律可循。研究表明中国腹泻型肠易激综合征或混合型肠易激综合征是肠易激综合征的主要亚型。美国的一项系统性综述研究报道，发现便秘型肠易激综合征及腹泻型肠易激综合征分布趋势较为相似；而欧洲一项的研究提及便秘型肠易激综合征或腹泻型肠易激综合征是该地区最常见的亚型；另外一项研究的数据显示约 16%肠易激综合征患者诊断为便秘型肠易激综合征；63%患有腹泻型肠易激综合征；国外也有一项系统性评估的 23 项研究中报告便秘型肠易激综合征、腹泻型肠易激综合征及混合型肠易激综合征患病率分别为 35%、40%和 23%。然而国外一项涵盖两国 6 756 名参与者的研究报告统计了不同亚型肠易激综合征的患病率存在差异。其中丹麦调查研究中提及腹泻型肠易激综合征的总患病率约为 31.5%；混合型肠易激综合征的总患病率约为 26.4%；不定型肠易激综合征的总患病率 11.9%。而在西班牙的研究中存在 1.4%的参与者患有腹泻型肠易激综合征；1.3%的参与者患有便秘型肠易激综合征；1%的参与者患有混合型肠易激综合征；0.5%的参与者患有不定型肠易激综合征。亚洲地区对肠易激综合征亚型分布特征研究相对缺乏，但基于罗马Ⅳ标准的中国武汉及大连地区的小样本研究显示，在肠易激综合征亚型中，两地均以腹泻型肠易激综合征多见，其他亚型未见统计学差异[30-32]。

瑞典的一项涉及 1 000 多名功能性胃肠病患者的队列研究中，调查发现胃食管反流、消化不良和肠易激综合征症状患者在 1 年后出现相同症状的比例分别为 61%、32%、55%，然而 7 年后出现相同症状的比例分别为 29%、30%、55%。另外，英国的一项社区系统性研究显示肠易激综合征、胃食管反流病(gastroesophageal reflux disease，GERD)和支气管高反应性症状同时发生的频率比预期要高，肠易激综合征患者中有 47%人群患有胃食管反流病。尽管面临不同国家和人群及肠易激综合征疾病自身症状的多变性，但大多数研究者认为不同亚型中腹泻型肠易激综合征及混合型肠易激综合征更为多见。功能性胃肠病症状重叠的情况极为普遍，尤其是肠易激综合征与各类胃肠道或者肠外疾病发生重叠或合病，这一情况使病情变得复杂，故给临床医生及患者带来巨大挑战和困扰。因此，在肠易激综合征与功能性胃肠病重叠的流行病学数据背后，仍然需对症状重叠的发生机制深入探索[33-34]。

7. 肠外症状表现

肠外系列症状的发生在肠易激综合征中也是屡见不鲜。现有研究显示，与对照组患者相较之下，因非胃肠道症状就诊的肠易激综合征患者人数是其 2～3 倍。一项系统文献综述研究总结了与肠易激综合征相关的非胃肠道系统疾病类型，其中有一部分为非心理精神疾病，如慢性疲劳综合征约有 51%、慢性盆腔疼痛约有 50%、颞下颌关节紊乱占 64%。与此同时，在转诊过程中精神障碍的肠易激综合征患者也非常多见，因此常被研究者认为肠易激综合征或许是精神疾病谱的一部分，而非单纯的胃肠道症状类型。一项研究以中年群体和性别匹配为基础，调查 3 153 名肠易激综合征患者与健康维护组织中对照组人群的共病情况，研究报告显示肠易激综合征患者中存在约 94%高占比的精神障碍现象，尤其是重度抑郁、精神焦虑及躯体行为障碍[35-37]。

第二节　肠易激综合征的疾病负担

世界各地诸多流行病学研究报道显示，肠易激综合征是一种全球范围内的多发病和难治性肠道功能紊乱性疾病，尽管肠易激综合征并不会直接威胁患者生命，也不增加患癌风险和致死率，但是突发的胃肠道症状，如腹痛、便秘和其他不适症状导致患者出现抑郁、焦虑及躯体化障碍等表现，仍然极大程度地给国家、社会、患者家庭及个人带来诸多方面的困扰和压力负担。

1. 患者生活质量

生活质量受损程度在各个国家都有所不同，损伤性质也存在着一些细微的差异。无论这种损伤发生于生活、机体、情感或是社会层面，生活质量仍是一个极其复杂的主观性概念，数据分析中也掺杂着诸多不确定因素。

波兰罗兹医科大学消化科门诊招募 87 名肠易激综合征患者，通过肠易激综合征患者专用生活质量表（irritable bowel syndrome quality of life instrument，IBS-QOL）及贝克忧郁量表（Beck depression inventory，BDI）。评估发现肠易激综合征严重影响患者生活质量，可能与患病过程中的抑郁、焦虑情绪有关。即使被初级保健机构确诊为肠易激综合征后，根据现行相关指南指导方针，诸多患者仍陆续转诊进一步完善结肠镜检查，遗憾的是存在典型症状的患者最终诊断率仍较低，鉴于诊断中存在的不确定性，可能因缺乏治愈性治疗促使肠易激综合征症状持续困扰患者生活及工作[38]。国外的一项问卷调查报告中提及，肠易激综合征患者表示能接受一种治愈性药物，即使药物存在 10%猝死风险也愿意以此换取 99%的症状缓解机会。类似的是另外一项问卷调研中提及，肠易激综合征患者情愿放弃剩余预期寿命的 25%，以此换取摆脱症状，可见症状严重的患者似乎更倾向为改善症状而承受较大风险的尝试，足以证明肠易激综合征的不良影响深入到患者生活的方方面面，使其身心饱受折磨[39-40]。北美及欧洲地区有关于肠易激综合征患者生活质量的研究显示，指标呈明显下降的趋势。亚洲地区如日本的一项随机对照试验(randomized controlled trial，RCT)研究，通过对比健康对照组，可见肠易激综合征患者的生活质量明显下降，并且与症状严重程度有关。韩国的一项问卷调查研究也获得了相似的结论。中国一项基于572例肠易激综合征患者生活质量的临床观察研究，证实肠易激综合征干扰患者生活质量，如日常社交活动及工作效率，其中腹泻型肠易激综合征及混合型肠易激综合征患者的IBS-QOL总体低于便秘型肠易激综合征患者，并且导致疾病相关的生活质量较低[41-43]。与此同时，有研究聚焦于肠易激综合征与结直肠癌之间关系，发现肠易激综合征患者发生结直肠癌的风险高出1%，并且在44.5%患者的乙状结肠镜及结直肠活检中均未发现任何病理异常，并且约有28%患者患有轻、中度的非特异性结直肠炎。其中4%患者诊断为溃疡性结肠炎，1.5%患者确诊为结直肠癌。另外约有65%患者曾积极就医寻求医疗帮助；45%患者报告肠镜检查后伴随腹痛症状；30%患者自诉食欲下降；25%患者存在体重减轻情况；15%患者报告血便症状；65%患者自我感觉紧张不安；30%患者出现因症状困扰导致工作缺勤现象；80%患者在工作及家庭压力等因素下症状显著加重等。显然，肠易激综合征尽管属于一种功能性胃肠疾病，但其患者生活质量与器质性消化道疾病患者的生活质量下降程度相似。总而言之，肠易激综合征症状的突然发生具有极大的不可预测性，负面地渗透在患者生活的方方面面，让患者感到丧失自由性及主动性[44-45]。

2. 医疗保健费用

基于罗马Ⅳ标准之下，肠易激综合征被公认为频繁影响消化系统的最常见的疾病之一，其在初级医疗保健机构及消化专科门诊中十分常见，约占初级保健机构就诊人数的10%，占消化内科转诊率的25%～50%。韩国一项利用国民健康保险数据库进行的横断面研究发现，肠易激综合征医疗管理约占韩国总医疗支出的0.5%，每年有6%的人口至少有1次因肠易激综合征症状进行就医，肠易激综合征患者平均每年门诊就诊约为2.5次，住院患者平均住院天数约15天，并且患者自诉多因就诊过程中的频繁重复的诊断检查，甚至无法明确具体病因，因此承担更多的医疗费用支出及心理煎熬[46]。另外在初级保健机构就诊过程中，10%～15%患者因肠易激综合征症状前来求诊，然而在二级和三级保健机构就诊中的患者就诊比例为25%～50%，只有小比例的患者积极就医的现象能表明肠易激综合征患者医疗负担相对沉重，故肠易激综合征对于初级和二级保健经济费用产生了重大影响[47]。数据显示，中国每年投入金额约为20亿美元(约为143.2亿人民币)；英国每年在肠易激综合征疾病管理资金投入金额最高可达2亿英镑(约为18.4亿人民币)；德国每年投入金额高达30亿～40亿欧元(237.6亿～316.8亿人民币)[48]。也有研究统计证实，在美国肠易激综合征的医疗费用高达10亿美元(约68.75亿人民币)，其中与生产力损失有关的间接成本已超过2亿美元(约为14.3亿人民币)，高昂且惊人的消费金额无疑给患者及国家医疗卫生系统两大主体带来巨大心理和经济负担。同时，也有研究调查表明美国每年平均有25%～49%的肠易激综合征患者咨询初级保健医生，达2～3次；英国通过研究长达10年疾病自然史的肠易激综合征，发现肠易激综合征患者年度初级保健机构咨询中位数值最高为14次；德国的初级保健机构就诊约占肠易激综合征患者直接医疗总费用的30%；在荷兰每个肠易激综合征儿童年度治疗总费用预估为 2 512.31 欧元(约为 19 899.93 人民币)[49-50]。中国的一项纳入 105 例肠易激综合征患者的队列研究报道指出,每位患者年度总费用约为 18 262.84 元人民币,住院及门诊医疗保健费用约占年度总成本的 46.41%及 23.36%,生产力损失占年度总成本的 25.32%[51]。一项基于 11 个欧洲国家数据集的 Meta 分析显示,与肠易激综合征相关的年度总成本投注将近 3 000 欧元(23 762.9 人民币),这项研究中每一个数据集均超过 2 700 名肠易激综合征患者。目前,肠易激综合征虽然能被有效管理和控制,但仍旧存在无法根本治愈的关键问题,其投入成本与收获疗效存在巨大的不平衡性,这与肠易激综合征全球诸多流行病学数据所强调的该疾病在人口卫生服务中带来的严重影响的观点不谋而合。总而言之,住院及门诊医疗保健资源的使用成为费用迅速攀升的主要驱动因素,足见肠易激综合征在全球流行程度无疑对各个国家医疗卫生系统都潜移默化地产生沉重的疾病负荷。另外,肠易激综合征患者的生活质量显著降低,躯体化障碍发生率较高、心理共病情况频繁增加(尤其包括抑郁、焦虑状态及患者偶尔存在自戕意念)、影响工作状态,与每年在肠易激综合征医疗管理领域和处方药费用增多均存在一定的关联性[52]。

3. 医学社会问题

实际上肠易激综合征对于患者生活质量、医疗保健费用的影响,更多体现和折射于诸多的社会问题当中。肠易激综合征骤然发生的胃肠道症状,导致患者工作收入损失,产生社交恐惧心理及缺乏独自旅行能力。多数患者诉社交场合中出现便意频繁的情况,更易产生尴尬及恐惧心理,愈发使人症状加重,甚至感到身体虚弱,也有部分腹泻型肠易激综合征患者不愿意离开住所,避免出席如厕不便的场合,存在深感不自在且易出现难以集中注意力的状况。还有一部分患者经常因其胃肠道症状,导致难以投入工作,故出现请假、缺勤及旷工等突发情况的发生,就社会生产力角度而言,导致的间接成本损失巨大[53-55]。一项对欧洲多个国家共 40 000 人的大型前瞻性队列研究调查显示,肠易激综合征患者群体每年休假的天数几乎为健康群体的 2 倍。另外,在一项关于肠易激综合征对家庭伴侣影响的研究中报道,152 名肠易激综合征患者的伴侣明显比 39 名健康对照组的伴侣承受更为沉重的压力和负担,并且提及相关负面压力消极情绪主要与患者肠易激综合征症状的严重程度相关。此外,肠易激综合征患者也常常可见一些回避及安全行为,通过少量饮食或完全不进食进而阻断腹泻发生,使症状反复恶化,引发焦虑、抑郁等异常心理状态,最终导致患者丧失战胜疾病的信心[56-57]。

迄今,肠易激综合征仍持续消耗公共医疗资源,大幅度增加国家卫生医疗保健负担,折磨患者心身健康。因此,正确和理性认识分析肠易激综合征疾病负担的严峻形势,在一定程度上能为肠易激综合征疾病提供新的见解认识,进一步提高医疗保险补偿比例,降低全球居民直接经济负担及为改善患者心身认知提供科学理论依据。

第三节 肠易激综合征的危险因素

作为一种典型的心身疾病,肠易激综合征的病理生理学机制十分复杂,涉及诸多影响因素。部分研究认为该病是基因易感个体在触发因素的诱导下形成的,其中脑-肠轴失调是介导肠易激综合征病理生理学机制的关键环节之一，在微生物的作用下，肠道微环境的改变能及时反馈至大脑中枢神经。然而，中枢神经系统也能够影响胃肠道系统的生理活动。此外，患者个体对其症状的感知也会受到变化后的中枢神经系统的影响，然而中枢系统也容易遭受心理共存病及压力的影响。与此同时，肠道通透性增加，胃肠免疫功能失调及炎症通路传导的改变，均能对肠易激综合征的发病起到重要介导作用。总体而言，多数研究认为在先天遗传、饮食生活方式、肠道炎症感染及精神心理等危险因素共同参与之下，诱发致病及症状加重。

一、遗传因素

一项基于643名美国居民的调查研究发现直系亲属及配偶同时存在肠易激综合征症状的相对危险度高于普通人群[58]。Levy等针对美国6 060对双胞胎进行流行病学调研发现，患有肠易激综合征的同卵双胎者显著高于异卵双胎者，并且母亲患有肠易激综合征的同卵双胞胎患病风险更高。由此推测肠易激综合征发病或许与遗传基因存在一定关联性，可见家族聚集性倾向[59]。多项研究报道患者曾诉其亲属患有肠易激综合征，或者存在类似的疾病症状，提示肠易激综合征存在较强的家族倾向性，可见其受到遗传基因因素的影响。然而，也有研究学者提及所谓的"家族性"的具体表现，主要由于家族成员中拥有相似的童年经历或者在环境暴露下导致的，并非严格意义中医学认为的遗传因素，认为这其中掺杂多样的复合因素，仍需要进一步分析确认[60-61]。

血清素(serotonin)又称5-羟色胺(5-hydroxy tryptamine，5-HT)，作为人体的"情绪调节器"，是一种重要的神经递质。鉴于血清素在脑-肠轴中的调节作用，其既是与心理情绪密切联系的脑神经递质，也是介导胃肠运动及生理活动的典型肠内神经递质。众所周知，5-HT相关通路为肠易激综合征遗传因素研究中的经典途径之一，尤其是血清素再摄取转运蛋白(serotonin reuptake transporter，SERT)发生的变异遗传备受关注。一项纳入7 039名受试者，研究血清素再摄取转运蛋白表达异常与肠易激综合征风险关联性的Meta分析发现，肠易激综合征发生风险程度与亚洲人群血清素再摄取转运蛋白的多态性存在明显相关性，并且有统计学意义[62]。一项欧洲大型病例对照研究中共纳入2 207名肠易激综合征患者数据发现，肠易激综合征患者中可见罕见蔗糖酶——异麦芽糖酶的存在。该种酶类对患病率存在显著影响意义，可见疾病的发生也与编码蔗糖酶相关基因及*SCN5A*基因存在联系[63]。也有研究表明电压门控钠通道对于疼痛调节机制较为明确，通道受损易导致神经元损伤，进而引起疼痛感觉紊乱，因此在胃肠道痛觉及神经病理性疼痛的遗传研究中备受关注。一项基于欧洲五国的全基因组关联Meta分析指出，一部分肠易激综合征患者症状发生可能与双糖不耐受或者离子通道异常有关，进而证实离子通道参与肠易激综合征病理生理学遗传机制当中这一结论。一项多中心、大样本，反复验证基因与肠易激综合征疾病关联度的研究比较了英国9 576名肠易激综合征患者和336 449名健康对照者的生物银行数据，通过寻找关键的全基因组，最终发现了9号染色体上的某个位点变异仅仅和女性肠易激综合征发生风险存在显著的关联性，并且提及家族性自主神经异常也与该位点基因突变有关。在性别和遗传因素方面均能为肠易激综合征病理生理学机制探索提供一定的研究依据[64]。研究认为促肾上腺皮质激素释放激素(corticotropin releasing hormone，CRH)是肠易激综合征患者机体应激反应关键因素，CRH途径密切参与肠易激综合征胃肠动力改变发病机制形成。研究显示给预外源性CRH能够诱导结肠蠕动增加，然而在CRH受体拮抗剂作用之下可降低结肠蠕动。此外，日本一项病例对照研究明确肠易激综合征症状与CRH受体1和CRH受体2基因的单核苷酸多态性有关，促使国内外研究者深入理解肠易激综合征发病遗传学相关理论[65]。总而言之，肠易激综合征遗传影响可能涉及多基因、多途径及多环节，伴随着国内外研究者基于遗传角度中肠易激综合征病因机制研究和认识不断深入，尽管仍有部分尚未阐明的议题，但遗传基因学中诸多确凿的生物学证据有助于肠易激综合征病理生理机制研究。

二、饮食因素

近年来，随着饮食与肠易激综合征发病风险相关性关注度逐渐提高，诸多研究认为食物可能是肠易激综合征发病过程中一颗潜在的"定时炸弹"，然而饮食的复杂性导致识别食物不耐受更加困难，因此控制管理饮食是患者的重要治疗环节，也是临床实践中的重要策略。

目前食物不耐受研究是世界范围内的研究热点，其应用正在全球范围内迅速普及，德国科学家Fooker博士阐述了食物不耐受产生的具体内在原理，并认为大多数食物因为缺乏相应的酶而无法被人体彻底消化，而被机体当作外来物质识别，产生排斥反应，从而导致免疫反应的发生，进而产生食物特异性的IgG抗体。研究表明食物过敏在肠易激综合征作用机制中可能是通过IgE、IgG、肥大细胞及T淋巴细胞及嗜酸性粒细胞在内的一系列黏膜免疫因素介导肠道黏膜长期轻度炎症和内脏高敏感性，故肠易激综合征患者对某种或多种食物不耐受可能也是导致肠易激综合征的根本原因之一[66-68]。此外，过敏原亦可改变胃排空、肠道渗透压及提高胃肠道激素水平，这些反应均可引起内脏感觉的异常，故可以试图针对性地寻找致敏食物，减少该食物的摄取，从而减少肠易激综合征的发生及缓解肠易激综合征样症状。与此同时，食物中含有较高的发酵性碳水化合物，包括果糖、乳糖、多元醇、半乳糖、寡糖等，一部分患者存在长期不合理饮食，如进食大量高脂、高蛋白食物，会进一步促进肠道菌群失调，这一过程中产气菌大量增殖成为引起腹痛及腹胀症状的主要元凶，然而有害菌群的大量繁殖也会间接刺激肠道黏膜免疫应答及释放相关的炎性因子，大大提高肠道的敏感性。而新鲜蔬菜水果含有丰富的维生素及矿物质，或许能够有效代谢肠道毒素，进而拮抗肠道稳态失衡的情况发生，从而缓解肠易激综合征症状[69-71]。因此，适量地进食水果及蔬菜实际上是有效管理肠易激综合征的保护因素之一，部分研究者认为这可能与肠道菌群的正向调节有关。此外，仍有一部分患者存在乳糖不耐受表现，研究认为多是因个体缺乏乳糖酶导致，乳糖在人体小肠内不容易被有效分解及吸收，物质进入结肠后产气进而引发肠易激综合征症状。另外，食物作为肠道微生物的活性底物，微生物与食物互作发酵，也可引起胃肠道症状。研究发现进食生冷辛辣之品均为诱发肠易激综合征症状的主要危险因素之一，生冷食物能够刺激嗜酸性粒细胞释放5-HT，增加胃肠道动力及神经传导敏感性，进而诱发胃肠道功能紊乱，而辛辣食物中含有大量的辣椒素可激活胃肠道中香草酸受体，最终诱发肠易激综合征[72]。

一项大型的法国队列研究(N=44 350)针对饮食类别，提出含糖量高和富于脂肪的西式饮食类型与肠易激综合征发作密切关联。高脂食物主要通过刺激胆囊收缩素(cholecystokinin,CCK)和胰高血糖素样肽(glucagon-like peptide,GLP)-1分泌,进而导致胃肠运动发生变化,可以诱发或是加重肠易激综合征症状[73]。另外,一项随机对照研究的证据表明,通过减少饮食中可发酵低聚糖、双糖、单糖及多元醇(fermentable, oligosaccharides, disaccharides, monosaccharides and polyols, FODMAP)能够有效减轻缓解期炎症性肠病患者的肠道症状,证实低FODMAP饮食模式减轻缓解期炎症性肠病患者循环的标志炎症反应,可改善患者特异性症状评分。另有一项全球大型前瞻性城乡流行病学研究发现,大量摄入过度加工食品与肠易激综合征的风险增加密切相关,尽管该项研究可能有助于深入了解疾病潜在的危险因素,但目前仍未阐明需要避免何种食物有助于病情痊愈。基于106名患者单项安慰剂对照试验的报告提到,膳食中添加谷氨酰胺或许能够降低肠道通透性进而有效缓解肠道症状。特殊类别的食物及生活方式习惯均可导致肠道动力异常、内脏高敏感性和肠道渗透性增高、肠道激素和微生态紊乱等,进而导致肠易激综合征相关症状[74-75]。

与此同时,不当节食也是肠易激综合征患者的重要危险因素之一,然而正常进食早餐是肠易激综合征患者的保护因素之一。其主要机制是由于长期节食的行为及不进食早餐会一定程度上改变胃肠道原有的正常生理节律,导致胃肠道的运动、分泌等生理活动紊乱,从而产生胃肠道不适症状。也有部分研究发现,喜好甜食、浓茶、咖啡及习惯暴饮暴食者在肠易激综合征患者中的比例显著高于对照组,诸多不良习惯能够进一步加重胃肠道的不良反应,进而产生典型的肠易激综合征症状。烟草中尼古丁含量可直接兴奋交感神经,进而抑制胃肠道活动,最终导致胃肠道功能紊乱,浓茶、咖啡等破坏肠道上皮细胞,引起肠黏膜损伤,导致胃肠道吸收障碍。目前尚未证实何种饮食模式对于有效控制肠易激综合征具有绝对的优越性,因此仍需更多证据来评估具体饮食方案,评估内容包括短期疗效、长期疗效、安全性及患者的依从性。还值得注意的是,东西方饮食习惯及生活模式存在较大差异,因此在参考《中国居民膳食指南(2022)》的同时,要考虑兼顾到国人的实际饮食情况。尽管某种单独的饮食成分可能是肠易激综合征发生发展的成因之一,但饮食和肠道微生物的相互作用也十分重要。综上所述,生活方式、饮食与肠易激综合征相关程度及其作用机制和远期影响目前尚不清晰,需更深入地进行研究。临床实践中患者体质、依从性不一,但饮食在肠易激综合征发病的危险因素中充当重要角色的证据确凿,诸多不良的生活饮食习惯及食物过敏不耐受均能成为诱发或加重肠易激综合征的高危因素。因此,正确认识肠易激综合征的保护及危险因素,通过生活方式和饮食管理对缓解肠易激综合征症状具有一定效果,但仍需要更多临床数据进行充分印证。总之,通过生活方式与饮食管理有效治疗肠易激综合征,需医患双方的共同努力[76-77]。

三、肠道感染因素

肠道感染也是引发肠易激综合征重要的疾病危险因素。鉴于大量感染性肠炎患者随后多出现肠易激综合征,故被称为感染后肠易激综合征(post-infectious irritable bowel syndrome, PI-IBS)。空肠弯曲杆菌、肠沙门氏菌、大肠埃希菌等细菌病原体、诺如病毒及原虫感染均与感染后肠易激综合征疾病发生密切相关。北京协和医院针对北京地区肠易激综合征患者进行人群流行病学调查，发现细菌性痢疾是肠易激综合征发病的重要危险因素之一，存在痢疾病史人群罹患肠易激综合征危险程度高于常人2倍之多。随后进一步深入基于北京协和医院肠道门诊的一项队列研究发现，存在慢性肠炎及痢疾的患者发生肠功能紊乱危险度极高。此外，存在感染的肠易激综合征患者肠黏膜可见炎性介质IL-1β mRNA表达显著增强，即使感染发生后仍然可见肠黏膜改变。另外，有临床结合动物实验证实，肠易激综合征患者肠黏膜肥大细胞数量显著高于健康对照组，并且活化分数增高，肥大细胞活化分数与肠易激综合征患者胃肠道症状指数呈正相关。众所周知，肥大细胞作为一种免疫细胞，在感染后肠易激综合征患者肠黏膜中肥大细胞显著增多，兼有炎性介质分泌增多表现，证实肠道免疫机制也在肠易激综合征发病中起到重要作用[78-80]。

一项研究提及新型产志贺毒素大肠埃希氏菌(Shiga toxin-producing *Escherichia coli*，STEC)在德国肆虐期间，针对389名患者进行随访发现，确认感染后6个月肠易激综合征患病率由9.8%骤升至23.6%，1年后患病率达25.3%。还有一项加拿大系统回顾及Meta分析，通过追踪21 421名感染性肠炎患者，发现肠道感染后12个月的肠易激综合征总患病率约为10%，超过12个月后患病率增加至15%，并且肠炎患者发生肠易激综合征风险高出非肠炎患者的4倍，同时指出其增长趋势与患者精神心理因素等因素有关。研究提及原虫感染的肠炎患者发展为肠易激综合征风险约为40%，然而细菌感染约为13%。另外，韩国针对志贺菌属感染患者的一项前瞻性队列研究报告显示，感染后3年发生肠易激综合征风险显著增加(OR 3.93，95% CI 1.20～12.86)。类似的是，一项英国随访研究显示感染性胃肠炎患者通常确认感染6个月后出现排便习惯的改变，并发现其中存在1/14的患者最终发展成为肠易激综合征。另有一项孟加拉国病例对照研究也证实有急性胃肠炎病史的患者肠易激综合征患病率显著提高，并且肠道感染也引起尿路感染等肠外感染的发生，大大增加了临床治疗难度及医疗卫生负担[81-83]。

食源性疾病影响着全球4 800万人，据统计全球每年存在24亿例急性腹泻病例，其中绝大多数是感染所致[84]。肠道慢性低度炎症及肠道免疫功能低下均能影响肠道黏膜正常的分泌功能，主要作用于平滑肌细胞、肠道神经纤维进而引起感觉及运动功能异常，促使炎症因子及抑炎因子失衡，足见肠道炎症及感染因素时刻威胁患者生命健康，故通过控制肠道炎症及感染，稳定消化道功能，成为有效控制功能性胃肠病的重要举措之一。

四、肠道微生物因素

伴随着现代微生物学检测技术不断发展深化，诸多分子生物学检测手段广泛应用于菌群定量、定性研究当中，肠道微生物在肠易激综合征中的影响，成为功能性胃肠病研究的一大热点话题。研究对24例肠易激综合征患者及23例健康对照组粪便样本进行微生物基因组测序分析，发现肠易激综合征患者粪便微生物群与健康组存在显著性差异，这些微生物在肠易激综合征发病过程中时刻影响结肠运输及改变排便习惯。越来越多的研究显示肠道菌群失调与肠易激综合征发生密不可分。Caroll等通过高通量测序分析腹泻型肠易激综合征患者和健康受试者的粪便菌群DNA，发现患者组中菌群多样化明显降低，大肠埃希菌比例较高，而普拉梭菌属(*Faecalibaterium*)含量较低，提示肠易激综合征患者肠道有益与有害菌群呈现严重失调状态;Kerckhoffs 等通过类似实验方式发现肠易激综合征患者的长双歧杆菌显著减少;另外一项 Meta 分析表明,患者服用乳酸杆菌可以明显改善肠易激综合征症状,且未见明显副作用。还有研究提及肠易激综合征患者肠道中微生物多样性降低,甲烷微生物及梭状芽孢杆菌属丰度增高,且与更为严重肠易激综合征症状呈正相关。其中梭状芽孢杆菌属可能通过影响血清素的合成,进而对胃肠道生理活动产生不良影响[85-87]。

诸多证据也从侧面阐述了肠道微生物失调在肠易激综合征发生过程中具有意义,因此肠道菌群失调既可能是引起肠易激综合征的重要危险因素,也可能成为肠道分泌及生理功能紊乱的最终结果之一。

五、精神心理因素

目前研究一致认为肠易激综合征以精神、免疫、神经-内分泌系统为中介,是以社会心理因素作为支点的常见心身共病之一。脑-肠轴学说作为目前肠易激综合征病理生理学机制中的研究热点,其在功能性胃肠病及脑部疾病的机制研究中受到的重视度极高,精神心理因素与其理论认识相通,调节脑-肠轴功能稳态及心身同治成为极具前景的肠易激综合征治疗研究方向之一。

精神因素、肠道神经系统及内分泌免疫系统之间存在网络交互作用,异常精神状态、情志活动、应激反应均能通过神经及免疫之间存在的链接引起食欲刺激素(ghrelin)发生异常变化,进而导致胃肠道运动紊乱、内脏高敏感性,参与在肠易激综合征发病机制当中。而肠道免疫变化信息上传于中枢神经系统的过程被修饰放大,影响中枢神经状态,直接改变患者情绪反应。在急性肠道感染患者中,常见某些精神心理状态异常表现,如遇到重大事件应激等,则更易诱发肠易激综合征。与此同时患者的精神症状表现常常早于或者与胃肠道症状同时并行,故精神心理异常尽管并非肠易激综合征发病的直接原因,但是能充当诱发或者加重症状的关键危险因素之一。肠易激综合征与心理因素关系密切,特别是抑郁和焦虑,并且两者相互影响,相互转化。心理共病状态主要包括压力、焦虑或抑郁,其通常与肠易激综合征相关,并且可能严重加剧机体反应症状发生。一项 Meta 分析指出肠易激综合征患者存在焦虑障碍和抑郁障碍心理问题的患病率为 23%,尤其以焦虑和抑郁症状更为常见,患病率分别为 39%和 29%,并且肠易激综合征患者抑郁、焦虑的风险约为普通人群的 2.62 倍。一项全球前瞻性病例对照研究报告显示,焦虑的终身流行率合计为 12.9%,并且不同国家之间存在显著性差异,但是总体流行程度较高。一项问卷调查研究显示 132 例肠易激综合征患者中 56.8%存在抑郁状态。另外研究发现 100 例肠易激综合征患者中 58%合并焦虑症状、62%合并抑郁症状,并且受试者半数以上均为女性患者。一项 RCT 研究分析,29%患者合并精神病、恐惧症及自闭症。此外一项基于 347 例肠易激综合征患者的多元回归分析显示,患者出现的睡眠障碍、情绪焦虑不安等症状均与肠易激综合征发生密切相关。我国郑州一项消化科与精神科联合开展的病例对照研究发现,消化科确诊为肠易激综合征的患者通过专业精神疾病诊断及标准评估后,64.2%确诊有精神疾患,其中最多为焦虑及抑郁症状。也有研究通过功能性磁共振成像检查发现,部分肠易激综合征患者颅内某些区域可见异常,并且该区域和主管情绪心理的大脑系统明显重叠。事实上精神心理因素作为肠易激综合征发病一大危险因素。解剖学中也有一些明确证据认为情感中枢与支配消化道运动、分泌的自主神经中枢,以及内分泌调节中枢均处于同一大脑解剖区域。因此这一定程度上为肠易激综合征患者普遍存在的心理问题提供了解剖、影像学层面的证据解释[88-90]。

一项基于 4 178 名普通人群的流行病学调查分析显示,遭遇的负性生活事件与肠易激综合征发病存在高度关联性;并且患者压力性生活事件明显高于对照组,大部分伴有焦虑、抑郁的患者更倾向采取极端或消极方式处理面对的生活事件。另外,在一项涉及 1 775 名参与者的前瞻性纵向研究中,通过长达 12 年的随访发现肠易激综合征患者出现焦虑的风险极高,同时该人群队列进一步分析得知有 1/3 患者在确诊为功能性胃肠病之前已经出现情绪障碍,2/3 的患者在此之前逐渐出现情绪心理障碍。另外,值得注意的是部分患者还存在一些疾病相关的行为特征,由于患者自身对于疾病存在一些误判,进而加重心理精神负担。一项系统性综述表明肠易激综合征患者常见自杀倾向,并且是对照人群的 2～4 倍以上。另一项系统性回顾研究表明,有 3/4 患者认为因肠易激综合征症状就诊为过度医疗。相反的是,在症状严重的患者群体中常见多疑、多思及多恐心理,从而因所谓的恐癌心理频繁就诊和过度求医。总体而言,焦虑、抑郁状态是全球范围内最常见致残的精神健康障碍疾患,并且呈现更为普遍的流行趋势。因此,心身共治可能是有效控制肠易激综合征的重要切入点,这要求临床实践不仅需要关注疾病本身,还应关注患者生活、饮食及心理整体状态,采取综合治疗措施[91-94]。

肠易激综合征在世界范围内是一种常见病和多发病,拥有庞大的患者群体及研究前景,不仅仅是一种全球流行性疾病,更是中西医结合诊治的优势病种之一。通过临床流行病学研究,探究肠易激综合征疾病分布特点、流行规律、疾病负担及危险因素等内容,具有重要意义。迄今,全球范围内开展了关于肠易激综合征的诸多流行病学研究,基于不同国家及地区、不同人种的肠易激综合征患病率及其性别、年龄、种族等特征因素开展了研究,获得的证据阐明了疾病在“患者-社会-国家”三大主体上附加的巨大压力与负担,并将肠易激综合征主要危险因素集中归纳在基因遗传、饮食、肠道感染、微生物及心理精神等要素中,为今后研究采用明确统一的诊断标准,广泛开展基于自然人群的肠易激综合征流行病学研究及临床防治提供更加客观清晰、高质量的证据。

参考文献

[1] BLACK CJ, FORD AC. Global burden of irritable bowel syndrome: trends, predictions and risk factors[J]. Nat Rev Gastroenterol Hepatol, 2020,17(8): 473-486.

[2] ENCK P, AZIZ Q, BARBARA G, et al. Irritable bowel syndrome[J]. Nat Rev Dis Primers, 2016,2:16014.

[3] OKA P, PARR H, BARBERIO B, et al. Global prevalence of irritable bowel syndrome according to Rome Ⅲ or Ⅳ criteria: a systematic review and meta-analysi[J]. Lancet Gastroenterol Hepatol, 2020,5(10):908-917.

[4] SPERBER AD. Epidemiology and burden of irritable bowel syndrome: An

international perspective[J]. Gastroenterol Clin North Am, 2021, 50(3): 489-503.

[5] ENDO Y, SHOJI T, FUKUDO S. Epidemiology of irritable bowel syndrome [J]. Ann Gastroenterol, 2015,28(2):158-159.

[6] WEAVER KR, MELKUS GD, HENDERSON WA. Irritable bowel syndrome [J]. Am J Nurs, 2017,117(6):48-55.

[7] LIU YL, LIU JS. Irritable bowel syndrome in China: a review on the epidemiology, diagnosis, and management[J]. Chin Med J (Engl), 2021,134(12):1396-1401.

[8] CHOUNG RS, LOCKE GR 3RD. Epidemiology of IBS[J]. Gastroenterol Clin North Am, 2011,40(1):1-10.

[9] IBRAHIM NK. A systematic review of the prevalence and risk factors of irritable bowel syndrome among medical students[J]. Turk J Gastroenterol, 2016,27(1):10-16.

[10] JUNG KW, MYUNG SJ. An Asian perspective on irritable bowel syndrome[J]. Intest Res, 2023,21(2):189-195.

[11] GWEE KA, GHOSHAL UC, CHEN M. Irritable bowel syndrome in Asia: Pathogenesis, natural history, epidemiology, and management[J]. J Gastroenterol Hepatol, 2018,33(1):99-110.

[12] STALLER K, OLÉN O, SÖDERLING J, et al. Mortality risk in irritable bowel syndrome: results from a nationwide prospective cohort study[J]. Am J Gastroenterol, 2020,115(5):746-755.

[13] CHEY WD, KURLANDER J, ESWARAN S. Irritable bowel syndrome: a clinical review[J]. JAMA, 2015,313(9):949-958.

[14] KIM YS, KIM N. Sex-gender differences in irritable bowel syndrome[J]. J Neurogastroenterol Motil, 2018,24(4):544-558.

[15] DEFREES DN, BAILEY J. Irritable bowel syndrome: epidemiology, pathophysiology, diagnosis, and treatment[J]. Prim Care, 2017,44(4):655-671.

[16] LOVELL RM, FORD AC. Effect of gender on prevalence of irritable bowel syndrome in the community: systematic review and meta-analysis[J]. Am J Gastroenterol, 2012,107(7):991-1000.

[17] CAMILLERI M. Sex as a biological variable in irritable bowel syndrome[J]. Neurogastroenterol Motil, 2020,32(7):e13802.

[18] NARAYANAN SP, ANDERSON B, BHARUCHA AE. Sex-and gender-related differences in common functional gastroenterologic disorders[J]. Mayo Clin Proc, 2021,96(4):1071-1089.

[19] 李海龙,刘亮,任维,等.北京某高校学生肠易激综合征患病情况及相关因素调查[J].胃肠病学和肝病学杂志,2016,25(4):448-451.

[20] 杨怡,刘亮,何毓玺,等.医学生肠易激综合征患病情况及相关因素在性别表现上

的差异[J]. 中日友好医院学报,2015,29(3):177-179.

[21] ALAQEEL MK, ALOW AIMERNA, ALONEIAN AF, et al. Prevalence of irritable bowel syndrome and its association with anxiety among medical students at king saudbin Abdluldziz university for health science in Riyadh[J]. PaKJ Med Sci, 2017, 33(1): 33-36.

[22] 张晓洁,马上吉,李锐. 苏州大学肠易激综合征流行现状和相关因素分析[J]. 当代医学,2021,27(08):120-123.

[23] ALBUTAYSH OF, ALQURAINI AA, ALMUKHAITAH AA, et al. Epidemiology of irritable bowel syndrome and its associated factors in Saudi undergraduate students[J]. Saudi J Gastroenterol, 2020,26(2):89-93.

[24] 陈壁钦. 东南地方官兵功能性消化不良和肠易激综合征的流行病学调查[D]. 广州:南方医科大学,2018.

[25] PAPAEFTHYMIOU A, DOULBERIS M, KOUNTOURAS J, et al. Impact of occupational stress on irritable bowel syndrome pathophysiology and potential management in active duty noncombat Greek military personnel: a multicenter prospective survey[J]. Eur J Gastroenterol Hepatol, 2019,31(8):954-963.

[26] 马瑞. 青岛市三级甲等医院医务人员功能性胃肠病流行病学和精神心理因素调查[D]. 青岛:青岛大学,2017.

[27] ALAMEEL T, ROTH LS, AL SULAIS E. The prevalence of irritable bowel syndrome among board-certified medical doctors in saudi arabia: A cross-sectional study[J]. J Can Assoc Gastroenterol, 2019,3(6):e32-e36.

[28] GWEE KA, GONLACHANVIT S, GHOSHAL UC, et al. Second asian consensus on irritable bowel syndrome[J]. J Neurogastroenterol Motil, 2019,25(3):343-362.

[29] CREMONINI F, TALLEY NJ. Irritable bowel syndrome: epidemiology, natural history, health care seeking and emerging risk factors[J]. Gastroenterol Clin North Am, 2005,34(2):189-204.

[30] FORD AC, SPERBER AD, CORSETTI M, et al. Irritable bowel syndrome[J]. Lancet, 2020,396(10263):1675-1688.

[31] ADRIANI A, RIBALDONE DG, ASTEGIANO M, et al. Irritable bowel syndrome: the clinical approach[J]. Panminerva Med, 2018,60(4):213-222.

[32] FUKUDO S, OKUMURA T, INAMORIM, et al. Evidence-based clinical practice guidelines for irritable bowel sydrome 2020[J]. J Gastroenterol, 2021, 56(3): 193-217.

[33] AZIZ I, SIMRÉN M. The overlap between irritable bowel syndrome and organic gastrointestinal diseases[J]. Lancet Gastroenterol Hepatol, 2021,6(2):139-148.

[34] YADAV YS, ESLICK GD, TALLEY NJ. Review article: irritable bowel syndrome: natural history, bowel habit stability and overlap with other

gastrointestinal disorders[J]. Aliment Pharmacol Ther, 2021, 54(Suppl 1): S24-S32.

[35] FARESJÖ Å, WALTER S, NORLIN AK, et al. Gastrointestinal symptoms—an illness burden that affects daily work in patients with IBS[J]. Health Qual Life Outcomes, 2019,17(1):113.

[36] ANCONA A, PETITO C, IAVARONE I, et al. The gut-brain axis in irritable bowel syndrome and inflammatory bowel disease[J]. Dig Liver Dis, 2021,53(3):298-305.

[37] KHAN EH, AHAMED F, KARIM MR, et al. Psychiatric morbidity in irritable bowel syndrome[J]. Mymensingh Med J, 2022,31(2):458-465.

[38] BUONO JL, CARSON RT, FLORES NM. Health-related quality of life, work productivity, and indirect costs among patients with irritable bowel syndrome with diarrhea[J]. Health Qual Life Outcomes, 2017,15(1):35.

[39] GOODOORY VC, NG CE, BLACK CJ, et al. Impact of Rome Ⅳ irritable bowel syndrome on work and activities of daily living[J]. Aliment Pharmacol Ther, 2022,56(5):844-856.

[40] BALLOU S, MCMAHON C, LEE HN, et al. Effects of irritable bowel syndrome on daily activities vary among subtypes based on results from the IBS in america survey[J]. Clin Gastroenterol Hepatol, 2019,17(12):2471-2478.

[41] MASUY I, PANNEMANS J, TACK J. Irritable bowel syndrome: diagnosis and management[J]. Minerva Gastroenterol Dietol, 2020,66(2):136-150.

[42] SPERBER AD, BANGDIWALA SI, DROSSMAN DA, et al. Worldwide prevalence and burden of functional gastrointestinal disorders, results of rome foundation global study[J]. Gastroenterology, 2021,160(1):99-114. e3.

[43] ZHANG F, XIANG W, LI CY, et al. Economic burden of irritable bowel syndrome in China[J]. World J Gastroenterol, 2016,22(47):10450-10460.

[44] FREISLING H, VIALLON V, LENNON H, et al. Lifestyle factors and risk of multimorbidity of cancer and cardiometabolic diseases: a multinational cohort study[J]. BMC Med, 2020,18(1):5.

[45] BUONO JL, MATHUR K, AVERITT AJ, et al. Economic burden of irritable bowel syndrome with diarrhea: retrospective analysis of a U. S. commercially insured population[J]. J Manag Care Spec Pharm, 2017,23(4):453-460.

[46] VAN OUDENHOVE L, CROWELL MD, DROSSMAN DA, et al. Biopsychosocial aspects of functional gastrointestinal disorders[J]. Gastroenterology, 2016, S0016-5085(16)00218-3.

[47] BLACK CJ, FORD AC. Best management of irritable bowel sydrome[J]. Frontcine Gastroenterol, 2020, 12(4): 303-315.

[48] Marshall M. The hidden links between mental disorders[J]. Nature, 2020, 581(7806): 19-21.

[49] FLACCO ME, MANZOLI L, DE GIORGIO R, et al. Costs of irritable bowel syndrome in European countries with universal healthcare coverage: a meta-analysis[J]. Eur Rev Med Pharmacol Sci, 2019,23(7):2986-3000.
[50] TACK J, STANGHELLINI V, MEARIN F, et al. Economic burden of moderate to severe irritable bowel syndrome with constipation in six European countries[J]. BMC Gastroenterol, 2019,19(1):69.
[51] ZHANG F, XIANG W, LI CY, et al. Economic burden of irritable bowel syndrome in China[J]. World J Gastroenterol, 2016,22(47):10450-10460.
[52] NELLESEN D, YEE K, CHAWLA A, et al. A systematic review of the economic and humanistic burden of illness in irritable bowel syndrome and chronic constipation[J]. J Manag Care Pharm, 2013,19(9):755-764.
[53] STANGHELLINI V. Functional dyspepsia and irritable bowel syndrome: Beyond Rome Ⅳ[J]. Dig Dis, 2017,35(Suppl 1):14-17.
[54] GBD DIARRHOEAL DISEASES COLLABORATORS. Estimates of global, regional, and national morbidity, mortality, and aetiologies of diarrhoeal diseases: A systematic analysis for the global burden of disease study 2015[J]. Lancet Infect Dis, 2017,17(9):909-948.
[55] CREED F. Review article: The incidence and risk factors for irritable bowel syndrome in population-based studies[J]. Aliment Pharmacol Ther, 2019,50(5):507-516.
[56] DALE HF, LIED GA. Gut microbiota and therapeutic approaches for dysbiosis in irritable bowel syndrome: recent developments and future perspectives[J]. Turk J Med Sci, 2020,50(SI-2):1632-1641.
[57] LOW EXS, MANDHARI MNKA, HERNDON CC, et al. Parental, perinatal, and childhood risk factors for development of irritable bowel syndrome: A systematic review[J]. J Neurogastroenterol Motil, 2020,26(4):437-446.
[58] GARCIA-ETXEBARRIA K, ZHENG T, BONFIGLIO F, et al. Increased prevalence of rare sucrase-isomaltase pathogenic variants in irritable bowel syndrome patients[J]. Clin Gastroenterol Hepatol. 2018,16(10):1673-1676.
[59] Atkinson G. Ehlers-Danlos syndrome[J]. Br Dent J, 2020, 229(3): 153.
[60] PITTAYANON R, LAN JT, YOANT, et al. Gut Microbiota in Patients with Irritable Bowel Syndrome-A Systenatic Review[J]. Gastroenterology, 2019, 157(1): 97-108.
[61] YEH TC, BAI YM, TSAI SJ, et al. Risks of major mental disorders and irritable bowel syndrome among the offspring of parents with irritable bowel syndrome: A nationwide study[J]. Int J Environ Res Public Health, 2021,18(9):4679.
[62] ZHU Y, ZHENG G, HU Z. Association between SERT insertion/deletion polymorphism and the risk of irritable bowel syndrome: A meta-analysis based

on 7039 subjects[J]. Gene, 2018,679:133-137.

[63] CHONG PP, CHIN VK, LOOI CY, et al. The microbiome and irritable bowel syndrome—A review on the pathophysiology, current research and future therapy[J]. Front Microbiol, 2019,10:1136.

[64] AGNELLO M, CARROLL LN, IMAM N, et al. Gut microbiome composition and risk factors in a large cross-sectional IBS cohort [J]. BMJ Open Gastroenterol, 2020,7(1):e000345.

[65] BLACK CJ, FORD AC. Rational investigations in irritable bowel syndrome[J]. Frontline Gastroenterol. 2019,11(2):140-147.

[66] WAN MLY, LING KH, EL-NEZAMI H, et al. Influence of functional food components on gut health [J]. Crit Rev Food Sci Nutr, 2019, 59 (12): 1927-1936.

[67] SPILLER R. Impact of diet on symptoms of the irritable bowel syndrome[J]. Nutrients, 2021,13(2):575.

[68] WEBER HC. Irritable bowel syndrome and diet[J]. Curr Opin Endocrinol Diabetes Obes, 2022,29(2):200-206.

[69] ALTOBELLI E, DEL NEGRO V, ANGELETTI PM, et al. Low-FODMAP diet improves irritable bowel syndrome symptoms: A Meta-analysis [J]. Nutrients, 2017,9(9):940.

[70] KIM MY, CHOI SW. Dietary modulation of gut microbiota for the relief of irritable bowel syndrome[J]. Nutr Res Pract, 2021,15(4):411-430.

[71] LACY BE, PIMENTEL M, BRENNER DM, et al. ACG clinical guideline: Management of irritable bowel syndrome[J]. Am J Gastroenterol, 2021, 116 (1):17-44.

[72] LI X, LIU Q, YU J, et al. Costunolide ameliorates intestinal dysfunction and depressive behaviour in mice with stress-induced irritable bowel syndrome via colonic mast cell activation and central 5-hydroxytryptamine metabolism[J]. Food Funct, 2021,12(9):4142-4151.

[73] BUSCAIL C, SABATE JM, BOUCHOUCHA M, et al. Western dietary pattern is associated with irritable bowel syndrome in the french nutrinet cohort [J]. Nutrients, 2017,9(9):986.

[74] ZHOU Q, VERNE ML, FIELDS JZ, et al. Randomised placebo-controlled trial of dietary glutamine supplements for postinfectious irritable bowel syndrome [J]. Gut, 2019,68(6):996-1002.

[75] BLACK CJ, STAUDACHER HM, FORD AC. Efficacy of a low FODMAP diet in irritable bowel syndrome: Systematic review and network meta-analysis[J]. Gut, 2022,71(6):1117-1126.

[76] SURDEA-BLAGA T, COZMA-PETRUT A, DUMITRAŞCU DL. Dietary interventions and irritable bowel syndrome—what really works? [J]. Curr Opin

Gastroenterol，2021，37(2)：152-157.
[77] DIMIDI E，WHELAN K. Food supplements and diet as treatment options in irritable bowel syndrome[J]. Neurogastroenterol Motil，2020，32(8)：e13951.
[78] PISIPATI S，CONNOR BA，RIDDLE MS. Updates on the epidemiology，pathogenesis，diagnosis，and management of postinfectious irritable bowel syndrome[J]. Curr Opin Infect Dis，2020，33(5)：411-418.
[79] 方秀才.肠易激综合征发病机制研究进展[J].胃肠病学，2020，25(6)：5.
[80] CANAKIS A，HAROON M，WEBER HC. Irritable bowel syndrome and gut microbiota[J]. Curr Opin Endocrinol Diabetes Obes，2020，27(1)：28-35.
[81] PIMENTEL M，LEMBO A. Microbiome and its role in irritable bowel syndrome[J]. Dig Dis Sci，2020，65(3)：829-839.
[82] TAP J，DERRIEN M，TÖRNBLOM H，et al. Identification of an intestinal microbiota signature associated with severity of irritable bowel syndrome[J]. Gastroenterology，2017，152(1)：111-123. e8.
[83] CHANG L，DI LORENZO C，FARRUGIA G，et al. Functional bowel disorders：A roadmap to guide the next generation of research[J]. Gastroenterology，2018，154(3)：723-735.
[84] XIAO L，LIU Q，LUO M，XIONG L. Gut microbiota-derived metabolites in irritable bowel syndrome[J]. Front Cell Infect Microbiol，2021，11：729346.
[85] EL-SALHY M，HATLEBAKK JG，HAUSKEN T. Diet in irritable bowel syndrome (IBS)：interaction with gut microbiota and gut hormones[J]. Nutrients，2019，11(8)：1824.
[86] BERUMEN A，EDWINSON AL，GROVER M. Post-infection irritable bowel syndrome[J]. Gastroenterol Clin North Am，2021，50(2)：445-461.
[87] MISHIMA Y，ISHIHARA S. Molecular mechanisms of microbiota-mediated pathology in irritable bowel syndrome[J]. Int J Mol Sci，2020，21(22)：8664.
[88] QUIGLEY EMM. The gut-brain axis and the microbiome：Clues to pathophysiology and opportunities for novel management strategies in irritable bowel syndrome (IBS)[J]. J Clin Med，2018，7(1)：6.
[89] SCHAPER SJ，STENGEL A. Emotional stress responsivity of patients with IBS—a systematic review[J]. J Psychosom Res，2022，153：110694.
[90] HETTERICH L，STENGEL A. Psychotherapeutic interventions in irritable bowel syndrome[J]. Front Psychiatry，2020，11：286.
[91] HAN L，ZHAO L，ZHOU Y，et al. Altered metabolome and microbiome features provide clues in understanding irritable bowel syndrome and depression comorbidity[J]. ISME J，2022，16(4)：983-996.
[92] VORK L，MUJAGIC Z，DRUKKER M，et al. The experience sampling method-evaluation of treatment effect of escitalopram in IBS with comorbid panic disorder[J]. Neurogastroenterol Motil，2019，31(1)：e13515.

[93] SHAH K, RAMOS-GARCIA M, BHAVSAR J, et al. Mind-body treatments of irritable bowel syndrome symptoms: An updated meta-analysis[J]. Behav Res Ther, 2020,128:103462.

[94] RADOVANOVIC-DINIC B, TESIC-RAJKOVIC S, GRGOV S, et al. Irritable bowel syndrome-from etiopathogenesis to therapy[J]. Biomed Pap Med Fac Univ Palacky Olomouc Czech Repub, 2018,162(1):1-9.

第二章 肠易激综合征的生理病理学

第一节 遗传因素

肠易激综合征虽属胃肠功能紊乱性疾病，但遗传因素却是其中重要的影响因素，具有一定的家族遗传倾向。研究表明，肠易激综合征患者存在家族聚集现象，同卵双胞胎中同时患肠易激综合征的患病率高于异卵双胞胎。近年来，关于肠易激综合征的遗传基因研究，主要涉及脑-肠轴的调控、血清素能信号通路、炎症因子、内脏高敏感性(visceral hypersensitivity，VHS)、胃肠动力、黏膜功能障碍及微生物代谢等方面[1]。此外，表观遗传机制也值得关注。

1. 家族聚集性

目前，不少研究已表明肠易激综合征有家族聚集性，在一项纳入892例肠易激综合征患者的调查问卷中，发现患者的一级亲属中有腹痛或肠道炎病史或将提高患者肠易激综合征的患病率[2]。日本的另外一项研究显示，肠易激综合征患病组与健康对照组相比有更加明显的阳性家族史(33.9% vs. 12.6%，$P<0.001$)，父母的肠易激综合征患病史与孩子的胃肠功能紊乱临床症状(消化不良、腹泻、便秘)有强相关性。Yuri等[3]研究发现肠易激综合征病例组中约50%家族成员中患有或曾患有肠易激综合征，而健康对照组中比例只占27%。此外，针对肠易激综合征孪生人群研究发现[4]，同卵双胞胎患肠易激综合征的发病率是异卵双胞胎的2倍(17.2% vs. 8.4%)。瑞典的一项关于肠易激综合征全国性回顾性流行病学调查发现，肠易激综合征患者的一级、二级和三级亲属患肠易激综合征的风险明显增加[5]。总的来说，肠易激综合征的家族聚集性可以通过以下原因解释[6]：①家庭成员之间共有肠易激综合征疾病易感基因；②与其他疾病有共同疾病易感基因(如乳糖不耐受、抑郁或焦虑、躯体化障碍或免疫系统功能低下)；③共同的家庭暴露、共同的生活方式行为或共同的家庭经历；④以上各项的组合。

2. 脑-肠轴

大脑和消化系统之间有着密切的联系，脑-肠轴是认知和情感中枢与内分泌、肠神经系统和免疫系统之间双向交流的重要途径。研究表明，在肠易激综合征的发病过程中，神经内分泌途径和糖皮质激素受体等基因改变，使得下丘脑-垂体-肾上腺轴(hypothalamic-pituitary-adrenal axis，HPA)和5-HT功能失调，这可诱发整体炎症的可能，这只阐释了肠易激综合征部分症状的生理病理机制[7]。中枢神经系统中易感基因或可以解释潜在的病理生理机制。Eijsbouts等研究表明肠易激综合征的6个遗传易感性位点，涉及的基因包括 *NCAM1*、*CADM2*、*PHF2*/*FAM120A*、*DOCK9*、*CKAP2*/

TPTE2P3 和 *BAG6*。其中，前 4 个易感基因与情感障碍相关，主要在中枢神经系统中表达。此外，还发现患肠易激综合征的风险和焦虑之间存在很强的全基因组相关性，而涉及的机制需要进一步探索[8-9]。

3. 炎症因子

研究发现肠易激综合征易感性与部分炎症因子基因多态性密切相关。朱世伟对肠易激综合征 SNP 分析进行了深入概述，发现 *TNFSF15* 基因多态性与肠易激综合征风险增加有关，而 IL-10 rs1800896 基因多态性与肠易激综合征风险降低有关。但并非肠易激综合征中高表达的炎症因子的基因多态性就和肠易激综合征易感性相关。一项 Meta 分析发现，腹泻型肠易激综合征患者的 IL-6 水平较高，表明这些患者具有促炎表现，而 IL-6 多态性(-G174C)并不支持这种现象。肠易激综合征患者 IL-6 升高可能是一种后天现象或由其他基因型介导[10]。

4. 内脏高敏感性

内脏高敏感性是指人体组织器官对疼痛的敏感性增加，根据不同特征可分为痛觉过敏(对疼痛刺激的反应增强)和异常性疼痛(对正常情况下的无痛刺激感到疼痛[11])，这与肠易激综合征临床表现密切相关，该概念首先由 Ritchie[12]提出。Mertz 等[13]研究发现，在 95%的肠易激综合征患者中可以检测到直肠高敏感性，并提出这是肠易激综合征的特异表现，其灵敏度接近 100%，特异度为 71.8%。内脏高敏感性可以合理解释肠易激综合征患者所表现出的腹胀和腹痛等症状。实验研究表明[14]，miRNA (miR-219a-5p、miR-338-3p)可能通过肠神经系统中 MAPK 信号通路改变肠道屏障功能和导致内脏高敏感性，并可能成为肠易激综合征的治疗靶点。另有研究[15]通过微阵列分析获得一组专门参与疼痛传递的基因(*CCKBR*、*CCL13*、*ACPP*、*BDKRB2*、*GRPR*、*SLC1A2*、*NPFF*、*P2RX4*、*TRPA1*、*CCKBR*、*TLX2*、*MRGPRX3*、*PAX2*、*CXCR1*)，其中 *GRPR*、*NPFF* 和 *TRPA1* 基因或为导致肠易激综合征患者异常疼痛的潜在生物标志物。Zhu 等分析 IL-10 基因多态性对中国腹泻型肠易激综合征患者 IL-10 生成及内脏高敏感性的影响[16]。结果表明，IL-10 单核苷酸多态性呈 rs1800871 和 rs1800896 两类；而腹泻型肠易激综合征患者的 rs1800896 C 等位基因的频率显著低于健康对照组。同时，CT 基因型受试者血浆和外周血单核细胞培养上清液中的 IL-10 水平显著高于 TT 基因型受试者。与之关联的是，CT 基因型受试者在直肠扩张试验中表现出比 TT 基因型受试者更高的痛阈。这一结果也提示了 IL-10 基因多态性影响着肠易激综合征患者的内脏疼痛阈值。

5. 胃肠动力方面

(1) *SCN5A* 和胃肠通道

离子通道异常是参与胃肠运动异常和内脏高敏的重要因素，是调节胃肠运动和内脏高敏的关键病理生理和治疗靶点，近年来发现其与肠易激综合征的部分发病机制有关。关于肠易激综合征，近年来研究热点主要在 Nav1.5，其主要由 *SCN5A* 基因编码，在小肠和结肠的卡哈尔间质细胞(interstitial cell of Cajal, ICC)和胃肠平滑肌细胞均有表达，Na^+ 通过 Nav1.5 流入产生膜电位快速去极化，有助于胃肠平滑肌电慢波和机械敏感性的产生[17]。电压门控型钠通道 Nav1.5 在心肌细胞、卡哈尔间质细胞和肠平滑肌环形肌中广泛表达，其编码基因 *SCN5A* 发生突变会导致平滑肌膜电位及慢波升支的改变，与心肌细胞离子通道病、肠道功能紊乱等密切相关。值得注意的是，*SCN5A* 突变的患者更易出现胃肠道症状，尤其是腹痛[18]。近年发现，约有 2%的肠易激综合征患者伴随基因 *SCN5A* 突变，导致患者出现胃肠道功能紊乱。Saito 等[19]研究发现 *G298S-SCN5A* 错义突变可使肠易激综合征患者的全细胞钠电流明显降低，提示 *SCN5A* 是引起肠易激综合征发病的候选基因。因此，*SCN5A* 功能错义突变，导致 Nav1.5 功能变化可能是部分肠易激综合征的病因。

（2）内源性大麻素系统

自 20 世纪 90 年代内源性大麻素系统（endogenous cannabinoid system，ECS）被发现至今，对内源性大麻素系统的研究逐渐深入。现发现内源性大麻素系统可参与胃肠运动、内脏感觉及胃肠分泌的调节，为探索肠易激综合征致病机制提供了新的切入点[20]。内源性大麻素系统由大麻素受体、内源性配体，以及用于它们合成、运输和降解的酶与蛋白质组成。在胃肠道内，内源性大麻素系统还参与调节呕吐、饱腹感和炎症[21]。Kimball 等[22]在对芥子油处理后引起的胃肠运动异常大鼠模型研究中发现，CB1 和 CB2 受体激动剂都可使活动异常的肠道蠕动恢复正常，表明无论 CB1 还是 CB2 受体激动剂都可以改善肠易激综合征中异常胃肠运动。林梦娟等通过慢性避水应激建立肠易激综合征大鼠模型，发现 CB2 受体可能通过 p38 丝裂原活化蛋白激酶信号通路调节 NO 合成，从而在应激性结肠运动亢进中发挥重要的抑制作用[23]。

（3）胆囊收缩素

胆囊收缩素（CCK）是一种广泛分布于消化系统、中枢及外周神经系统、外周血液等组织器官中的食欲调节激素，具有促进胆囊收缩、调节胃肠蠕动、抑制胃酸分泌等诸多作用。实验研究表明，肠易激综合征患者血浆中 CCK 的浓度明显升高，尤其是在腹泻型肠易激综合征患者，这或许是肠易激综合征患者的肠道运动异常增强，引起腹痛、腹泻的重要机制。CCK 受体广泛分布于中枢神经系统和胃肠道。CCK 主要通过 CCK-1 受体和 CCK-2 受体介导胰酶分泌、胆囊收缩、胃肠道的运动和感觉功能，如胃排空和结肠运动。克雷莫尼尼等报道了具有 CCK-1 受体编码基因 779T>C 多态性的高加索人便秘型肠易激综合征患者的胃排空速率比其他基因型的患者慢[24-26]。而一项 Meta 分析发现 CCK1R-779T>C 多态性与患肠易激综合征风险增加密切关系。

6. 黏膜功能障碍

肠黏膜屏障是维持肠腔和机体内环境稳定的功能隔离带，其中肠上皮细胞、细胞间紧密连接结构和细胞骨架蛋白构成了肠道机械屏障，能有效阻止肠道内细菌、毒素和炎性介质经细胞旁途径入侵机体。肠黏膜屏障功能主要与肠黏膜上皮细胞间紧密连接有关[27]。张梦[28]等研究发现肌球蛋白轻链激酶（myosin light chain，MLC）磷酸化水平升高介导细胞骨架蛋白 F-actin 重组，引起细胞紧密连接蛋白结构和功能的改变，细胞间隙增加，导致肠黏膜屏障功能障碍，在腹泻型肠易激综合征的发病中发挥重要作用。王小景[29]通过来自 11 名腹泻型肠易激综合征患者、17 名便秘型肠易激综合征患者和 14 名健康对照者的回肠末端组织进行检测，发现腹泻型肠易激综合征与便秘型肠易激综合征中 mRNA 表达有显著差异的是 TJP1、FN1、CLDN1 和 CLDN12 等屏障蛋白及具有修复功能的 TFF1。在回肠黏膜活检中，与健康对照相比，便秘型肠易激综合征中的 mRNA 表达减少的是 GPBAR1 受体、肌球蛋白轻链激酶（myosin light chain kinase,

MLCK）和Toll样受体3（TLR3），但增加了钙黏蛋白相关蛋白基因（CTNNB1）、钠氢交换体1基因（*SLC9A1*）和PALS1相关紧密连接蛋白基因（*INADL*）的mRNA表达。虽然目前已有许多研究明确了引发肠屏障功能障碍的危险因素，但其发生机制错综复杂，仍需进一步深入研究。

7. 微生物代谢

肠道是人体内最大的消化器官之一，寄居着大量微生物，包括细菌、真菌、病毒、原生生物等，其中细菌的数量最多，也是维持肠道环境动态平衡的主要微生物[30]。胆汁酸可以促进肠道营养吸收和胆汁胆固醇分泌，以维持胆汁酸稳态，这对于保护肝脏和其他组织细胞免受胆固醇和胆汁酸毒性影响至关重要。目前已经提出两个机制。一是在肝脏中，通过激动剂激活FXR诱导小异二聚体伴侣（small heterodimer parther，SHP）进而抑制肝细胞核因子4（hepatocyte nuclear factor 4-alpha，HNF4）和肝受体同源物-1（liver receptor homolog-1，LRH-1）转录激活*CYP7A1*和*CYP8B1*基因表达。二是在小肠中，激动剂激活FXR诱导FGF15（或者人类FGF19），通过门静脉血进入肝细胞激活FGF受体4（FGFR4）/β-Klotho复合体。该复合物通过未知的机制抑制*CYP7A1*和*CYP8B1*基因的转录，可能牵涉到促分裂原活化的蛋白激酶（mitogen-activated protein kinase，MAPK）的c-Jun和ERK1/2信号通路。该肠-肝信号通路可能是胆汁酸合成密切相关的反馈调控机制。TCA激活S1PR2可以激活ERK1/2信号通路来抑制*CYP7A1*和*CYP8B1*基因的转录，但S1PR2在胆汁酸反馈调节中的作用尚未有相关研究。激活TGR5可以调控*CYP7B1*表达，大脑中TGR5能够促进生长激素分泌，进而激活肝细胞中STAT5信号，启动男性显性*CYP7B1*基因转录来调节胆汁酸组分[31]。研究发现肠道微生物和宿主代谢变化与肠易激综合征临床表现及心理症状相关，而彼此之间的相互作用知之甚少，但是目前肠易激综合征的心理共病已得到广泛认可。刘通[32]招募了70名腹泻型肠易激综合征患者和46名健康对照者。从两组收集粪便和尿液样本进行16S rRNA基因测序和代谢组学分析。研究结果表明，与腹泻型肠易激综合征患者的临床和心理症状相关的微生物和代谢组学特征发生了改变。有研究用宏基因组测序对1 792名炎症性肠病和肠易激综合征患者的粪便样本与普通人群中的对照个体进行了病例对照分析。尽管与对照组相比，炎症性肠病和肠易激综合征患者的肠道微生物组存在大量重叠，但通过将物种水平和菌株水平与细菌生长速率、代谢功能、抗生素抗性和毒力因子分析相结合，能够使用肠道微生物群组成差异来区分炎症性肠病患者和肠易激综合征患者[33]。有关肠道微生物因素详见下一章。

8. 表观遗传修饰

表观遗传修饰被看作肠易激综合征相关基因受环境调控的途径，其机制在于不改变DNA序列的情况下改变基因表达。这些机制广泛地包括DNA甲基化、组蛋白修饰和非编码RNA介导的基因表达调控，肠易激综合征表观遗传变化的新证据包括肠易激综合征动物模型和肠易激综合征患者相关基因的DNA甲基化变化，以及与肠易激综合征病理生理基础调整相关的各种miRNA，如内脏高敏感性和肠道通透性增加[33-34]。

总的来说，肠易激综合征被认为是一种多因素共同作用导致的疾病，但其病理生理学尚不完全清楚[35]。研究表明，遗传因素对肠易激综合征有一定影响，可能涉及遗传易感性、脑肠相互作用障碍、胃肠运动障碍、内脏高敏感性、黏膜和免疫功能改变、肠道微生物失调等多个因素影响[36]，未来进一步深入研究这些因素，寻找经过验证的诊断生物标志物和治疗靶点至关重要。

第二节　肠道微生物因素

在过去的20世纪中，大多数疾病与微生物组相关的证据急剧增加，微生物学家已经了解人类和人类相关微生物群落之间存在着深刻的关系。许多共生细菌在人体定植，主要定植部位是口腔、肠道、阴道和皮肤。在这4个位点中，人类肠道微生物群是最丰富的。它由大约十万亿个不同共生体组成的微生物群，通常包括细菌、古细菌、病毒和真核生物等。机体微生物群基因组成的基因组是人类基因组的100倍左右。而生活方式的改变可能导致有益的保护性微生物的丧失，从而破坏肠道微生物群的共生关系，并可引发疾病肠道微生物群的变化与炎症性肠病、肠易激综合征密切相关[37-40]。

研究表明微生物因素在肠易激综合征病理生理学中起关键作用。肠易激综合征患者肠道微生物组发生了变化。这些变化可以解释肠易激综合征的一些症状，包括肠道微生物对内脏感觉、宿主营养吸收、免疫系统功能、肠道屏障功能及脑-肠轴产生影响[41]。

（一）肠道微生物与内脏高敏感性

肠易激综合征患者肠道的炎症与内脏高敏感性相关，而腹泻型肠易激综合征患者普遍存在肠道菌群失调，各种不同的肠道菌群保持各自在肠道内的比例，维持肠道功能，保护人体身体健康。在某些情况(生活不规律、肠道感染、过度应用抗生素等)下，肠道菌种比例发生改变，稳态难以维持，进一步发展为肠道菌群失调。相关研究证实，腹泻型肠易激综合征人群的肠道菌群结构改变普遍存在[42]。部分肠易激综合征患者表示有急性胃肠道感染史，并在肠道感染恢复后仍然会出现肠易激综合征症状，故临床上提出了感染后肠易激综合征的概念，提示肠易激综合征可能与感染和炎症有关。肠道感染恢复后，肠道内可能依旧存在低度炎症，炎症因子募集大量肥大细胞并将其活化，释放生物活性介质，同时增加炎症因子表达，正反馈调节肥大细胞可能是导致肠易激综合征迁延不愈的原因之一[43]。研究已表明内脏传入纤维的外周敏感化使肠道炎症消退后仍存在相当长时间的肠道感觉异常。另外一项研究表明炎症所致运动功能障碍新生期大鼠在成年后仍会存在长期的结肠高敏感性[44]。感染后的肠易激综合征患者的大肠标本已观察到肥大细胞、T淋巴细胞和白介素1β的表达增加。研究表明结肠神经附近的活化肥大细胞与肠易激综合征的腹痛相关[45]。许多研究表明胃肠道黏膜低度炎症及SCF/c-kit信号通路和肠易激综合征内脏高敏感性密切相关[46]。研究发现，肠道微生态通过影响脾胃、肝、肺气机升降在脾胃湿热证形成的病理机制中发挥重要作用。脾胃湿热证所表现出来的结肠痛觉高敏感性是胃肠道微生态失衡的体现，与肠道菌群失调临床症状高度吻合[47]。

（二）宿主营养吸收及疾病影响

不同营养模式对腹泻型肠易激综合征肠道菌群失调和症状有着不同的影响[48]。肠易激综合征患者中64%的人报告其症状与摄入的食物有关[49]。通过微生物靶向代谢组学分析,发现肠道菌群对食物代谢生成的物质与肠易激综合征密切相关。

1. 色氨酸

色氨酸(tryptophan, TRP)是一种人体必需的氨基酸,除了在体内被用于合成蛋白质之外,在胃肠道中主要遵循3种代谢途径:犬尿氨酸途径、5-HT途径和微生物代谢途径。通过5-HT信号通路和犬尿氨酸(kynurenine, KYN)代谢途径在相关酶的催化下生成5-HT等多种重要的生物活性物质,参与体内生理活动[50-51]。其中微生物代谢-吲哚相关途径:肠道菌群代谢TRP可产生多种代谢产物,包括肠道微生物将色氨酸直接转化为几种分子,如吲哚及其衍生物,其中许多是芳烃受体(Aryl hydrocarbon receptor, AhR)的配体[52],色氨酸是大量微生物和宿主代谢物的生物合成前体,而腹泻型肠易激综合征的某些症状也可能与色氨酸(TRP)代谢的改变有关[53]。研究发现抑郁症患者的肠道菌群会发生改变,血浆中TRP浓度降低,这与吲哚胺2, 3双加氧酶(indoleamine 2, 3-dioxygenase, IDO)活性增强、神经毒性喹啉酸增加和神经保护性犬尿氨酸减少,KYN/TRP比值增加有关,而益生菌可重塑抑郁症患者的肠道菌群并影响犬尿氨酸代谢途径[54]。同样肠道菌群对5-HT的TRP代谢也具有重要影响。有证据表明,肠易激综合征与肠道5-HT能神经元信号不足有关[55]。肠道菌群还可能通过5-羟色胺转运蛋白(serotonin transporter,SERT)影响TRP代谢产生5-HT。SERT可以促进5-HT被细胞内的单胺氧化酶降解,并维持在体内的正常水平,而在$SERT^{-/-}$小鼠的血浆中缺乏5-HT[56]。Singhal等评估了$SERT^{+}$和$SERT^{-}$小鼠的粪便和盲肠微生物的组成,发现$SERT^{-}$小鼠的肠道细菌之间的相互作用丧失,提示SERT缺乏改变了细菌群落结构[57]。因此,研究肠道菌群对TRP代谢途径及其对相关疾病的影响可以为临床提供新的视角。

2. 胆汁酸

胆汁酸(bile acid, BA)是由肝脏合成的一类胆烷酸衍生物,是胆固醇分解代谢的终产物。胆汁酸的合成受法尼醇X受体(farnesol X receptor, FXR)的负反馈调控,代谢需在肠道微生物的作用下完成,其中肠道微生物酶在胆汁酸的肠-肝循环中发挥重要作用,其主要通过解离及脱羟基作用将结合胆汁酸转化为非结合胆汁酸,将初级胆汁酸(primary bile acids, PBA)转化为次级胆汁酸(secondary bile acids, SBA)。疾病状态下肠道微生物群的扰动可能会显著影响宿主体内的胆汁酸特征,尤其是在胃肠道或全身性疾病的情况下。鉴于胆汁酸是宿主细胞受体(包括FXR、TGR5和维生素D受体)的配体,微生物酶的改变和胆汁酸特征的相关变化对宿主具有重大影响[58]。Zhao等采用代谢及宏基因组学方法对290例腹泻型肠易激综合征患者与89例健康者的胆汁酸及肠道菌群进行分析。结果发现,发现24.5%的腹泻型肠易激综合征患者表现出过量的总胆汁酸排泄和粪便中胆汁酸转化细菌的改变。梭状芽孢杆菌衍生的胆汁酸在体外和体内抑制肠道FGF19的表达[59]。25%~50%的功能性腹泻或腹泻型肠易激综合征患者也有胆汁酸相关性腹泻的证据。据估计,1%的人口可能患有胆汁酸相关性腹泻。胆汁酸相关性腹泻的原因包括FGF-19的缺乏,这是一种在肠细胞中产生的激素,可调节胆汁酸的合成。其他潜在原因包括遗传变异影响参与胆汁酸肠-肝循环,以及合成或介导胆汁酸在结肠分泌和运动中发挥作用的TGR5受体中的蛋白质。胆汁酸增强黏膜通透性诱导水和电解质分泌,并通过刺激推进性高幅度结肠收缩来部分加速结肠转运。

腹泻型肠易激综合征患者粪便中初级胆汁酸的比例增加，并且已发现了粪便微生物组的一些变化[60]。有Meta分析[61]纳入了13篇有关肠道菌群与肠易激综合征关系的研究，涉及360例肠易激综合征患者与268名健康者，结果发现肠易激综合征患者尤其是腹泻型肠易激综合征患者的乳杆菌(*Lactobacillus*)、双歧杆菌(*Bifidobacterium*)及普拉梭菌(*F. prausnitzii*)丰度均下降。

3. 短链脂肪酸

人类胃肠道的多样化和动态变化的微生物群落对健康起着至关重要的作用[62]，包括营养加工、维持能量稳态和免疫系统开发。微生物群产生数百种调节宿主关键功能的蛋白质和代谢物。许多细菌衍生的代谢物来自于饮食的发酵。其中，一类有重要作用的代谢物，源自膳食纤维细菌发酵产生的代谢物，短链脂肪酸(short-chain fatty acid, SCFA)主要是由饮食物中可发酵纤维与肠道微生物在结肠内相互作用后产生，它们的水平反映了肠道微生物的代谢活性及结肠的生理状态[63]。目前发现的SCFA主要包括甲酸、乙酸、丙酸、异丁酸、丁酸、异戊酸和戊酸。在结肠中，乙酸、丙酸和丁酸的含量约占SCFA总量的90%左右[64]。SCFA对宿主肠道细胞代谢、分化、增殖有广泛的影响，这主要是由于它们对基因调控的影响。现有的研究主要关注乙酸、丙酸和丁酸在肠道中的作用。一些研究表明丁酸盐调节5%～20%的人类基因的表达。在细胞内，丁酸盐和丙酸盐对赖氨酸和组蛋白去乙酰化酶(HDAC)的活性有很强的抑制能力，其中丁酸盐比丙酸盐更有效[65-69]。

乙酸可以维持肠道内渗透压的稳定，并对产丁酸细菌发挥一定的保护作用[70]。丙酸不仅可以促进肠上皮细胞的更新和修复，还能与丁酸发生协同效应，共同发挥抗炎作用[71]。丁酸能为结肠细胞提供约70%的能量，促进黏蛋白(mucoprotein, MUC)等肠道分泌物的分泌调节紧密连接蛋白(tight junction protein, TJP)的表达以维持肠上皮屏障功能[72]；调节离子、水和电解质的吸收以维持肠道渗透压的稳定，降低肠道病原体定植能力并促进氧化应激反应以发挥重要的抗炎作用[73]。基于肠易激综合征的不同亚型进行分析，Gargari等[74]发现腹泻型肠易激综合征组粪便中乙酸、丁酸、丙酸和戊酸浓度高于便秘型肠易激综合征组；不定型肠易激综合征组粪便中乙酸、丁酸和丙酸浓度高于便秘型肠易激综合征组。与所有肠易激综合征患者粪便样本相比，便秘型肠易激综合征组的乙酸盐含量显著降低；腹泻型肠易激综合征组的戊酸含量显著升高，而异丁酸盐和异戊酸盐在肠易激综合征亚组间无明显差异[74-75]。

近些年研究表明，和功能性胃肠道疾病密切相关的短链碳水化合物存在于一系列经常食用的食物中，如小麦、黑麦、蔬菜、水果和豆类等。短链碳水化合物的消化率和随后的吸收各不相同，那些吸收不良的物质在肠腔中发挥渗透作用，增加肠内水分，并被细菌迅速发酵，从而产生气体。FODMAP是特殊类型的糖类，在人体小肠内不能被充分消化，而在结肠内经微生物发酵产生短链脂肪酸和一些气体，包括氢气和甲烷。这两种作用可能导致内脏高敏感性患者通过摄入一定量的FODMAP后引起肠易激综合征症状的基础[76]。

(三) 微生物-肠-脑轴

肠道和大脑之间存在特征明确的双向通信通道，而肠道微生物群和中枢神经系统(central nervous system, CNS)的交互作用主要通过微生物衍生的中间体进行，包括

SCFA、SBA和色氨酸代谢物[77-79]。除SCFA外,各种微生物能够合成神经系统中所需重要的神经递质[80]。双歧杆菌和乳酸杆菌属能够合成乙酰胆碱(acetylcholine,ACh)和γ-氨基丁酸(gamma-aminobutyric acid, GABA);而链球菌属、肠球菌属和大肠埃希菌属可以合成5-HT、多巴胺和去甲肾上腺素等一些神经递质。此外,越来越多的证据表明,早年的压力会对大脑和微生物群产生持久的影响,而这种早期的逆境与晚年患抑郁症的风险增加有关。有研究表明大鼠母子分离(maternal separation, MS)模型是研究早期生活压力对微生物-肠-脑轴影响的可靠范例。为了防止常驻细菌侵入肠壁,必须在微生物群耐受性和宿主保护之间建立平衡。免疫机制对这种平衡至关重要,先天免疫反应的成分(如Toll样受体)和巨噬细胞[81]参与调节肠道微生物群、肠神经系统(enteric nervous system, ENS)和大脑之间的交流。

综上所述,肠道微生物可以影响肠道内分泌及免疫调节,从而对肠道及中枢神经系统进行双向调节,影响肠道蠕动、肠道屏障功能、免疫调节和内脏高敏,导致肠易激综合征的发病。通过对肠道微生物群的变化与肠易激综合征密切相关微生物研究,有助于我们寻找新的肠易激综合征的治疗靶点,进行新型药物及治疗方式的开发,对于临床诊断及治疗有着启发作用及指导意义。

第三节 心理社会因素

对肠易激综合征的认识已从简单意义的胃肠道疾病(生物医学模式)转变为复杂的脑肠互动异常性疾病(生物-心理-社会模式)。生物、心理和环境因素与人体存在相互作用[82],就肠易激综合征而言,遗传、文化、父母行为、早期生活事件、精神情绪异常、创伤和感染等均可引起肠易激综合征,而肠易激综合征症状也可引起患者精神心理异常和社会功能减弱等情况,这种脑肠间的互动异常,影响肠易激综合征的发生发展[83]。

脑肠互动对人体机能的调节作用是社会心理因素引起肠易激综合征病理生理变化和症状产生的基础。脑-肠轴通过神经-免疫-内分泌网络将胃肠道与中枢神经系统相联系。一方面,外源性信息(如嗅觉、视觉)或自我产生的内源性信息(如情绪、思维)刺激中枢神经系统,促进食欲刺激素分泌,使胃肠道感知及产生相关运动;而胃肠道感知,如腹痛、腹胀,通过ENS,上行影响情绪和行为。食欲刺激素是脑肠互动产生的重要因子,广泛遍布于胃肠道及神经系统,既是神经递质,又是神经激素。诸如此类在CNS、ENS和胃肠道效应细胞之间传递的递质有5-HT、P物质、降钙素相关基因肽、CCK、促胃液素等。动物实验研究发现肠易激综合征大鼠模型的肠神经系统和中枢神经系统出现P物质异常表达,促使胃肠道平滑肌强烈收缩,增强结肠的蠕动与分泌[84]。与健康人群相比,肠易激综合征患者情绪唤起环路是上调的,在女性肠易激综合征患者中,这一环路的5-HT改变在调节中枢敏化与外周敏化中起到一定作用[85]。另外,肠易激综合征与处理疼痛相关的广泛脑区的灰质密度降低有关,包括前额叶和顶叶的皮质调节区域,肠易激综合征患者与情绪处理相关的脑灰质密度增加[86]。

超过50%的肠易激综合征患者表现出精神病理学特征,与无精神共病症的肠易激综合征患者相比,前者胃肠道症状更严重、生活质量更差[87]。多数肠易激综合征患者再次受到曾经引起机体产生疼痛的刺激时，疼痛会因焦虑而放大。成年肠易激综合征患者多有儿童分离性焦虑障碍的患病经历，主要表现为焦虑、躯体化障碍及不安全依恋心理特征[88]。研究人员发现肠易激综合征患者患焦虑和抑郁的概率是正常人的3倍，用度洛西汀治疗肠易激综合征和焦虑共病时发现，肠易激综合征症状显著减少的同时，焦虑症状也有较大改善[89]。另外，抑郁症患者的抑郁程度越高，其身体功能和心理状况的改变越严重，同时在生活中自我角色的认可、对美好事物的追求及自我满意度均大幅度降低，且肠易激综合征的发病率显著增加[90]。

第四节 饮食因素

饮食因素在肠易激综合征的发病机制中起重要作用。多数的肠易激综合征患者自述饮食可诱发症状，并且约2/3的患者调节饮食后肠易激综合征症状有所缓解[91]。特殊类别的食物可引起肠道动力异常、内脏高敏感性、肠道渗透压增高、肠道激素及微生态紊乱等，从而导致肠易激综合征相关症状。此外，食物过敏和食物不耐受与肠易激综合征密切相关。

1. 可发酵的低聚糖、双糖、单糖和多元醇(FODMAP)饮食

高FODMAP食物中含较多短链碳水化合物，不易被小肠消化吸收而聚积在远端小肠和近端结肠，并被肠道细菌分解，引起腹痛、腹泻、腹胀等消化道症状。其致病机制包括提高肠道渗透压、增加肠腔产气量、刺激腺体分泌、内脏高敏感性、改变肠道菌群，以及影响胃肠动力[92-93]。过去十年的研究表明，肠易激综合征患者低FODMAP饮食是有效和安全的，且超过50%的肠易激综合征患者报告称在短期内通过低FODMAP饮食，症状改善[94]。

2. 麸质

约10%的人群自述对麸质食物敏感，并述麸质食物可引起肠易激综合征样症状。含麸质饮食能促进腹泻型肠易激综合征患者肠道运动，明显提高小肠和结肠通透性，引发腹泻等症状。麸质在肠道中降解不足会导致未消化的肽能够通过更具渗透性的上皮屏障(亦称“漏肠”)，到达黏膜下层并激活固有免疫细胞诱发肠易激综合征。实验数据表明，麸质致敏的人白细胞抗原DQ8(human leukocyte antigen-DQ8，HLA-DQ8)转基因小鼠显示出屏障功能降低和肌肉收缩能力增强(可能是通过增加肌肠神经元中兴奋性递质乙酰胆碱的释放)，剔除麸质后，肠通透性和平滑肌收缩功能恢复正常[95]。此外，麸质还能刺激白介素10(interleukin-10，IL-10)、粒细胞集落刺激因子(granulocyte colony-stimulating factor，G-CSF)、转化生长因子(transforming growth factor，TGF)生成，可能会参与肠易激综合征黏膜相关炎症反应[96]。

3. 乙醇

长期摄入乙醇能降低肠神经元型一氧化氮合酶(neuronal nitric oxide synthase，nNOS)的比例，从而影响胃肠道运动，同时还会影响肠吸收能力和黏膜通透性，引起腹痛、腹泻等症状[92,97]。一项前瞻性的观察研究指出酗酒与肠易激综合征关系密切，在腹泻型肠易激综合征中尤其突出，而适度或者少量的饮酒与肠易激综合征症状的关系不大[98]。此外，女性腹泻型肠易激综合征患者腹痛、腹泻等症状与饮酒的关系更密切。

4. 咖啡因

咖啡、茶及功能性饮料含有大量咖啡因，长期饮用可能会造成中枢神经系统过度兴奋，致使脑肠互动异常，且咖啡因可在消化系统中刺激胃酸、CCK 分泌，从而促进结肠运动，引起腹泻等症状[92]，但具体机制尚需进一步明确。

5. 膳食纤维

膳食纤维由非淀粉多糖组成的不可消化的食物成分，多来自于植物。根据化学结构可分为短链、长链纤维，按理化特性又分为可溶性（包括黏滞性、非黏滞性纤维）和不可溶性纤维、可发酵性和不可发酵性纤维。研究发现，胃肠道症状与膳食纤维摄入的种类相关，短链可溶性、高发酵性膳食纤维（如低聚糖）能增加产气和粪便体积，加重腹胀、腹痛、胃肠胀气等不适[99]；长链可溶性适度发酵性膳食纤维（如车前草）能适当减少肠道气体生成。此外，膳食纤维被肠道菌群分解后的中间产物 SCFA（如丁酸）可影响神经内分泌系统，加之膳食纤维本身对肠黏膜的直接刺激作用，从而促进肠道分泌和运动，对便秘型肠易激综合征尤为有益[83]。

6. 辛辣食物

辛辣食物（如辣椒、咖喱等）中含有的辣椒素能刺激瞬时感受器电位香草酸受体 1（transient receptor potential vanill oil receptor，TRPV1），引起内脏高敏感性，从而降低痛阈，引发腹痛、腹部烧灼感等不适[91]。肠易激综合征患者中 TRPV1 表达量高于健康人群，可能导致肠易激综合征患者对辛辣食物的敏感性增加。有研究发现辛辣膳食与肠易激综合征症状相关，可诱导明显的腹痛和灼烧感，然而长期食用红辣椒的肠易激综合征患者的腹痛和腹胀却可能会减轻[100]，这可能与长期食用红辣椒引起机体脱敏、阈值改变有关。

7. 脂肪

脂肪可以刺激胃-结肠反射（gastro-colic reflex），亦称胃-大肠反射，这种反应在肠易激综合征患者中会被放大，在食用高脂肪食品后，肠易激综合征患者的不适症状可能加重[91]。脂质主要通过影响小肠分节运动和紧张性收缩，延缓食糜运输，降低肠道气体清除能力，导致腹胀等不适[101]；同时还能刺激回肠、结肠，产生胃结肠反射，这些可能与肠易激综合征的发病机制相关[97]。多项研究证实，十二指肠内灌注脂肪后患者比正常对照者结肠敏感性增加，引起对内脏疼痛和胀气感觉阈值下降，胃动素（MLT）分泌比正常人降低，CCK 分泌比正常人群显著延长，从而导致胃肠道症状[102-103]。

8. 乳制品

一方面，由于部分人群体内缺乏乳糖酶，食用乳制品后，未经吸收的乳糖可能经肠道黏膜的免疫屏障，如与肥大细胞的相互作用进而导致肠道黏膜通透性发生变化，从而出现肠易激综合征腹痛、腹泻症状[104-109]。另一方面，过多未水解的乳糖可被肠道细菌分解成 SCFA 和气体（如 H_2、甲烷、CO_2），从而导致腹泻、腹胀、胃肠胀气等不适[92]。

第五节 脑肠互动因素

脑-肠轴是指中枢神经系统与胃肠道之间通过“神经-内分泌-免疫”网络构建的双

向交流系统，通过该信息交流网络，中枢神经系统可以将信号向下传递，调节胃肠道的生理功能。同时来自胃肠道的信号也可以向上传递实现信息反馈，甚至影响中枢神经系统的生理功能。近年来的研究显示，脑-肠轴在多种胃肠道疾病及脑部疾病的发病过程中扮演了重要的角色，最新发布的罗马Ⅳ标准更是将“脑-肠相互作用障碍”作为功能性胃肠病的发生机制。肠易激综合征的发病与脑-肠轴关系密切，心理应激、免疫激活、肠道菌群及其代谢产物等致病因素均可能破坏脑-肠轴的正常生理信号传递，影响中枢神经系统与胃肠组织的生理功能，进而导致机体出现腹痛、腹泻、焦虑等肠易激综合征相关症状[110]。

一、脑-肠轴的生理基础

1. 脑-肠轴的神经元通路

脊椎动物的神经系统可以区分为中枢神经系统（central nervous system，CNS）和周围神经系统（peripheral nervous system，PNS）。其中，CNS主要由脑和脊髓组成，PNS则主要由神经节、神经干、神经丛及末梢神经终末结构组成。

肠神经系统（enteric nervous system，ENS）是PNS中唯一包含广泛神经回路的分支，在一定范围内具备自主调节胃肠生理功能（包括运动、分泌、营养吸收、免疫调节和黏膜防御等功能）的能力，故又被称为“人体的第二大脑”。ENS主要起源于神经嵴，包括不同的祖细胞来源，如迷走神经、躯干神经及骶神经嵴细胞等，这些神经嵴细胞大约在妊娠第7周便开始定植到肠道，之后会经历一个复杂的发育过程，并逐渐衍生为肠神经元和肠神经胶质细胞（enteric glial cell，EGC）。其中，肠神经元是脑肠神经信号传递的主体，而EGC则主要发挥支持作用（包括促进肠神经元发育成熟，以及调节肠上皮屏障功能和黏膜免疫功能等）。据估计，成熟的ENS中包含大约5亿个神经元，EGC的数量更比肠神经元多7倍。大量的肠神经元聚合形成数千个神经节，这些神经节彼此之间形成联系，从而构成了ENS。ENS主要包括肌间神经丛和黏膜下神经丛两个神经丛。其中，肌间神经丛主要参与调节胃肠组织的运动功能，而黏膜下神经丛则主要参与调节胃肠道的分泌和吸收功能[111]。

CNS是机体神经系统的主体部分，其可传递、储存和整合加工来自周身的感觉信息，并产生各种神经心理活动，支配机体的行为。虽然ENS可以自主调节部分胃肠生理功能，但CNS仍对胃肠组织的生理功能起主导作用，特别是痛觉应激和排便等生理反应。研究显示，肠易激综合征的发病与中枢杏仁体、前扣带回皮质、海马体、脑岛、中脑导水管周围灰质和前额叶皮质等区域的激活相关。还有研究表明肠易激综合征相关疼痛恶化程度与背外侧前额叶皮质厚度呈负相关；而疼痛持续时间则与前岛叶厚度呈正相关。但是目前的研究暂未揭示这种脑结构变化的潜在机制，故仍需更进一步研究对CNS在肠易激综合征发病过程中发挥的作用进行阐述[112]。

在生理状态下，肠道组织在受到机械、化学等刺激后，可首先激活肠上皮组织中的内分泌细胞，内分泌细胞可以通过分泌神经递质或直接与分布于肠组织中的感觉神经末梢形成突触实现信号的传导，初级传入神经则进一步将信号传入ENS，或者通过迷走神经、交感神经直接将信号传入CNS，并放射至孤束核、下丘脑等区域，对信号进行处理后形成反应信号下传至胃肠组织从而实现中枢控制。ENS与CNS之间通过自主神经系统(包括交感神经和副交感神经)相互沟通的这种神经通路是脑-肠轴存在的重要生理基础。在病理状态下,来自中枢神经系统的异常神经电生理信号可以诱发胃肠道功能的紊乱,同时来自胃肠道的病理信号也可能反过来影响中枢系统的生理功能[111-113]。

2. 脑-肠轴的内分泌通路

HPA 的激活也是脑-肠轴存在的重要生理基础。在应激状态下,HPA 被激活,下丘脑室旁核可以合成并分泌促肾上腺皮质激素释放激素(corticotropin-releasing factor,CRF),CRF 进一步促进垂体合成并分泌促肾上腺皮质激素(adrenocorticotropic hormone,ACTH),ACTH 进一步作用于肾上腺皮质,合成皮质激素,其中主要是皮质醇。同时,皮质醇还可以反馈作用于下丘脑和垂体,分别抑制 CRF 和 ACTH 的合成与分泌,形成反馈调节环路。心理应激是肠易激综合征的重要诱因。既往研究表明,肠易激综合征患者常常伴有 CRF、皮质醇的异常表达,提示肠易激综合征的发病与 HPA 激活相关。其中,CRF 主要通过激活 CRF1 受体(CRFR1)和 CRF2 受体(CRFR2)发挥生物学效应。CRFR1 普遍表达于下丘脑室旁核、蓝斑核和杏仁体等与情感、压力和伤害感受相关的中枢区域,以及肠神经元和肠上皮细胞之中,CRFR1 的激活可能与内脏高敏感性、结肠转运加速等相关;CRFR2 的激活则可能导致与 CRFR1 激活相反的作用,表现为胃排空延迟及结肠通透性改变等。除此之外,皮质醇等 HPA 下游激素还可以作用于杏仁体并诱发内脏高敏感性和焦虑情绪,并影响结肠转运功能;同时,作为 HPA 的负反馈调节因子,皮质醇还可以通过反馈作用调节上游激素的表达水平,进而影响肠易激综合征的发病[112]。

除此之外,一些具有神经调节作用的生物活性物质如 5-HT、胰高血糖素样肽-1(glucagon peptide 1,GLP-1)、SP 等也在脑-肠轴的通信过程中扮演了重要的角色(详见本章第五节)[113]。

3. 脑-肠轴的免疫通路

除了神经通路和内分泌通路外,脑、肠之间还存在着神经免疫通路。已知中枢神经组织及胃肠组织中存在着丰富的免疫细胞。其中,胃肠免疫功能主要依赖树突状细胞、M 细胞、巨噬细胞、肥大细胞、自然杀伤细胞、先天淋巴样细胞、淋巴细胞等各种免疫细胞维持;而中枢神经组织的免疫功能则主要依赖神经胶质细胞维持。胃肠组织与中枢神经系统之间保持着频繁的神经免疫信息交流,在生理状态下,胃肠细胞(包括免疫细胞和上皮细胞)或肠道菌群可以产生各种免疫因子和神经内分泌物质,这些物质在一定条件下可以跨过肠道屏障和血脑屏障,与 CNS 中的免疫细胞或神经元表面受体结合,引起中枢神经系统的免疫应答,并调节相关区域的信号处理能力。此外,肠道内抗原还可以刺激肠道淋巴细胞分化为分泌免疫球蛋白 A 的浆细胞。后者可以迁移至中枢神经系统之中,从而调节中枢免疫应答,但其潜在机制目前仍不明确。在病理状态下,胃肠组织受到局部感染、菌群失调或食物抗原等因素的刺激后可以诱发不同程度的炎症反应,从而激活胃肠免疫细胞,导致 5-HT、组胺、白介素(interleukin, IL)、肿瘤坏死因子 α(tumor necrosis factor-α,TNF-α)等炎症介质的释放增加,这些炎症介质可以增强黏膜下感觉神经的兴奋性,促进神经信号的传递,而相关信号进入 CNS 后还可以进一步激活脑神经胶质细胞和相关神经组织,进而介导对该信号的感知与反应,实现脑与肠之间的免疫信号交流[114]。

二、肠易激综合征与脑-肠轴

1. 内脏高敏感性

内脏高敏感性是指内脏对疼痛刺激的感知阈值降低而表现出的异常性疼痛和痛觉超敏。其中,异常性疼痛是指对生理状态下非痛觉刺激产生的疼痛感觉;痛觉超敏则是指对于普通疼痛刺激的强烈反应。既往研究表明,33%～90%的肠易激综合征患者具有内脏高敏感性的临床表现。内脏高敏感性的产生与脑-肠轴的关系尤为密切,在生理状态下,肠道内的疼痛信号主要由牵拉、炎症、缺血等刺激产生,并通过肠壁中的痛觉感受器将信号传递到脊髓背角,沿脊髓上行并向杏仁核、下丘脑、顶叶皮质、中脑区中央导水管周围灰质等高级感觉中枢投射,进而产生内脏疼痛感觉。但是,持续性的内脏伤害性刺激会导致神经敏感性不断增强,并出现刺激阈值降低和反应幅度增加的现象,即所谓神经元敏化,其与神经突触的高度可塑性密切相关。既往研究表明,神经敏化(包括外周神经和中枢神经)是导致内脏高敏感性的重要原因。研究表明,5-HT、三磷酸腺苷(adenosine triphosphate, ATP)、谷氨酸、乙酰胆碱、蛋白酶、环磷酸鸟苷等与肠易激综合征发病相关的生物活性物质均可以导致神经元敏化,诱发内脏高敏感性(详见本章第五节)[110-113]。

除此之外,近年来的研究表明内分泌系统的紊乱也是导致内脏高敏感性的重要原因。如前所述,在应激反应的过程中,HPA 释放的皮质酮(corticosterone, CORT)可以与大脑组织多个区域(如海马体、下丘脑室旁核)的盐皮质激素受体和糖皮质激素受体结合,启动反馈抑制。但与反馈抑制相反的是,CORT 还可以与杏仁核上的受体结合,导致糖皮质激素受体的表达降低及 CRF 的释放增加,从而使 HPA 处于持续激活状态,进而导致结肠超敏反应。除皮质酮外,雌激素也与内脏高敏感性的出现密切相关。既往研究表明,雌激素是大脑发育的重要调节剂,可以调节神经突触的可塑性从而增加神经元的兴奋性,并且,雌激素还可以与脊髓内的谷氨酸受体结合,促使神经敏化,诱发内脏高敏感性,而这也可能是女性更容易罹患肠易激综合征的原因[115-118]。

2. 结肠动力改变

消化道的运动主要受 CNS 和 ENS 调节。其中,食管的运动主要由 CNS(主要是位于延髓的脑干回路)控制,而 ENS 则起辅助作用;胃的运动主要是肌源性的,但 CNS 对胃的收缩及酸的分泌起主导作用;而与胃和食管不同的是,ENS 对肠道的运动起着支配作用,但机体的排便反应主要由 CNS 控制。哺乳动物的 ENS 中存在着丰富的内在感觉神经元、中间神经元,以及控制肌肉运动的兴奋性和抑制性运动神经元。并且,在 ENS 的神经丛中同时存在着 ICC 等已知的胃肠平滑肌起搏细胞,而肠道的神经肌肉活动便是在肠神经元和平滑肌起搏细胞的共同合作下完成的。得益于 ENS 的高度自主性,CNS 仅仅通过少数的交感神经和副交感神经(主要是迷走神经)即可控制肠道的运动。在生理状态下,肠道感觉神经元的神经末梢广泛分布在肠组织之中并形成多个突起以接受肠道内的刺激信号,这些信号经 CNS 和 ENS 的处理后形成输出信号下行至肠黏膜下层和肌间层的神经丛,经上述起搏细胞将神经刺激传递至平滑肌细胞,进而调节肠道运动[118-120]。

肠易激综合征患者往往伴有胃肠动力紊乱的表现,这是因为肠组织在受到炎症、肠道菌群、心理应激等刺激后可以释放多种神经内分泌物质，如 5-HT、SP、血管活性肠肽(vasoactive intestinal peptide, VIP)、CCK 等(详见本章第五节)，这些物质可以与分布于肠组织中的感觉神经元表面受体结合，刺激神经兴奋或抑制信号的形成；同时也可以进入循环系统，与脑-肠轴中的外周神经组织的表面受体结合，激活相关神经组织，导致胃肠道运动的紊乱，从而出现腹泻、便秘等表现[118-120]。

3. 免疫激活

详见本章第六节。

4. 肠道菌群

在肠易激综合征的发病过程中，肠道菌群及其代谢产物也发生了显著的变化。既往研究表明，肠道菌群及其代谢产物可以通过多种途径影响肠易激综合征的发病及预后，其中，脑-肠轴是其中最重要的一条途径。肠道菌群与脑-肠轴之间的作用是相互的，在生理状态下，肠道细菌可以通过直接的神经元连接、菌群代谢产物、食欲刺激素及免疫信号等通路实现与脑-肠轴的沟通并影响 CNS 与 ENS 的生理功能，甚至影响 CNS 和 ENS 的发育；同样，CNS 和 ENS 可以通过调节肠道的生理功能(如运动性、黏膜免疫反应，以及胃酸、碳酸氢盐和黏液的分泌等)影响肠道菌群的定植。此外，有研究显示，机体在应激状态下分泌的生物活性物质如 GABA、肾上腺素等可以与肠道细菌上的相应受体结合，影响菌群的生理功能，从而调节肠道菌群的结构[121-123]。

肠易激综合征的发病与肠道菌群和脑-肠轴之间的异常互动密切相关。既往研究显示，肠易激综合征患者往往伴有肠道菌群紊乱及血清脂多糖(lipopolysaccharide, LPS)水平和抗鞭毛蛋白抗体表达水平的增加，而 LPS、鞭毛蛋白等细菌成分则可以直接与肠道组织或中枢神经组织的 Toll 样受体(Toll-like receptor, TLR)结合，激活相关神经组织，直接影响神经信号的传递，进而诱发肠易激综合征。除此之外，代谢组学分析显示，肠易激综合征患者还伴有肠道菌群代谢产物(如 SCFA、BA)和色氨酸代谢物(如 GABA 等，详见本章第五节)的合成异常，这些生物活性物质可以影响 CNS 和 ENS 的生理功能，协助肠道菌群间接调控肠道生理功能[121-123]。

5. 脑-肠轴中的生物活性物质

(1) 5-HT：是目前研究比较充分的神经递质，其主要存在于胃肠组织和中枢神经系统之中，其中，约 95%的 5-HT 存在于胃肠道组织之中。5-HT 主要由肠嗜络细胞和其他肠道菌群(如棒状杆菌属、链球菌属、肠球菌属等)以色氨酸为底物，在 5-羟色氨酸脱羧酶和色氨酸羟化酶(tryptophan hydroxylase, TPH)的催化下合成的。目前已知 5-HT 受体(5-HT receptors, 5-HTR)包括 5-HT1-7R 7 个家族共 14 种亚型，其中 5-HT3R 和 5-HT4R 与胃肠感觉及运动的能力关系最为密切。肠道内的生理刺激可以使 5-HT 的合成增加，并与 CNS 和 ENS 组织中的 5-HT 受体结合，从而介导脑-肠轴中的信号传导，影响胃肠道的生理功能；而发挥作用后的 5-HT 则由 5-HT 选择性再摄取转运体(serotonin transporter, SERT)摄取后转移细胞内，经单胺氧化酶 A 降解后失活[122-123]。

既往研究表明，肠易激综合征患者往往伴有 5-HT 及 SERT 的表达异常，提示 5-HT 在肠易激综合征发病过程中扮演了重要角色。研究显示，肠嗜络细胞可以与表达 5-HT3R 的兴奋性神经末梢形成突触，而通过阻断 5-HT 信号的传递，可以有效降低动物对于结肠扩张实验的反应，并且脊髓背角中疼痛信号相关神经元的数量也明显减少，由此可见，5-HT 在诱导内脏高敏感性的过程中具有重要的作用。除此之外，5-HT 还可以调节肠道的运动能力。既往研究表明，5-HT 可以刺激肠道发生蠕动反射，通过敲除 *Tph2* 基因的方法可以改变 ENS 中多巴胺能神经元和 GABA 能神经元的比例，而向神经嵴细胞补充 5-HT 则可以诱导多巴胺能神经元的发育，提示 5-HT 对胃肠道运动的稳态维持具有重要意义。而且，黏膜免疫细胞如肥大细胞、树突状细胞和巨噬细胞/单核细胞等均表达 5-HT 受体，可以被 5-HT 激活，进而诱发黏膜免疫反应，最终导致肠易激综合征[122-123]。

(2) 组胺：主要由肥大细胞和嗜碱性粒细胞合成，下丘脑的神经元及部分肠道菌群（如大肠埃希菌属和摩根氏菌属）也可以合成部分组胺。研究显示，组胺是过敏、炎症等多种免疫反应的重要调节器，同时还可以增加肠道屏障的通透性，并充当脑-肠轴中的神经递质，对肠道运动具有调控作用。电子显微镜下可以观察到肠组织中的肥大细胞在生理位置上非常接近肠内神经纤维，并且神经轴突和肥大细胞之间存在明显的接触，这种现象实际上揭示了肥大细胞与神经纤维存在潜在的信息交流，而组胺作为肥大细胞释放的主要生物活性物质，极有可能在肥大细胞与神经纤维之间的通信扮演了重要角色。既往研究显示，肠易激综合征患者尿液样本中的组胺水平与肠易激综合征严重程度相关，尤其是腹痛，而通过拮抗组胺受体(histamine receptor, HR)可以明显改善肠易激综合征患者内脏高敏感性的症状，提示组胺对肠易激综合征的发病及预后具有重要意义。目前已知的组胺受体包括 H1-4R，其广泛表达于神经系统之中，其中 H1R 和 H2R 是与肠易激综合征关系较为密切的受体。有研究显示，肠道真菌可以诱导肥大细胞释放大量的组胺，从而敏化表达 H1 受体的感觉传入神经和相关瞬时受体电位阳离子通道 V1(transient reporting potential channel V1, TRPV1)，进而导致肠易激综合征相关内脏痛。

(3) SP：是最早发现的食欲刺激素之一，属于兴奋性神经递质，其可由 CNS 和 PNS（包括 ENS）中的神经元、内皮细胞及免疫细胞产生，主要参与调节机体对疼痛、焦虑和压力刺激的中枢神经感觉及免疫反应。除此之外，SP 还可以促进胃肠道平滑肌收缩及肠道分泌，对胃肠道的运动和感觉传递具有重要生理意义。既往研究表明，肠易激综合征患者脑肠组织中 SP 表达明显增加，其中尤以腹泻型肠易激综合征患者最为明显。SP 在体内主要通过结合神经激肽受体(neurokinin receptor, NKR)发挥生理作用，其中，NK1R、NK2R、NK3R 是 SP 的主要结合受体，已知 NK1R 在肠内神经元、ICC、上皮细胞及固有层的免疫细胞均有表达；NK2R 主要在肌细胞、神经膨体和上皮细胞中表达；NK3R 则主要表达在神经元表面。SP 对肠易激综合征的诱导是多方面的。在结肠动力方面，SP 一方面可以通过作用于 ICC 和平滑肌表面的 NKR 直接促进肠道收缩；另一方面也可以通过激活表达 NKR 的神经元从而支配肠道动力，使结肠转运加快。而在内脏高敏感性方面，SP 诱导的内脏疼痛则与脊髓背角神经元上的 NK1R 被激活相关，研究显示 NK1R 拮抗剂可以有效改善 SP 引起的内脏疼痛。并且，SP 还可以通过激活上皮细胞、肠神经元或免疫细胞上的 NKR 刺激肠上皮细胞的电解质和液体分泌，导致机体出现腹泻等症状。除此之外，研究显示，SP 还可以刺激肠组织中 5-HT、组胺等生物活性物质的释放，后者可以进一步加重肠易激综合征相关临床症状[124-125]。

(4) VIP：是广泛分布于中枢和末梢神经系统，以及消化、呼吸、生殖和心血管系统的一类神经递质，主要由神经元、肠内分泌细胞及免疫细胞分泌，对中枢神经系统、胃肠组织的发育及功能调节具有重要作用。血管活性肠肽受体 1/2（vasoactive intestinal peptide receptors 1/2，VPAC1、VPAC2）是 VIP 的主要结合受体，其在胃、肠、肺、心脏、甲状腺、肾脏等器官上均有表达，这也导致 VIP 具有广泛的生物活性。肠易激综合征患者结肠组织和循环中的 VIP 含量明显高于健康人群，这与 VIP 对胃肠动力及神经元的调节作用相关。VIP 可由乙酰胆碱、ATP、5-HT、SP、GLP-2 等物质刺激效应细胞后分泌并作用于胃肠黏膜中的 VPAC1，导致肠上皮细胞中 Cl^- 和 HCO_3^- 等电性阴离子的分泌增加，进而引起水样腹泻。VIP 对胃肠平滑肌具有松弛作用，这与胃肠平滑肌及其周围神经元表面的 VPAC2 被激活相关。研究显示，VIP 与 iNOS 和胆碱乙酰转移酶往往共表达于同一神经元内，VIP 可能通过激活神经元表面受体进而促进一氧化氮和乙酰胆碱合成，从而发挥松弛平滑肌的作用，最终导致胃肠动力紊乱。除此之外，研究显示，VIP 拮抗剂可以有效改善 CRF 诱导的腹泻，提示 CRF 与 VIP 在诱发应激性腹泻方面具有协同作用，VIP 可能通过 HPA 发挥致肠易激综合征作用[125-127]。

(5) CCK：是由肠内分泌细胞分泌的一类生物肽，包括 CCK-33、CCK-58、CCK-22、CCK-8 等多个结构亚型。其中，CCK-33 主要存在于血浆中，CCK-8 则主要存在于大脑组织之中；CCK 受体 1/2 是 CCK 的主要结合受体，广泛表达于消化系统和 CNS 之中，通过结合上述受体，CCK 可以发挥延缓胃排空、刺激胰酶释放和胆汁分泌、产生饱腹感等生物作用。既往研究表明，肠易激综合征患者的结肠组织和血浆中 CCK 含量明显升高，并与腹痛的严重程度明显呈正相关。研究显示，CCK 给药可以加重患者的直肠敏感性，导致内脏疼痛感。动物研究表明 CCK-8 可以通过刺激神经生长因子的产生从而导致神经突起结构的异常改变，进而诱发内脏高敏感性。体外研究发现 CCK 还可以刺激回肠组织发生剂量依赖性收缩，并且该反应可以被阿托品拮抗，提示 CCK 诱导的肠组织收缩反应可能由胆碱能神经元介导发生。除此之外，CCK 还可以调节胆汁的分泌，并刺激肠黏膜细胞释放组胺，这些生物活性物质则可以进一步加重肠易激综合征的临床症状[128-131]。

(6) GLP-1：主要由肠道内分泌细胞释放，可以由肠道内营养物质（如葡萄糖、氨基酸）或菌群代谢产物（如 SCFA、BA 等）刺激产生，具有增加胰岛素分泌、抑制胰高血糖素分泌、延缓胃排空、提高饱腹感的作用，对机体的糖脂代谢调节具有重要意义。研究显示，便秘型肠易激综合征患者的血清 GLP-1 水平和黏膜组织中 GLP-1 受体的表达水平明显降低，并与患者的腹痛症状明显相关，而通过补充 GLP-1 类似物则可以有效缓解内脏高敏感性症状并调节结肠转运功能。已知 GLP-1 受体广泛表达于胃肠组织中的神经丛、迷走神经节，以及孤束核、腹外侧髓质和下丘脑等中枢神经区域，对肠道收缩、吸收和分泌功能的影响尤为明显。然而，值得注意的是，虽然胃肠道中广泛表达 GLP-1 受体，但 GLP-1 对不同节段的胃肠道组织表现出的作用并不相似。其中，GLP-1 对近端胃及小肠组织主要表现出抑制作用，如抑制胃窦、空肠和十二指肠的餐后运动，而对远端结肠组织则表现出促进结肠转运的作用，这种差异可能是由小肠内分泌细胞和结肠内分泌细胞的感觉功能（对葡萄糖的反应性）和内分泌功能（结肠内分泌细胞可以同时分泌另一种促进食欲的生物活性物质——胰岛素样肽-5）的差异导致的。除此之外,GLP-1 还可以通过激活 CRF 神经元影响 HPA 的信号传递,进而调控应激诱导的胃肠组织生理功能改变,而 CRF 和 GLP-1 受体拮抗剂则可以明显改善由应激诱导的异常胃肠道功能[132-133]。

（7）酪酪肽（peptide YY，PYY）：与 GLP-1 类似,PYY 主要由肠内分泌细胞分泌,产 PYY 细胞可以通过深入肠腔的微绒毛对腔内刺激(如蛋白质)作出反应,以旁分泌形式将 PYY 释放到肠道固有层或循环系统,从而发挥生物作用。近年来的研究显示肠易激综合征患者结直肠中 PYY 的浓度和产 PYY 细胞数量明显降低,并且可能与患者的饮食习惯改变或肠道菌群紊乱相关。与其他神经内分泌物质相似,PYY 受体(如 Y1、Y2、Y5 受体等)广泛表达在 CNS 和 ENS 之中,PYY 可能通过作用于这些受体来调节胃肠道的生理功能。除此之外,研究还表明,PYY 还可以通过内源性 NK2 和 NK3 级联系统诱导肠嗜络细胞释放 5-HT,而 5-HT 则可以进一步加重肠易激综合征的临床症状[134]。

（8）谷氨酸：是生物体内代谢产生的一种基本氨基酸,同时也是 CNS 和 ENS 中的兴奋性神经递质,对内脏疼痛信号的传递具有重要意义。既往研究显示,过量补充谷氨酸可以加剧肠易激综合征相关临床症状及纤维肌痛,提示其与肠易激综合征的发病密切相关。进一步的研究则证明,肠内分泌细胞可以通过释放谷氨酸引起迷走神经细胞活化,从而调节内脏疼痛信号的传递。并且,CNS 和 ENS 大量表达 α-氨基-3-羟基-5-甲基-4-异恶唑丙酸受体(α-amino-3-hydroxy-5-methyl-4-isoxazole-propionic acid receptor, AMPAR)、*N*-甲基-*D*-天冬氨酸受体(*N*-methyl-*D*-aspartate receptor, NMDAR)、代谢型谷氨酸受体(metabotropic glutamate receptor, mGluR)等谷氨酸受体,而通过阻断上述受体可以有效降低机体对结肠扩张实验的反应,提示其与内脏高敏感性相关。除此之外,研究显示,谷氨酸还与肠道组织及中枢神经系统的免疫应答相关,但目前暂不清楚该反应是否与肠易激综合征的发病相关[110]。

（9）色氨酸：是一种必需氨基酸。在人体中,色氨酸可以被转化为 5-HT、犬尿酸(kynurenic acid, KYNA)和喹啉酸(quinolinic acid, QUIN)等代谢产物,而 KYNA 和 QUIN 是犬尿氨酸代谢途径中的主要产物。其中,KYNA 被认为具有神经保护作用和抗炎作用,而 QUIN 则与其相反,主要表现出兴奋性神经毒性作用与促炎作用。前期研究表明,KYNA 可以通过 G 蛋白耦联受体 35(G-protein coupled receptor 35, GPR35)调节 CNS 和胃肠道的生理功能;而 KYNA 和 QUIN 都可以与脊髓神经元表面的 NMDA 受体结合,参与外周神经元敏化及内脏高敏感性的形成。色氨酸代谢通路(主要是犬尿氨酸代谢途径)激活是肠易激综合征的重要特征。有研究显示,肠易激综合征患者的血清 KYNA/QUIN 比例明显低于健康人群,提示肠易激综合征的发病可能与 KYNA、QUIN 两种主要代谢产物的平衡失调相关。除此之外,色氨酸还可以被肠道菌群代谢为吲哚,后者可以与芳烃受体结合后激活相关通路,发挥增强肠道屏障功能和调节肠道免疫的作用,对肠易激综合征的发病及预后具有重要意义[122]。

（10）γ-氨基丁酸：是以谷氨酸为底物,经神经元或肠内分泌细胞内的谷氨酸脱羧酶(glutamic acid decarboxylase, GAD)催化合成的一种主要存在于 CNS 和 ENS 中的抑制性神经递质,可以调节机体对内脏疼痛的感知能力。既往研究表明,肠易激综合征患者的 GABA 能信号明显失调,主要表现为 GAD2、GABA 和 GABA 受体(包括 GABA

B 型受体 1 型和 GABA B 型受体 2 型)表达水平的降低,而通过补充 GABA 类似物或激动剂,可以有效改善肠易激综合征的临床症状。目前已知 GABA 受体在 CNS 和 ENS 中的神经元和肠上皮细胞中大量表达,GABA 主要通过激活 GABA 受体调节脑-肠轴中的信号传导,进而导致焦虑、抑郁等生物行为,并可以调节胃肠道的生理功能。除此之外,体外研究显示 GABA 还可以调节肠上皮细胞对抗原的免疫应答能力,并可能通过脑-肠轴中的免疫通路诱发肠易激综合征[135-137]。

(11) 多巴胺:是一种儿茶酚胺类神经递质,同时也是去甲肾上腺素和肾上腺素的前体,可以由中枢神经系统及肾、肠等外周器官产生,其与注意力、动机、奖励、情感、记忆和食欲等多种生物行为密切相关。多巴胺可以调节胃肠道的运动及分泌功能。既往研究显示,肠易激综合征患者的血清多巴胺水平明显低于健康人群。但也有研究显示便秘型肠易激综合征患者的血清多巴胺水平明显高于健康人群,而腹泻型肠易激综合征患者则未表现出差异。目前仍不清楚造成这种差异的原因,但不可否认的是,肠易激综合征的发病与多巴胺信号失调相关。除此之外,还有研究显示,二甲双胍、丁酸、氯沙坦、丙米嗪等药物可以通过激活多巴胺受体改善肠易激综合征患者的内脏高敏感性并增强肠道屏障功能[136]。

(12) ATP:是内脏痛觉产生的重要介质。研究表明,机械刺激可以导致肠上皮细胞大量释放 ATP,而 ATP 可以与 ATP 门控离子通道中的 P2X3 受体、P2X2/3 受体、P2X7 受体、P2Y1 受体和 P2Y2 受体相结合,继而引起脊髓背根神经节和肠神经系统的神经元兴奋性升高,以及动作电位产生增多。并且,ATP 还可以激活并致敏传入神经的 TRPV1 通道,最终导致内脏高敏感性[115]。

(13) BA:是胆汁的重要组成成分,其是以胆固醇为底物,首先在肝细胞内经多种生物酶催化后形成初级胆汁酸(包括胆酸、鹅去氧胆酸),后者随胆汁分泌至肠腔并由肠道菌群转化为次级胆汁酸(包括脱氧胆酸、石胆酸)。肠道中的 BA(约占总量的 95%)随肠内容物转输至远端回肠后会主动或被动重吸收进入门静脉,并返回肝脏,形成肠-肝循环,最终只有少量 BA 会流入结肠并随粪便或尿液排出。近年来的研究显示,BA 代谢失调与肠易激综合征(特别是腹泻型肠易激综合征)的关系尤为密切。据报道,约 68% 的腹泻型肠易激综合征患者具有粪便 BA 排泄增加或 BA 吸收不良的表现,并且这种 BA 代谢失调与结肠转运加速及内脏高敏感性明显相关。BA 是一类作用广泛的信号分子,可以与法尼醇 X 受体、G 蛋白耦联胆汁酸受体 1- 磷酸-鞘氨醇受体 2、NMDAR、GABA A 型受体、孕烷 X 受体、维生素 D 受体、嵌合抗原受体、糖皮质激素受体、毒蕈碱型受体等结合。上述受体广泛表达于 CNS 和 ENS 之中,对脑-肠轴的信号传导具有重要生理意义。在病理状态下,BA 代谢异常或吸收不良均可导致肠道 BA 总量增加,大量的 BA 可以突破肠道屏障进入循环系统并在中枢神经系统中积累,并与中枢神经系统和胃肠组织中的胆汁酸受体结合,激活其中的神经信号、内分泌信号及免疫信号,通过胃肠道运动、分泌、心理应激、炎症等多种途径诱发肠易激综合征。除此之外,BA 还具有调节肠道菌群稳态的重要作用,如前所述,肠道菌群及其代谢产物对脑-肠轴的信号传递具有重要作用。既往研究显示,BA 可以通过调节肠腔内 pH、溶解细菌外膜等方式抑制肠道菌群的定植,并且 BA 的这种生理作用主要针对有害菌群,对益生菌的影响相对较小。但当 BA 代谢紊乱时,肠道菌群稳态也随之打破,紊乱的肠道菌群及其代谢产物均有可能进一步诱发便秘型肠易激综合征[138-139]。

(14) SCFA:是膳食纤维经肠道菌群发酵后产生的最终产物,包括乙酸、丙酸、异丁酸、丁酸、异戊酸、戊酸等。其中,结肠中最丰富的SCFA是乙酸、丙酸和丁酸(摩尔比约为3∶1∶1)。既往研究表明,肠易激综合征患者的粪便总SCFA、乙酸和丙酸含量明显高于健康人群,并且,这种差异与不同的肠易激综合征亚型相关。其中,腹泻型肠易激综合征患者的粪便乙酸、丙酸和丁酸含量较健康人群明显升高,而便秘型肠易激综合征患者则与之相反。GPR41、GPR43和GPR109A是SCFA的主要结合受体,其中,GPR41和GPR43可以同时被乙酸、丙酸和丁酸激活,而GPR109A只能被丁酸激活。目前已知GPR41、GPR43、GPR109A广泛表达于CNS和ENS的神经元、肠细胞,以及免疫细胞表面;而SCFA则主要通过结合细胞表面的GPR以激活上述细胞,从而调节脑-肠轴中的信号。除此之外,SCFA还可以通过激活肠内分泌细胞、肠嗜铬细胞或免疫细胞等促进5-HT、GLP-1及免疫细胞因子的释放,从而诱发肠易激综合征相关症状。此外,SCFA还可以通过降低HPA的反应性来减弱应激引起的行为和生理改变。研究显示,SCFA(如丙酸、丁酸)可以促进儿茶酚胺的释放,从而影响HPA的信号传导,对肠易激综合征患者的压力应激反应具有重要调节作用[140]。

三、中医学对于肠易激综合征脑-肠轴的认识

如前所述,脑-肠轴是指中枢神经系统与胃肠组织之间存在的由神经、内分泌、免疫等通路构成的信息交流网络,其病理意义在于中枢神经系统和胃肠组织任一方在受到病理损害时,可在脑-肠轴中形成病理信号串扰,进而导致双方同时出现不同程度的损伤。其中,中枢神经系统的损伤主要表现为精神情志障碍,而胃肠组织的损伤则主要表现为消化功能障碍[141]。

与现代医学所理解的脑肠互动不同的是,中医学理解的脑肠互动范围更为广泛,其中所涉及的并不仅仅是脑与肠的关系,而应该是心、肝、脑与脾、胃、大肠、小肠的关系。因为在中医理论之中,精神情志障碍所涉及的脏腑主要包括心、肝、脑,而消化功能障碍则主要涉及脾、胃、大肠、小肠等脏腑,故而脑肠互动主要包括中医心、肝、脑与脾、胃、大肠、小肠的相互关系。中医学关于脑肠互动的认识由来已久,《灵枢・邪气脏腑病形》载:"诸阳之会,皆在于面",指的是手足三阳经均循行于头面,其中包括手阳明大肠经、足阳明胃经及手太阳小肠经;而手少阴心经、足太阴脾经、足厥阴肝经等虽不如阳经之汇于面,却也可从分支而上舌系、目系,甚至直达巅顶与督脉相汇,与阳经共同调控头面部的生理功能,而这些经络的循行网络则构成了脑-肠轴的中医生理基础之一。此外,中医理论认为,"心为君主之官,神明出焉""脑为元神之府",两者共同主导机体的精神意识,对其他脏腑有支配作用;肝则主疏泄,调节周身气机,可以促进胆汁排泄及脾胃的消化,对机体的情志变化和水谷精微的输布具有重要意义。因此,心、肝、脑是调节机体精神情志的主要脏腑;而脾、胃、大肠、小肠则是机体主要的消化器官,对水谷精微的运化吸收具有重要意义。《素问・灵兰秘典论》曰:"脾胃者,仓廪之官,五味出焉。小肠者,受盛之官,化物出焉。大肠者,传道之官,变化出焉",水谷津液为人体所摄入后,经脾胃之运化,小肠之泌清别浊及大肠之吸收津液,最终转化成精微物质经脾气散精而输布周身,同时营养心、肝、脑等脏腑,对维持心、肝、脑的正常生理功能具有重要意义。由

此可见，脑-肠轴的中医含义实际上是指心、肝、脑与脾、胃、大肠、小肠之间存在着的神明共统及生养充用的关系[141]。

在上述脑-肠轴相关脏腑之中，尤以心、肝、脾三脏与脑-肠轴的关系最为密切。盖因心、肝、脾三脏是与血的生成、贮藏和运行关系最为密切的脏腑，而血又是构成人体和维持人体生命活动的基本物质之一，可以为上述脏腑提供营养供给，维持脏腑的正常生理功能。并且，心、肝、脾三脏还与人体精神心理活动关系密切，其中心主神，肝主疏泄，可以调节神志；脾在志为思，且脾胃为周身气机之枢纽，中医理论认为，气机与机体情志之变化关系最为密切，故而三脏受损，最易导致机体精神情志发生异常。因此，心、肝、脾三脏协同合作，可以共同调节机体的精神、情志及运化等生理功能，对脑肠互动具有重要作用。据此，全国名老中医周福生教授指出要以"心-肝-脾"的辨证模式诊治疾病，而后黄绍刚教授在此基础上加以发挥，提出"IBS 肝脾辨证体系"，将"血三脏"理论运用于肠易激综合征的诊疗之中，收效甚高。由此可见，融汇中西，以中医理论阐释脑-肠轴，并将其运用于肠易激综合征的中医诊疗，对肠易激综合征的中西医诊治具有重要意义[141]。

第六节 免疫因素

一、肠道免疫机制

肠道是机体与外界接触面积最大的器官，长期受到大量肠道内抗原的刺激，由此衍生出了复杂的肠道免疫系统。人体的肠道免疫系统主要由肠道相关淋巴组织及肠黏膜构成，其中包含辅助性 T 细胞（T helper cell，Th 细胞）、调节性 T 细胞（regulatory T cell，Tr 细胞）、细胞毒性 T 细胞（cytotoxic T cell，Tc 细胞）、B 细胞、吞噬细胞、树突状细胞、巨噬细胞、天然免疫淋巴细胞、M 细胞等各种免疫或非免疫细胞，这些细胞主要分布在黏膜层及黏膜下层，对抵御肠道内抗原对肠黏膜的刺激具有重要意义[142]。

肠道屏障功能是保护肠道免疫系统不被肠道内抗原激活的重要防线，其主要包括机械屏障、化学屏障、生物屏障。其中，机械屏障指的是紧密排列在肠黏膜表面的一层肠上皮细胞，这些细胞通过紧密连接、桥粒和黏附连接等方式在肠黏膜表面形成一个物理屏障，将肠腔内容物与下层组织隔开。化学屏障指的是肠道内分泌细胞向肠腔分泌的大量黏液蛋白、消化酶、溶解酶及抗菌肽等化学物质，这些化学物质覆盖在上皮细胞表面，形成了一道化学屏障，大大限制了肠道内容物与上皮细胞的直接接触。而生物屏障则指的是肠道内的益生菌（如双歧杆菌、乳酸菌等），这些益生菌可以通过竞争定植点和营养物质、产生酸性物质、增强机体免疫力等方式有效抑制有害菌的过度繁殖。这些肠道屏障不仅阻断了肠道内抗原与肠黏膜的直接接触，还在一定程度上抑制了有害菌群的繁殖及有害物质的产生，从而避免肠道免疫系统对肠道内抗原的免疫应答[142]。

口服免疫耐受状态也是维持肠道免疫功能的关键因素，是机体在抵御病原体和耐受无害食物抗原之间维持的一种平衡状态，有助于机体耐受口服食物抗原，避免出现异常免疫应答。口服免疫耐受状态的维持与肠上皮细胞、肠黏膜和肠道相关淋巴组织等关系密切。一般而言，肠腔内抗原可以被 M 细胞和 CX3CR1$^+$ 巨噬细胞等细胞摄取并转移至上皮下淋巴组织，并被黏膜固有层的耐受型树突状细胞识别。随后，耐受型树突状细胞迁移到肠系膜淋巴结，向其中的淋巴细胞呈递抗原，激活 T 细胞和 B 细胞并分化为 Tr 细胞和浆细胞，后者可以分泌大量的 IgA，进而调节机体的免疫应答。除此之外，肠上皮细胞在一定条件下可在基底表面表达 MHCⅡ分子，从而直接将摄入的肠腔内抗原呈递给淋巴细胞并诱导 Tr 细胞和 IgA 的生成。Tr 细胞在肠系膜淋巴结分化后返回至黏膜固有层并在其中大量增殖，通过分泌 IL-10、TGF-β 和 IL-4 等细胞因子抑制肠道免疫反应，诱导 T 细胞克隆无能，从而形成口服免疫耐受状态。一旦口服免疫耐受状态被打破，则容易导致肠道免疫系统对肠腔内抗原的过度应答，最终诱发病理性炎症反应[142]。

除了肠道屏障和口服免疫耐受状态之外，肠道菌群对肠道免疫系统的发育和激活也有重要的意义。既往研究显示，无菌小鼠的肠道免疫组织发育明显受限，其中尤以派尔集合淋巴结、孤立淋巴滤泡最为显著，这种现象在恢复肠道菌群定植后可以明显改善；并且，无菌小鼠肠道内的抗菌肽水平及黏液层厚度明显低于有菌小鼠，提示其肠道屏障功能也明显受限。目前的研究显示，肠道菌群与肠道免疫系统的作用是相互的。在生理状态下，肠上皮细胞和先天免疫细胞可以表达大量的模式识别受体（包括 TLR 和核苷酸结合寡聚化结构域样受体等）。这些受体可以识别肠腔内的微生物颗粒（如 DNA、LPS、肽聚糖、鞭毛蛋白和菌群代谢物等），进而激活肠道免疫系统，诱发非致病性的免疫应答。这种免疫应答模式使肠道免疫系统和肠道菌群都维持在一个相对的稳态，一旦两者任一方的稳态被打破，则可能诱发病理性炎症。例如，肠道内节段性丝状细菌可以通过促进血清淀粉样蛋白 A 的产生来刺激树突状细胞产生 IL-6 和 IL-23，进而促进 TH17 细胞的增殖，TH17 细胞则可以促进黏蛋白和 IL-22 的产生，IL-22 可以进一步促进肠屏障中抗菌肽（β-防御素 2/3/4、S100A7、S100A8、S100A9）的产生，从而发挥抗菌作用。而其他肠道菌群，如梭菌簇Ⅳ和ⅩⅣa，则可以通过 TGF-β 诱导产生 Tr 细胞，进而避免因共生菌群刺激引起的 CD4$^+$ Th 细胞的异常增殖。除此之外，肠道菌群的代谢产物如 SCFA、BA 等也可以进一步调节机体的肠道屏障功能与肠道免疫功能，对维持机体正常的免疫应答具有重要意义[142]。

二、肠易激综合征与肠道免疫激活的关系

1. 口服免疫耐受缺失

流行病学资料显示，肠易激综合征患者罹患过敏性疾病（如特应性皮炎、过敏性鼻炎、哮喘等）的风险明显增加，同时，伴有过敏性疾病的患者发展为肠易激综合征的风险也相应增加，提示过敏性体质可能是肠易激综合征与过敏性疾病的共同发病诱因。除此之外，有研究报道，高达 84%的肠易激综合征患者在摄入高脂食物、不完全吸收的碳水化合物、富含生物胺和谷蛋白的食物后会出现腹部不适症状。并且，大量研究表明，通过调整肠易激综合征患者的饮食结构（如低 FODMAP 饮食）可以有效改善患者的临床症状，提示肠易激综合征的发病与食物过敏相关。不过，与食物过敏不同的是，食物过敏可以诱发全身症状，而肠易激综合征仅仅表现为腹部不适症状。有研究认为肠易

激综合征患者表现的食物过敏症状可能与口服免疫耐受缺失相关。最近的一项研究显示，肠易激综合征相关的口服免疫耐受缺失可能与肠道菌群的改变相关。该研究以柠檬酸杆菌为病原体定植小鼠肠道，并以卵清蛋白作为食物抗原刺激小鼠诱发肠道高敏感性，结果显示结肠组织中可以检测出特异性 IgE 抗体，但这种抗体并不存在于血清之中，提示肠易激综合征相关的口服免疫耐受可能与局部特异性 IgE 抗体的表达相关。除此之外，该研究还发现，局部特异性 IgE 抗体的表达还可以激活肠组织中的肥大细胞，造成肥大细胞脱颗粒及组胺的释放增加，进而可能造成内脏高敏感性等肠易激综合征相关症状[142-143]。

2. 既往感染病史

感染性肠炎是肠易激综合征的危险因素。目前已知的与感染后肠易激综合征相关的病原体包括贾第鞭毛虫、旋毛虫、巴西日圆线虫、空肠弯曲杆菌、沙门氏菌、志贺氏菌、大肠埃希菌、诺如病毒等，这些病原体同时也用于肠易激综合征模型小鼠的制备。一项纳入 45 项研究(包括 21 421 名肠炎患者)的 Meta 分析研究显示，患者罹患感染性肠炎后 12 个月内肠易激综合征的合并患病率为 10.1%，患病风险比未感染者高 4.2 倍。有长期随访研究表明，感染后肠易激综合征的临床症状甚至可以持续 8～10 年。感染后肠易激综合征主要通过激活肠道免疫系统诱发肠易激综合征。研究显示，感染后肠易激综合征患者胃肠道黏膜中 $CD3^+$、$CD4^+$ 和 $CD8^+$ T 细胞计数明显升高，且伴有 IL-1β、IL-18 等炎症因子表达的增加。另外一项研究显示，在感染后肠易激综合征患者结肠黏膜中可以观察到 miR-510 的下调及 PRDX1 的上调，这种表达模式可能加重 LPS 诱导的肠细胞炎症反应，继而诱发感染后肠易激综合征。除此之外，还有一项研究对感染后肠易激综合征患者与其他肠易激综合征患者的血清免疫学标志物表达水平进行了对比，发现了 7 种具有差异的微生物相关抗体。并且，这些抗体有助于区分感染后肠易激综合征的感染病原体[144-149]。

3. 炎症性肠病

缓解期炎症性肠病患者往往容易出现肠易激综合征症状。最近的一项 Meta 分析研究显示，缓解期炎症性肠病患者的肠易激综合征合并患病率高达 32.5%，其中克罗恩病患者比溃疡性结肠炎患者更容易出现肠易激综合征症状。不过，该研究同时指出，缓解期炎症性肠病患者较高的肠易激综合征患病率可能与其采用的诊断方法相关，在联合临床症状、内镜检查及组织学检查后诊断的缓解期炎症性肠病患者中，肠易激综合征的患病率比单纯运用临床症状进行诊断的患者更低。但即便如此，缓解期的炎症性肠病患者罹患肠易激综合征的概率依旧比健康人群更高，提示两者之间存在明显的相关性。目前关于炎症性肠病合并肠易激综合征的具体机制暂不明确。有研究显示，伴有肠易激综合征症状的缓解期克罗恩病患者的肠道菌群结构明显改变，主要表现为粪杆菌属的丰度增加及梭菌属的丰度降低。另外一项研究显示，伴有肠易激综合征症状的缓解期炎症性肠病患者的肠道通透性显著增加，而 ZO-1 蛋白和 α-连接蛋白(肠道屏障功能的标志物)的表达则明显降低。并且，这些患者还同时伴有肠道上皮内淋巴细胞的增殖和 TNF-α 的表达上调。由此可见，由紊乱的肠道菌群或其他肠道内抗原诱发的肠道免疫应答极可能是缓解期炎症性肠病患者出现肠易激综合征症状的潜在机制[150-153]。

4. 肠易激综合征的免疫应答机制

目前普遍认为，肠易激综合征患者的肠黏膜中存在低级别的炎症反应。并且，这种炎症反应在感染后肠易激综合征患者和伴有肠易激综合征症状的缓解期炎症性肠病患者的肠黏膜中更为明显。既往研究显示，肠易激综合征患者的肠黏膜通透性明显升高，肠腔内抗原接触肠黏膜的机会大大增加。并且，肠易激综合征患者的肠组织、中枢神经系统及血液样本中的免疫细胞浸润明显增加。其中肠组织主要以肥大细胞、固有淋巴样细胞、T/B细胞、巨噬细胞、嗜酸性粒细胞、嗜碱性粒细胞等免疫细胞浸润为主，血循环中则以整合素 $\beta 7^+$ 细胞为主(整合素 β7 是诱导淋巴细胞从循环系统移行至肠道的重要信号分子)；中枢神经系统则以神经胶质细胞的激活为主。由此可见，肠易激综合征的发病可能不仅仅与肠道免疫系统的激活相关，甚至可能涉及全身免疫系统的激活。除了免疫细胞以外，肠易激综合征患者的血液及肠组织中的炎症因子表达也明显改变，主要表现为促炎症因子(如IL-1β、IL-6、IL-8、IL-12、TNF-α、CCL-6等)的分泌增加及抗炎因子(如IL-10)的分泌减少，从而促使机体向炎性浸润的方向发展[142,154]。

上述免疫细胞或细胞因子通过复杂的免疫机制诱导肠易激综合征相关的炎症反应。如前所述，在生理状态下，肠腔内抗原可以刺激肠道上皮细胞产生 TGF-β 来促进口服免疫耐受，但当肠屏障功能受损时，肠上皮与组织损伤相关抗原直接接触，促使肠上皮细胞产生启动Ⅱ型免疫反应的趋化因子(包括CCL17、CCL22或嗜酸性粒细胞趋化因子等)，进而将Ⅱ型免疫效应细胞(如嗜酸性粒细胞、嗜碱性粒细胞或2型先天淋巴细胞)迅速募集到受损部位。随后，肠上皮细胞迅速产生细胞因子(包括IL-25、IL-33、胸腺基质淋巴细胞生成素等)并激活Ⅱ型免疫反应的效应细胞(如2型先天淋巴细胞和肥大细胞)，后者可以促进IL-5和IL-13的分泌并激活树突状细胞，最终诱导适应性Th细胞(主要是Th2细胞)参与免疫应答。除此之外，树突状细胞分泌的细胞因子还可以激活B细胞，诱导B细胞分化成浆细胞后产生大量的IgE，IgE可以进一步激活肥大细胞，后者则进一步释放大量5-HT、组胺等生物活性物质，进而直接作用于CNS或ENS，引起内脏高敏感性、肠道动力紊乱等肠易激综合征症状(详见本章第五节)。并且，部分B细胞将分化成记忆B细胞，后者可以在体内长期存活，并在机体再次接触相关抗原后迅速活化并释放大量的IgE，诱导肠易激综合征的发病[142]。

机体对肠腔内抗原产生的免疫应答将导致肠易激综合征相关症状。其中，内脏高敏感性和压力应激与免疫应答的关系最为密切。早期研究显示，被激活的免疫细胞(如 $CD4^+$ T细胞)可以释放阿片类物质(如脑啡肽或内啡肽)，从而减轻机体对疼痛信号的应答。由此可见，免疫细胞具备直接调控疼痛应激的作用。肠易激综合征患者的疼痛应激与免疫激活密切相关。有研究显示，健康人群的外周血单个核细胞上清液可以通过膜表面的 μ-阿片受体抑制结肠传入神经的机械敏感性。但是，便秘型肠易激综合征患者的外周血单个核细胞上清液则没有这种抑制作用，并且还可以观察到便秘型肠易激综合征患者结肠黏膜中 β-内啡肽阳性T细胞水平降低，提示肠易激综合征患者对肠道传入神经兴奋性的抑制作用减弱。除此之外，内脏传入神经还可以直接被炎症因子(如IL-1β、IL-6等)及组胺(详见本章第五节)等物质激活，导致动作电位的放电增加。由此可见，肠道免疫细胞或炎症因子极有可能介导了肠易激综合征患者的内脏疼痛信号传递。如前所述，内脏高敏感性是神经敏化的结果，而持续的伤害刺激信号输入(包括慢性炎症)是导致神经元敏化的重要原因;机体在受到组胺或炎症因子等炎症介质的刺激后会激活 p38 丝裂原活化蛋白激酶和蛋白激酶 C 通路,导致伤害感受器上的离子通道(如 TRPV1、TRPA1 和 TRPV4 通道)表达增加,使离子内流和对有害刺激反应的输出持续增加,最终导致神经元敏化,诱发内脏高敏感性[155-161]。

除了内脏高敏感性以外,肠易激综合征患者的心理应激表现也与免疫激活密切相关。研究显示,焦虑、抑郁等情绪是诱发感染后肠易激综合征的危险因素;并且,在动物研究中可以观察到慢性心理应激可以直接诱发肠道炎症并使机体出现肠易激综合征相关症状。事实上,在肠黏膜固有层中广泛分布着去甲肾上腺素能神经纤维,特别是在 T 细胞区附近,这种组织定位上的聚集性为免疫细胞与神经元和 HPA 之间的快速通信提供了生理基础。此外,一项针对炎症性肠病患者的应激反应试验显示,压力应激可以导致炎症性肠病患者肠黏膜中的炎症因子(如 TNF-α、IL-6 等)表达增加;而在炎症性肠病的动物模型中,研究人员通过应激诱导的方法筛选与应急诱导的肠道炎症相关的免疫细胞。结果显示,去除 $CD4^+$ T 细胞后可以明显改善应激诱导的肠道炎症,提示 $CD4^+$ T 细胞是参与诱发应激相关肠道炎症的主要免疫细胞。除此之外,还有研究显示,β2 肾上腺素能受体可以由 TH1 细胞表达,但其他 T 细胞谱系不表达该受体,提示 HPA 相关激素具备激活免疫应答的潜在作用。同时,研究显示,β2 肾上腺素能受体激动剂可以通过抑制树突细胞和单核细胞产生 IL-12,从而抑制 TH1 细胞的分化,由于 TH1 细胞对 M2 巨噬细胞、TH2 细胞和 TH17 细胞等细胞的分化具有抑制作用,而后者主要参与Ⅱ型免疫反应,故 β2 肾上腺素能受体激动剂实际上有利于促进肠黏膜发生Ⅱ型免疫。而且,值得注意的是,免疫应答与 HPA 的作用应该是相互的。既往研究显示,机体的免疫激活同样可以导致 HPA 的激活,并可能诱发焦虑、抑郁等症状。但是,HPA 的过度激活可以在炎症反应消退后得到明显的改善[155-161]。

第七节 应激因素

罗马Ⅳ标准阐释肠易激综合征是一种脑肠互动异常性疾病,而应激、情绪和认知障碍与肠道功能异常之间的相互促进是肠易激综合征病理生理过程的核心。一方面,肠易激综合征患者的焦虑、抑郁及行为异常水平均显著高于健康人,且精神症状与肠道症状的严重程度和频率呈正相关;相对于健康人群,肠易激综合征患者在问卷调查中表达了更高的生活事件压力感知。另一方面,急性和慢性应激刺激加重肠易激综合征患者的症状,引起更高的肠道敏感性、炎症水平、HPA 紊乱和更低的生活质量。应激相关的肠易激综合征病理机制有以下几个方面。

1. 应激与内脏高敏感性

应激可引起痛觉相关的高级中枢、脊髓通路及内脏传入神经的敏感化,在多个水平上引起对肠道正常刺激的高敏感性。在中枢神经系统层面,应激引起前扣带回等脑区的异常活化,继而促进下丘脑室旁核分泌 CRF,一方面向下游过度激活 HPA;另一方面,CRFR1 和 CRFR2 均广泛表达于中枢神经系统和外周神经系统,可以产生独立于 HPA 的效应。CRFR1 和 CRFR2 在中枢神经系统和肠道表现拮抗作用,前者激活可引起结肠运动加快、肠道通透性增加和内脏高敏感性；而后者激活延缓肠道运动[162]。CRFR1/2 平衡理论认为，应激状态下两者平衡的打破可以导致肠道动力异常和高敏感性。Muriel Larauche 等[163]研究发现，激活 CRFR1 可兴奋远端和近端结肠肌间神经丛而增加大鼠对结肠扩张导致的内脏感觉敏感性。动物实验发现，慢性避水应激导致的内脏高敏感性能被外周注射非选择性 CRF1/CRF2 阻断剂(Astressin)所阻断。此外，对啮齿类动物外周注射 CRF1 拮抗剂能够降低结直肠扩张导致的内脏高敏感性[164]。

脊髓的痛觉敏感化表现为痛觉易化介质(如 SP、降钙素基因相关肽、CCK 等)的表达上调和相关离子通道(如酸敏感离子通道)的过度活化。给予产后大鼠结肠扩张刺激，可造成脊髓胶质细胞中 Toll 样受体 4/髓系分化因子 88/核因子 κB (TLR4/MyD88/NF-κB)通路的异常激活及肠道高敏感性表型[165]。另外，持续向脊髓背角输入伤害性刺激同样会导致神经元的神经性病变，从而诱发内脏高敏感性。例如，在避水应激和母子分离诱导的内脏高敏感性小鼠模型中可以观察到脊髓中 Ephrin-B2/EphB1 信号通路上调[166]。c-fos 是公认的神经元激活标志物，多种应激诱导腹泻型肠易激综合征大鼠模型中均提示脊髓中 c-fos 蛋白表达明显升高[167]。

2. 应激与肠道黏膜屏障受损

肠道屏障主要由微生物屏障、黏液层、肠道上皮细胞层、黏膜下层的淋巴细胞和固有免疫细胞等构成，发挥着双重作用：一方面要从肠道的食物中吸收营养；另一方面要选择性地控制肠腔内的食物抗原、肠道原籍菌及其活性成分进入肠道固有免疫系统，产生免疫反应。因此，肠道屏障功能在维持肠道正常生理功能和免疫稳态中具有非常重要的作用。无论急性应激还是慢性应激都会破坏胃肠屏障的完整性，引起肠道渗透性增强。

采用阶段性空肠灌注技术的研究表明急性生理或心理应激可以通过副交感神经系统和肥大细胞的活化影响健康人群和食物过敏患者水的吸收和分泌，表现为净水减少或增加水分泌[168]。此外，研究表明具有较强应激背景的健康女性志愿者暴露于冷痛刺激后水分泌减少[169]。动物实验中，研究结果还明确指出创伤应激后，大鼠血浆 D-乳酸(D-lactate)水平在相应时间段升高，间接反映了肠黏膜损害和通透性变化；血浆内毒素(endotoxin，ET)的大量释放可造成黏膜细胞骨架破损，加重屏障功能障碍；血浆二胺氧化酶(diamine oxidase，DAO)活性的增加，更直接反映了肠黏膜上皮细胞及其构成的肠屏障结构的受损情况[170]。此外，肥大细胞是应激相关肠屏障功能损伤过程中重要的中间环节。总体而言，应激状态下各种神经介质作用于肥大细胞并引起活化，释放各类细胞因子、趋化因子等免疫活性物质，导致肠屏障功能改变，肠黏膜通透性增高。一方面，应激引起的肥大细胞活化主要与 CRF 相关；另一方面，活化的肥大细胞本身释放的各类免疫活性物质，包括类胰蛋白酶、组胺、5-HT 及神经生长因子，均在应激相关肠屏障功能改变中起一定作用[171]。

肠道黏膜屏障损伤不仅表现为肠黏膜的通透性增加，还包括肠道上皮的损伤，如细胞坏死、细胞凋亡及溃疡形成等病理性损伤。应激可导致动物胃肠道出现肠黏膜脱落、固有层裸露、黏膜下水肿、肠绒毛断裂等器质性病变。如在高原缺氧应激下大鼠出现肠黏膜萎缩，固有层水肿和炎细胞浸润，绒毛稀疏、倒伏、脱落，杯状细胞丢失，肠上皮细胞凋亡细胞数增多等现象[172]。另外，动物实验显示慢性心理应激处理后的小鼠肠上皮细胞增殖与凋亡能力降低,肠黏膜分泌 IgA、IL-6、TNF、IFN-γ,以及 CD3、CD4 的能力明显下降,这可能与慢性心理应激后引起肠黏膜免疫功能抑制有关[173]。这些病理性的损伤严重影响胃肠道的消化吸收能力,易导致人群出现腹泻、腹部不适等与消化功能有关的疾病。

3. 应激与肠道的运动和分泌

机体在应激状态下的肠道动力异常,与应激引起体内激素的变化密切相关。与应激相关的激素可分为 HPA 和交感神经系统(sympathetic nervous system, SNS)相关激素,即 CRF、糖皮质激素(glucocorticoid, GC)、儿茶酚胺(catecholamine, CA)、DA、5-HT;促甲状腺素释放激素(thyrotropin releasing hormone, TRH);脑肠肽,即 VIP、CCK、生长抑素(somato statin, SST)、MLT、促胃液素(gastrin, GAS)、SP;前列腺素(prostaglandin, PG)、一氧化氮(carbon monoxide, NO)等,这些应激所导致的激素变化对肠动力有促进或抑制的影响[170]。

Fumitake 等[174]发现束缚应激可以抑制大鼠小肠动力,并证实 β_3-肾上腺素受体参与束缚应激导致的小肠动力抑制的发生。应用多种不可预知的应激刺激造模后,小鼠的小肠推进率明显降低,甚至出现便秘现象[175-176]。而针对健康年轻女性的研究表明,冷水浸泡的身体压力应激与空肠净水流量、氯化物和白蛋白输出的变化有关;曹曙光等[177]研究显示,猫恐吓小鼠造成的心理应激可使小鼠血浆和小肠组织中 SST 浓度明显升高,SP 浓度明显下降,且是引起应激后小肠推进运动障碍的重要因素。同时也有研究指出,应激联合低浓度乙酸灌肠可以诱导腹泻型肠易激综合征小鼠模型[178]。这体现了应激因素对肠易激综合征患者肠道动力的双重作用,具体机制有待进一步研究。

正常情况下,肠腔表面由一层含有抗菌肽和消化酶的黏液覆盖,起防止肠道细菌、病原体附着和入侵的作用。黏液层的主要成分黏蛋白 MUC2 由肠道杯状细胞分泌,而帕内特细胞(Paneth cell, PC)通过识别细菌和分泌抗菌肽(antibiotic peptide),在肠道先天性免疫中起重要作用。有研究发现,应激可使杯状细胞和帕内特细胞数量减少,肠道内分泌细胞数量增多,改变肠道内分泌功能,使宿主对细菌、病原体的抵抗力减弱,最终导致肠屏障功能损伤[179]。急性应激可通过影响黏蛋白糖基化,引起肠道黏液分泌功能改变,进而导致肠屏障功能损伤。此外,应激可增加肠道水和离子的分泌,有助于防止病原体和有害物质的附着,并通过稀释和冲刷肠道黏膜降低相关物质的渗透吸收[171]。

4. 应激与肠道菌群

肠道菌群是肠道结构和功能的重要组分,参与肠道乃至全身的生理调节和病理发生过程。研究表明,肠易激综合征患者存在肠道菌群紊乱,而应激可以影响肠菌结构和功能。应激影响肠道菌群的机制复杂,包括应激状态下肠道微环境的改变、肠菌间信号传递异常等。

许多研究表明,应激可以造成机体肠道菌群紊乱。大鼠在胎儿期接受的外界应激可以对其成年阶段产生影响,表现为肠道菌群中乳酸杆菌属(*Lactobacillus*)丰度趋势性降低,颤杆菌属(*Oscillibacter*)、厌氧棍状菌属(*Anaerotruncus*)、消化球菌属(*Peptococcus*)丰度显著升高[180]。生命早期的心理、社会应激同样会对个体产生长期的影响。哺乳期母婴分离动物模型常用于研究早期应激对机体的影响,母婴分离动物可表现出行为能力缺陷、内脏敏感性升高、血浆皮质酮含量升高、脑去甲肾上腺素含量降低、免疫反应增强等特点[181]。母婴分离大鼠盲肠中拟杆菌属(*Bacteroides*)、梭状芽孢杆菌属(*Clostridium*)含量升高,乳酸杆菌、双歧杆菌含量降低[122]。成年期小鼠慢性束缚应激后,其盲肠菌群丰富度和多样性显著降低,紫单胞菌科(Porphyromonadaceae)丰度也明显降低,应激可通过影响菌群结构促进致病菌的肠道定植[182]。

另外,肠道菌群的改变对机体应激状态存在调节作用。同样接受束缚应激后,无菌小鼠 CRF 和皮质醇的升高显著高于无特殊病原体小鼠,而移植婴儿双歧杆菌(*Bifidobacterium infantis*)的无菌小鼠不表现出上述过度应激[183]。利福昔明(Rifaximin)可以改善压力引起的大鼠肠道炎症和肠道高敏感性[184],而在提前断奶应激的小鼠中补充褪黑素,可以通过调整肠道菌群结构和代谢显著改善体质量和肠道绒毛结构,从而缓解断奶应激所致的肠道损伤[185]。对人类而言,幼年抗生素的使用和成年后肠道高敏感性存在相关性,而应用益生菌可能会改善肠易激综合征患者的肠道症状和焦虑、抑郁水平[124]。

第八节　胃肠动力障碍机制

肠易激综合征是一种常见的肠道疾病,它是具有独立性的功能紊乱性疾病。主要表现为在肠道对正常的、没有超过阈值的刺激有不正常过激反应,同时肠道的黏膜和构造等并没有发生明显的变化。目前胃肠动力学一直是研究活跃的领域之一,研究表明肠易激综合征患者中存在胃肠动力学的异常,其机制包括神经递质、胃肠激素、ENS、CNS、自主神经系统(autonomic nervous system,ANS)、平滑肌、ICC、生物钟节律、肠道菌群及 Cx43 蛋白等因素调控异常[186-187],以上任一因素功能异常,均可导致胃肠道动力障碍。

一、神经递质对胃肠动力调节的影响

随着神经胃肠病学的发展和进步,人们认识到 CNS 和 ENS 的交互作用即“脑-肠轴互动”在肠易激综合征发病中扮演重要角色。CNS 和 ENS 通过多种神经递质的释放和传递组成神经内分泌网络,构成脑-肠轴,一方面外源性异常的精神刺激、情绪波动及大脑功能状态异常会通过 ANS-ENS 影响胃肠道感觉和运动功能;另一方面胃肠道不适症状也可通过 ENS 反作用于 CNS,而影响人的精神心理和行为。在 CNS 与 ENS,以及胃肠道效应细胞之间起着搭建桥梁和调控作用的神经递质包括 5-HT、去甲肾上腺素、DA[188]等,其中 ENS 富含兴奋和抑制性神经递质,可直接作用于胃肠道平滑肌细胞[189],以调节肠道的正常蠕动功能[190]。ACh 是兴奋胃肠动力最重要的神经递质之一,由胆碱能神经元释放,在体内与胃肠平滑肌细胞上的 M 受体特异性结合,使胞内环磷酸腺苷(cholinergic neuron, cAMP)下降,细胞膜去极化导致 Ca^{2+} 通道开放,细胞内 Ca^{2+} 浓度增加,从而调节胃肠蠕动,促进胃肠道平滑肌收缩[191-193]。而 5-HT 是一种兴奋性神经递质,由肠道 EC 细胞合成和分泌,是调节胃肠道的必要因子,可以调节胃肠动力,收缩肠管,促进胃肠蠕动[194-195]。目前认为抑郁的发生与大脑中枢神经突触间的单胺类神经递质水平低下或相应受体数量不足或功能减低有关,多数肠易激综合征患者体

内的5-HT系统存在异常[196]。此外，还有很多调节胃肠道功能的神经递质，这些神经递质共同维持胃肠道的正常生理功能。而这里所指的神经递质是指神经末梢合成和释放的特殊化学物质。该物质能识别和结合于相应的受体，随后通过一系列的信号传导途径，最终产生生物学效应。根据其化学结构可以分为若干大类(表2-1)[197]，根据神经递质产生的部位不同，又可以分为外周神经递质和中枢神经递质。前者包括自主神经和躯体运动神经末梢释放的肽类、ACh和NA；后者包括肽类、ACh、单胺类和氨基酸类。在肠易激综合征治疗中针对胆碱能类和单胺类神经递质及其受体调节药物的研究最多。

表2-1 主要的神经递质分类

分类	主要成员
肽类	阿片样肽、食欲刺激素、VIP
胆碱类	ACh
单胺类	肾上腺素、NA、DA、5-HT
氨基酸类	谷氨酸、甘氨酸、γ-GABA
嘌呤类	腺苷、ATP
脂类	前列腺素(prostaglandin，PG)、神经类固醇
气体类	NO、CO

二、胃肠激素分泌对胃肠运动的调节

胃肠激素的研究经历了从生理-生化-基因，以及从基础到临床的不同时期。胃肠激素的概念也已由传统地分布于消化道的内分泌细胞和ENS神经元所分泌的起激素样作用的生物活性多肽扩展至广义的具有类生长因子作用的生物活性多肽。它们不仅存在于消化道，而且存在于CNS及体内其他器官。它们除了对消化系统的生理功能起着重要的调节作用外，对肿瘤、免疫与炎症，以及某些神经系统疾病的发生也起着重要的调节作用[198]。胃肠激素分为兴奋性和抑制性两大类，它可以通过以下3种途径对胃肠运动进行调节：一是通过血液以内分泌形式作用于胃肠道平滑肌细胞相应的受体；二是经由肠道肽能神经递质来调节胃肠运动；三是由胃肠激素在CNS水平高低的变化来影响胃肠运动。MTL、GAS、SP等属于兴奋性胃肠激素，它们可以从不同方面促进胃肠道运动。而VIP、SST、CCK等属于抑制性胃肠激素，其中VIP可抑制胃肠运动和胃排空；SST可抑制胃排空、回肠和胆囊收缩，以及肠道内容物转运；CCK可引起胃排空延迟[199-200](表2-2)。

表2-2 胃肠激素分布及其作用

主要分泌细胞	分泌物名称	主要分布部位	对胃肠动力作用
EC	5-HT	全部胃肠道	促进
EC	SP	全部胃肠道	促进
D1、H	VIP	全部胃肠道	抑制
P、D1	食欲刺激素(ghrelin)	全部胃肠道	促进
I型	CCK	脑、小肠	促进
D	SST	胃、小肠上部	抑制
Mo	MLT	小肠上部	促进
G	GAS	胃窦	促进

1. 胃动素

胃动素(MTL)是由 22 个氨基酸组成的单链多肽,由 Brown 等于 1966 年在研究十二指肠 pH 变化和胃动力间关系过程中发现,并于 1972 年将其分离和提纯,因其能刺激胃小体运动而得名[201]。MLT 能兴奋胃肠平滑肌,主要通过 MLT 受体发挥作用。此外,它还能与中枢神经系统中 G 蛋白耦联受体结合,促进磷酸肌醇酯生成,增加细胞内 Ca^{2+} 水平,加强胃肠蠕动;它还能促进胃蛋白酶的分泌,加快平滑肌收缩,提高胃排空率,缩短食物在小肠内的时间[202]。有研究发现腹泻型肠易激综合征患者空腹时血浆 MTL 量明显高于正常人群;该研究亦表明乙状结肠黏膜内 MLT 含量水平与腹泻型肠易激综合征组患者空腹时乙状结肠的动力指数呈正相关,表明乙状结肠黏膜内的 MLT 含量的增高可以使消化道蠕动能力增强,而产生腹痛、腹泻等症状[203]。另外有研究表明,特异性 MLT 受体还存在于胃窦及十二指肠,MLT 可直接作用于该受体,使细胞内浓度增加,导致 Ca^{2+} 内流而引起平滑肌细胞收缩,从而调节胃肠运动。MLT 对于结肠运动有促进作用,对于结肠动力低下有潜在的治疗作用。研究发现体外注射 MLT 后患者结肠运动明显增强,并与剂量浓度呈正相关,MLT 还可与其他药物相互作用而对结肠运动起调节作用[204]。

2. CCK

CCK 主要由十二指肠及近端空肠的肠内分泌细胞(I细胞)和大脑神经元[205]分泌释放。其生物活性片段由 CCK 原酶解而成,在生物体内有多种存在形式,包括 CCK-58,CCK-39,CCK-33,CCK-22,硫酸化的 CCK-8、CCK-7,非硫酸化的 CCK-8、CCK-7、CCK-5、CCK-4 等。由于 CCK 基因加工存在组织特异性,其在不同部位往往有不同的分子形式,广泛分布于消化系统、中枢及外周神经系统、外周血液等组织器官中。食欲刺激素具有促进胆囊收缩、调节胃肠蠕动、抑制胃酸分泌等诸多作用;作为胃肠激素和神经肽,CCK 不仅在肠道神经系统分布,也是脑中含量最丰富的一种神经肽之一[206-207]。Niederau 等[208]研究发现 CCK 可直接作用于肠肌丛的神经元和平滑肌细胞,也可通过刺激 PYY 与 ACh 的释放而促进远端结肠运动。由此可见,CCK 与结肠运动密切相关。CCK 存在于小肠内分泌细胞,可使胆囊、胃肠平滑肌兴奋和收缩,也可刺激胰腺、肝脏、小肠等器官的腺体分泌。有研究发现肠易激综合征患者静脉注射 CCK-8 可引起结肠运动增强,进而诱发肠易激综合征患者腹痛[209]。

3. GAS

GAS 是最早发现的多肽类激素之一,是由胃窦部与十二指肠和空肠上段黏膜中 G 细胞分泌的一种多肽类激素。1906 年英国学者 Edkins 发现给猫静脉注射胃窦黏膜提取液可引起胃酸的分泌,推断出提取液中含有能刺激胃酸分泌的物质,将其命名为促胃液素[210]。1969 年 Gregory 和 Traey 在猪胃窦黏膜中分离提纯了促胃液素,并人工合成了促胃液素[210]。GAS 具有调节胃肠运动,促进胃排空和刺激胃酸分泌的功能,还可直接刺激胃肠平滑肌发生收缩[211-212]。潘淑波[213]研究发现腹泻型肠易激综合征患者的血清 GAS 与患者的炎性因子表达水平呈现正相关,对于肠易激综合征的诊断和治疗效果评价具有指导意义。

4. 食欲刺激素

食欲刺激素(ghrelin),又称生长激素释放肽,是一种由 28 个氨基酸组成的多肽,并由胃底黏膜X/A型细胞产生，约占胃黏膜细胞总数的20%[214-215]。作为一种多功能肽，食欲刺激素广泛分布在下丘脑、垂体、肠道、肾脏、胰脏、胎盘等中枢和外周器官[216]。食欲刺激素主要以2种形式存在：去酰基化食欲刺激素（des-acyl-ghrelin，DAG）和乙酰化食欲刺激素（acyl-ghrelin，AG）[217]。食欲刺激素作为生长激素促分泌素受体（growth hormone secretagogue receptor，GHSR）的内源性配体，除具有促进垂体释放生长激素（growth hormone，GH）的作用外，还是连接CNS和外周神经组织的重要方式。并在促进摄食、改善胃肠功能、调节脂类代谢和能量平衡等方面也具有广泛作用[218]。蔺晓源[219]实验发现四神丸可下调下丘脑中食欲刺激素、GHSR和十二指肠中食欲刺激素的表达，令腹泻型肠易激综合征模型大鼠的腹泻状态均明显改善。詹程胹等[220]利用半夏汤治疗腹泻型肠易激综合征，发现半夏汤可能通过调节食欲刺激素的释放，而改善胃肠动力紊乱，从而缓解腹泻型肠易激综合征的症状。

5. 胰高血糖素样肽-1

胰高血糖素样肽（glucagon-like peptide，GLP）-1又称肠促胰岛素，是胰高血糖素原基因表达的产物之一。该基因转录翻译形成含160个氨基酸的胰高血糖素原，胰高血糖素原翻译后加工的产物具有组织特异性。在肠道黏膜L细胞中，胰高血糖素原在组织特异性促激素转化酶1（prohormone convertase，PC1）翻译后加工为GLP-1、GLP-2、肠高血糖素（glicentin）、胃泌酸调节素（oxyntomodulin）[221-222]。研究表明，GLP-1对胃肠动力和胃排空率有一定的抑制作用[223]，并且与激活迷走神经有关，认为GLP-1通过激活迷走神经传入的GLP-1受体发挥作用[224]。另有研究发现，GLP-1与兴奋性胆碱能神经突触前GLP-1受体结合，调节NO释放而发挥作用[225]。目前有研究表明，GLP-1与肠易激综合征发病有关系，且对肠易激综合征有治疗意义。俞蕾敏[226]发现肠易激综合征患者血清中GLP-1分泌下降。Chen等[227]研究发现，GLP-1与肠易激综合征亚型的发病相关，便秘型肠易激综合征大鼠组GLP-1含量高于腹泻型肠易激综合征组，便秘型肠易激综合征组GLP-1受体含量高于相应对照组；腹泻型肠易激综合征组GLP-1受体含量低于相应对照组。Hellstrm等[228-229]认为，静脉注射GLP-1抑制肠易激综合征患者胃、十二指肠、空肠的移行复合运动，特别是MMCⅢ相运动具有多样性。在GLP-1对肠易激综合征治疗方面，研究发现，皮下注射GLP-1类似物可以减轻肠易激综合征患者急性腹痛。腹腔注射GLP-1类似物exendin-4通过增加5-HT转运体和减少色氨酸羟化酶-1的表达来减弱大鼠肠易激综合征内脏的痛觉过敏[230]。Camilleri等[231]研究结果表明，GLP-1类似物ROSE-10低剂量促进结肠动力，对便秘型肠易激综合征有潜在治疗作用。

6. 其他激素

PYY、SST、瘦素（leptin，LEP）、神经降压素（neurotensin，NT）、CRH、CGRP等多种胃肠激素均有调节胃肠道功能的作用[232]。

三、ICC对胃肠运动的调节

西班牙神经解剖学家Cajal利用甲基蓝及嗜银染色法发现消化系统存在一种特殊间质细胞，主要分布在消化系统自主神经末梢与平滑肌细胞之间，称为ICC[233]。其后研究，胃肠蠕动的产生是由ICC起搏的慢波活动（slow-way activity）和神经、胃肠激素介导的快速活动(fasting intestinal motor activity)或称移行性复合运动(migrating motor complex,MMC)组成[234]。目前研究认为,ICC的生理功能包括:①起搏并调节慢波传播;②介导ENS信号到平滑肌细胞;③作为胃肠道的机械感受器;④ICC为胃肠道运动的起搏细胞和调控者[235-236]。慢波可决定消化道平滑肌的节律收缩。近年研究表明,ICC在胃肠道数量、功能、结构的变化与胃肠道动力功能障碍密切相关。Jee等[237]报道感染后肠易激综合征模型大鼠小肠细菌过生长与ICC-DMP的减少有关。杨波等[238]报道感染后肠易激综合征小鼠模型十二指肠、空肠、回肠及结肠组织中ICC的C-kit蛋白和mRNA表达显著增强,且主要分布于肠黏膜下及肌间组织,并认为ICC改变可能在肠易激综合征肠道动力紊乱和内脏高敏感性机制中起重要作用。刘书中等[239]报道感染后肠易激综合征模型组ICC出现超微结构损伤和周围细胞缝隙连接减少。有研究认为炎症可以导致ICC损伤,从而引起胃肠动力紊乱。谭至柔等[240]的实验研究结果显示,慢传输便秘模型大鼠结肠组织中ICC数量减少(尤其是肌间层最为明显)、ICC网络结构破坏,结肠转运减慢,提示肠道内容物传输时间延长与肠道ICC异常密切相关。近期的肠易激综合征动物模型研究发现,小鼠在遇到母子分离等的早期生活应激事件后,机体会上调*nNOS*的表达,并进一步影响ICC的活动,从而导致肠道运动功能的改变,出现腹泻型肠易激综合征。综上,可见ICC的数量减少及结构、功能异常在肠易激综合征发病机制中有重要影响。

四、生物钟节律

机体的生理、代谢和行为活动等都遵从一定的昼夜变化规律,而这种变化是由生物钟调控的。生物钟受多种因素的影响,如光照、进食时间等。哺乳动物体内的生物钟包括中枢生物钟(俗称母钟)和外周生物钟(俗称子钟)两大类,中枢生物钟通过调节机体的睡眠/觉醒、进食时间等调控外周生物钟[241]。生物节律通过调控机体生长、衰老、能量代谢及情绪来调节机体器官活动和休息的周期,这些过程不仅受昼夜节律的调节,反过来也能影响昼夜节律。10%～20%的哺乳动物基因处于昼夜节律控制之下,哺乳动物生物钟由中枢生物钟和外周生物钟两部分组成。中枢生物钟位于下丘脑的视交叉上核(suprachiasmatic nucleus,SCN)中,作为昼夜节律的起搏点调节包括睡眠、觉醒、温度、自主神经系统张力、摄食周期、情绪和运动等多种生理过程[242]。肠道昼夜节律失调与消化系统疾病有关。研究表明肠易激综合征的严重程度可能会因睡眠不足而加剧,与昼夜节律紊乱有关[243-244](图2-1)。其中,褪黑素是调节人体昼夜节律的重要激素之一,其分泌和代谢可能与胃肠道疾病的发生有关,且已被选择作为多种胃肠道疾病的辅助治疗药物,如肠易激综合征、克罗恩病、溃疡性结肠炎和坏疽性小肠结肠炎等[245-247]。

Hoogerwerf等[248]发现野生型小鼠的排便及结肠环形肌收缩力具有节律性,而*Per1*、*Per2*基因敲除小鼠这种节律性消失。胃肠道的主要抑制性神经递质*nNOS*的表达受生物钟控制,敲除*nNOS*基因后结肠环形肌收缩力和排便节律性减弱[249]。昼夜节律紊乱很可能会对胃肠动力产生负面影响,从而诱导或加重以运动障碍为特征的肠道疾病,如功能性消化不良、肠易激综合征等[250]。宿主生物钟能影响肠道菌群丰度与功能,与节律正常大鼠相比,昼夜节律紊乱大鼠肠道拟杆菌门丰度增加,厚壁菌门和放线菌门丰度减少[251],这可能是昼夜节律紊乱引起肠易激综合征等疾病的又一重要因素。

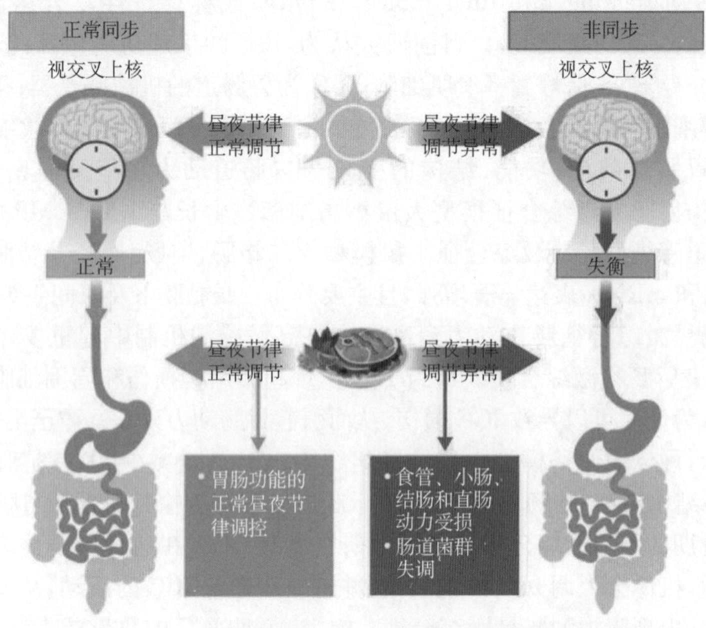

图 2-1 胃肠道的正常和紊乱的昼夜节律控制[243]

五、肠道菌群与胃肠动力

胃肠动力障碍性疾病患者普遍存在肠道菌群的紊乱，肠道菌群与胃肠动力之间的关系逐渐引起人们的关注。近十余年来随着微生物测序技术的迅猛发展，人们对肠道菌群的了解日益深入，关于肠道菌群与胃肠动力的相关性研究也取得了一定的研究进展。研究发现肠道菌群代谢产物与肠易激综合征相关，占凯等研究发现丁酸钠可以通过改善肠道菌群-短链脂肪酸代谢轴的失衡，缓解腹泻型肠易激综合征大鼠的腹泻[252]。张亮等[253]研究发现肠易激综合征大鼠存在肠道菌群失调和部分氨基酸代谢异常，与肠易激综合征的发生发展相关。肠道菌群生孢梭菌、肉毒杆菌与苯丙氨酸代谢相关[254]。李佳琪等[255]对肠道菌群和关键代谢途径中的代谢物进行 Pearson 相关分析发现，克里斯滕森菌科与 PHE 呈正相关(相关系数>0.7)。研究发现肠道菌群可通过其代谢产物作用于肠黏膜从而间接影响胃肠动力。SCFA 是肠道菌群的主要代谢产物之一，可增加小鼠结肠运动，这与其刺激肠黏膜释放 5-HT 有关[256]。肠道菌群及其代谢产物通过影响肠内分泌细胞(enteroendocrine cell，EEC)分泌胃肠激素，向肠神经元发出信号[257]，进而调控胃肠运动。还有研究发现肠道菌群可影响肠神经系统。肠道菌群可能是通过改变肠神经系统的神经元数量及不同类型神经元的比例调节胃肠运动[258]。Hung 等[259]的两项研究虽然都是采用万古霉素干预小鼠，实验结果却截然相反，原因可能与肠道菌群密切相关。他先用万古霉素干预新生 GF 小鼠，发现小鼠结肠肌间神经元密度降低，钙结合蛋白的胆碱能神经元增加，氮能神经元减少，结肠收缩的频率增快。而后当其采用万古霉素干预 6 周龄小鼠，发现干预后小鼠肠道菌群的丰度及组成与正常小鼠有显著差异，与预期一致，但小鼠结肠肌间胆碱能神经元减少，结肠移行性复合运动减慢，肠道动力下降。

六、离子通道对胃肠动力的调节

离子通道广泛存在于消化道黏膜中，其表达和(或)功能异常是肠易激综合征重要的致病机制之一。电压门控钠通道(voltage-gated sodium channel，VGSC)、电压门控钙通道(voltage-gated calcium channel，VGCC)及瞬时受体电位通道(transient receptor potential channel，TRP)等离子通道不同程度地参与肠易激综合征胃肠运动及内脏敏感性，是调节胃肠运动和内脏敏感性的关键病理生理机制及治疗靶点[260]。

1. 电压门控钠通道

电压门控钠通道是由α亚基和β亚基形成的跨膜孔道，根据不同α亚基分为Nav1.1、Nav1.2、Nav1.3等多个类型。这些离子通道主要受膜电压影响，通过增加细胞膜对Na^{+}的通透性进行动作电位传导。其中，Nav1参与内脏敏感性的形成，而Nav1.8和Nav1.9与慢性疼痛密切相关[261-262]。

2. 瞬时受体电位通道

瞬时受体电位通道是位于细胞膜上的一种重要的阳离子通道家族，对Ca^{2+}、Mg^{2+}或其他阳离子的通透性特别强，主要通过影响阳离子对机体发挥各种生理功能[263]。瞬时受体电位通道是内脏痛觉的重要参与者。瞬时受体电位通道离子通道家族包括TRPC、TRPM、TRPA、TRPV、TRPP、TRPN和TRPL7种亚型，这些瞬时受体电位通道亚型有着共同的构架，但是每一种亚型又有着独特的结构而与其他亚型区别。其中，TRPA1、TRPV1、TRPV4和TRPM8共存于同一肠道感觉神经元，可能在痛觉刺激的传导过程中相互作用，并在肠易激综合征发生发展中发挥重要作用[264]。TRPV1研究较多，其与炎性反应引起的疼痛及结肠直肠机械感觉密切相关。多种炎性介质(炎性细胞因子、缓激肽和蛋白酶等)可通过激活、致敏TRPV1，导致疼痛因子如SP、CGRP和谷氨酸的释放，进而引发疼痛[265]，肠易激综合征患者中发现TRPV1表达上调。研究还发现，TRPA1和TRPV4的敏化可能与组胺被激活相关[266-267]；TRPC4对M胆碱受体介导的非选择性阳离子流形成及平滑肌收缩负责；TRPM7与ICC一样参与肠道起搏活动；TRPM8是一种温度感受器，能被多种因素激活，如冷环境、薄荷醇、冰片等凉性物质[268]。激活TRPM8离子通道能引起细胞内Ca^{2+}浓度增加，直接抑制胃肠道平滑肌收缩的能力[269]。

七、Cx43蛋白对胃肠动力的调节

胃肠道各种细胞之间如平滑肌之间、平滑肌和深肌丛卡哈尔间质细胞(deep muscular plexus interstitial cell of Cajal，ICC-DMP)之间，以及ICC-DMP和ICC-DMP之间存在缝隙连接，它主要由连接蛋白43(connexin43，Cx43)构成。Cx43表达异常与胃肠道疾病的发生密切相关[270]。免疫组织化学显示Cx43存在大量物种的胃肠道壁中，如小鼠、大鼠、豚鼠、犬和人。缝隙连接蛋白在人体广泛分布，Cx43是组成细胞间缝隙连接的主要成分。大量研究表明，胃肠运动受ENS和ICC共同调控，ICC连接平滑肌与神经细胞，三者之间广泛存在缝隙连接并形成网络样结构。通过缝隙连接，ICC为神经细胞和平滑肌细胞之间提供了重要的中介通道，从而更有效地传递电、神经信号以刺激平滑肌细胞，实现其起搏、舒缩功能[271]。研究发现在先天性巨结肠痉挛段、移行段肠管组织中 Cx43 mRNA 低表达，在扩张段肠管组织中较高表达[272]。张静瑜[273]研究发现结肠扩张所致肠易激综合征模型大鼠 Cx43 表达明显增高。因此，Cx43 与胃肠运动障碍之间的关系值得深入研究，可以为相关药物治疗提供理论支持。

参考文献

[1] CAMILLERI M，ZHERNAKOVA A，BOZZARELLI I，et al. Genetics of irritable bowel syndrome：shifting gear via biobank-scale studies[J]. Nature Reviews Gastroenterology & hepatology，2022，19(11)：689-702.

[2] LOCKE GR，ZINSMEISTER AR，TALLEY NJ，et al. Familial association in adults with functional gastrintestinal disorders[J]. Mayo Clin Proc，2000，75：907-912.

[3] YURIA，GLORIAM，JOSEPH J，et al. Familial aggregation of irritable bowel syndrome：A family case control study[J]. Am J Gastroenterol，2010，105：833-841.

[4] LEVYRI，JONES KR，WHITEHEAD WE，et al. Irritable bowel syndrome in twins：heredity and social learning both contribute to etiology [J]. Gastroenterology，2001，121：799-804.

[5] WAEHRENS R，OHLSSON H，SUNDQUIST J. et al. Risk of irritable bowel syndrome in first-degree，second-degree and third-degree relatives of affected individuals：a nationwide family study in Sweden[J]. Gut，2015，64：215-221.

[6] HALLAND M，ALMAZAR A，LEE R，et al. A case-control study of childhood trauma in the development of irritable bowel syndrome[J]. Neurogastroenterol Motil，2014，26(7)：990-998.

[7] NG QX，SOH AYS，LOKE W，et al. The role of inflammation in irritable bowel syndrome（IBS）[J]. Journal of Inflammation Research，2018，11：345-349.

[8] EIJSBOUTS C，ZHENG T，KENNEDY NA，et al. Genome-wide analysis of 53，400 people with irritable bowel syndrome highlights shared genetic pathways with mood and anxiety disorders[J]. Nature Genetics，2021，53(11)：1543-1552.

[9] ZHU S，WANG B，JIA Q，et al. Candidate single nucleotide polymorphisms of irritable bowel syndrome：a systemic review and meta-analysis [J]. Gastroenterology，2019，19(1)：165.

[10] BASHASHATI M，MORADI M，SAROSIEK I. et al. Interleukin-6 in irritable bowel syndrome：A systematic review and meta-analysis of IL-6(-G174C) and circulating IL-6 levels[J]. Cytokine，2017，99：132-138.

[11] GRABAUSKASG，WUX，GAO J，et al. Prostaglandin E2，produced by mast cells in colon tissues from patients with irritable bowel syndrome，contributes to visceral hypersensitivity in mice[J]. Gastroenterology，2020，158(8)：21952207.

[12] RITCHIE J. Pain from distension of the pelvic colon by inflating a balloon in the irritable colon syndrome[J]. Gut，1973,14(2):125-132.
[13] MERTZ H，NALIBOFF B，MUNAKATA J，et al. Altered rectal perception is a biological marker of patients with irritable bowel syndrome[J]. Gastroenterology，1995,109(1):40-52.
[14] MAHURKAR-JOSHI S，RANKIN CR，VIDELOCK EJ，et al. The colonic mucosal micrornas，microRNA - 219a - 5p，and microRNA - 338 - 3p are downregulated in irritable bowel syndrome and are associated with barrier function and MAPK signaling[J]. Gastroenterology，2021,160(7):2409-2422.
[15] LIN Z，WANG Y，LIN S，et al. Identification of potential biomarkers for abdominal pain in IBS patients by bioinformatics approach[J]. BMC Gastroenterology，2021,21(1):48.
[16] ZHU SW，LIU ZJ，SUN QH，et al. Effect of the interleukin 10 polymorphisms on interleukin 10 production and visceral hypersensitivity in Chinese patients with diarrhea-predominant irritable bowel syndrome [J]. Chinese Medical Journal，2019,132(13):1524-1532.
[17] BEYDER A，MAZZONE AUSTERE PR，et al. Loss-of-function of the voltage-gated sodium channel NaV1. 5 (Channelopathies) in patients with irritable bowel syndrome[J]. Gastroenterology，2014，146(7)：1659-1668.
[18] VERSTRAELEN TE，TER BEKKE RM，VOLDERS PG，et al. The role of the SCN5A encoded channelopathy in irritable bowel syndrome and other gastrointestinal disorders[J]. Neurogastroenterol Motil，2015,27(7):906-913.
[19] SAITO YA，STREGE PR，TESTER DJ，et al. Sodium channelmutation in irritable bowel syndrome：evidence for an ion channelopathy[J]. Am J Physiol Gastrointest Liver Physiol，2009,296(2):G211-G218.
[20] KROWICKIZK，MOERSCHBAECHER JM，WINSAUER PJ，et al. Delta9-tetra-hydrocannabinol inhibits gastric motility in the rat through cannabi-noid CB1 receptors[J]. Eur J Pharmacol，1999，29，371(2-3)：187-196.
[21] PERNA E，AGUILERA-LIZARRAGA J，FLORENS MV，et al. Effect of resolvins on sensitisation of TRPV1 and visceral hypersensitivity in IBS[J]. Gut，2021,70(7):1275-1286.
[22] KIMBALL ES，WALLACE NH，SCHNEIDER CR，et al. Small intestinal cannabinoid receptor changes following a single colonic insult with oil of mustard in mice[J]. Front Pharmacol，2010(1):132.
[23] HOU Q，HUANG Y，ZHANG C，et al. MicroRNA-200a targets cannabinoid receptor 1 and serotonin transporter to increase visceral hyperalgesia in diarrhea-predominant irritable bowel syndrome rats[J]. Journal of Neurogastroenterology and Motility，2018,24(4):656-668.
[24] XIAO QY，FANG XC，LI XQ，et al. Ethnic differences in genetic

polymorphism associated with irritable bowel syndrome [J]. World J Gastroenterol, 2020, 26(17): 2049-2063.

[25] PARK SY, REW JS, LEE SM, et al. Association of CCK(1) receptor gene polymorphisms and irritable bowel syndrome in Korean[J]. Neurogastroenterol Motil, 2010, 16: 71-76.

[26] CHEN J, ZHANG Y, DENG Z. Imbalanced shift of cytokine expression between T helper 1 and T helper 2 (Th1/Th2) in intestinal mucosa of patients with post-infectious irritable bowel syndrome[J]. BMC Gastroenterol, 2012, 12: 91.

[27] XIAO L, RAO JN, CAO S, et al. Long noncoding RNA SPRY4-IT1 regulates intestinal epithelial barrier function by modulating the expression levels of tight junction proteins[J]. Mol Biol Cell, 2016,27(4):617-626.

[28] 张梦,陈超英,吕宾.肌球蛋白轻链磷酸化在腹泻型IBS大鼠肠黏膜屏障功能障碍中的作用[J].胃肠病学,2017,22(1):20-24.

[29] WANG XJ, CARLSON P, CHEDID V, et al. Differential mRNA expression in ileal mucosal biopsies of patients with diarrhea-or constipation-predominant irritable bowel syndrome[J]. Clinical andTranslational Gastroenterology, 2021, 12(4): e00329.

[30] GILLSR, POP M, DEBOY RT, et al. Metagenomic analysis of the human distal gut microbiome[J]. Science, 2006,312(5778):1355-1359.

[31] CHIANG, JOHN Y L, JESSICA M, et al. Bile Acid metabolism in liver pathobiology[J]. Gene expression, 2018, 18(2): 71-87.

[32] 刘通.腹泻型肠易激综合征患者肠道菌群和代谢组学与焦虑抑郁共病的相关性研究[D].济南:山东大学,2020.

[33] VICH VILA A, IMHANN F, COLLIJ V, et al. Gut microbiota composition and functional changes in inflammatory bowel disease and irritable bowel syndrome[J]. Science Translational Medicine, 2018,10(472):eaap8914.

[34] BIRD A. DNA methylation patterns and epigenetic memory[J]. Genes Dev, 2002,16(1):6-21.

[35] KIEFER JC. Epigenetics in development[J]. Dev Dyn, 2007,236(4):1144-1156.

[36] DROSSMAN DA, HASLER WL. Rome Ⅳ-functional GI disorders: Disorders of gut-brain interaction[J]. Gastroenterology, 2016,150(6):1257-1261.

[37] MAKKI K, DEEHAN EC, WALTER J, et al. The impact of dietary fiber on gut microbiota in host health and disease[J]. Cell Host Microbe, 2018,23(6):705-715.

[38] LOPETUSO LR, PETITO V, GRAZIANI C, et al. Gut microbiota in health, diverticular disease, irritable bowel syndrome, and inflammatory bowel diseases: time for microbial marker of gastrointestinal disorders[J]. Dig Dis,

2018，36(1)：56-65.

[39] QIN J，LI R，RAES J，et al. A human gut microbial gene catalogue established by metagenomic sequencing[J]. Nature，2010,464:59-65.

[40] BÄCKHED F，ROSWALL J，PENG Y，et al. Dy-namics and stabilization of the human gut microbiome during the first year of life[J]. Cell Host Microbe，2015,17:690-703.

[41] PIMENTEL，MARK，ANTHONY LEMBO. Microbiome and its role in irritable bowel syndrome[J]. Digestive Diseases and Sciences，2020,65(3):829-839.

[42] SAULNIER DM，REHLE K，MISTRETTA T A，et al. Gastrointestinal micro biome signatures of pediatric pediatric patients with irritable bowel syndrome [J]. Gastronenterology，2011，141(5)：1782-1791.

[43] SCHWILLE KIUNTKE J，MAZURAK N，ENCK P，et al. Systematic review with meta-analysis：post-infeetious irritable bowel syndromelers' diarrhoea[J]. Aliment Pharmacol Ther，2015，41(11)：1029-1037.

[44] AL-CHAER ED，KAWASAKI M，PASRICHA PJ，et al. A new model of chronic visceral hypersensitivity in adult rats induced by colon irritation during postnatal development[J]. Gastroenterology，2000,119(5):1276-1285.

[45] BARBARA G，STANGHELLINI V，DE GIORGIO R，et al. Activated mast cells in proximity to colonic nerves correlate with abdominal pain in irritable bowel syndrome[J]. Gastroenterology，2004,126(3):693-702.

[46] 张蓉. Cajal间质细胞在IBS内脏敏化及胃肠动力异常中作用及机制研究[D]. 西安:中国人民解放军空军军医大学,2018.

[47] 张玉佩,杨钦河,邓远军,等. 中焦湿热证与胃肠道微生态关系刍议[J]. 中医杂志,2016(24):2094-2096.

[48] ALTOMARE A，DI ROSA C，IMPERIA E，et al. Diarrhea predominant-irritable bowel syndrome (IBS-D):Effects of different nutritional patterns on intestinal dysbiosis and symptoms[J]. Nutrients，2021,13(5):1506.

[49] 张向荣,张艳丽. 肠易激综合征与食物不耐受研究进展[J]. 世界华人消化杂志,2022,30(20):886-891.

[50] TACKJ，BROEKAERT D，FISCHLER B，et al. A controlli of the selective serotonin reuptake inhibitor citalopram I syndrome[J]. Gut，2006，55(8)：1095-1103.

[51] CROWELL MD，SHETZLINE MA，MOSES PL，et al. Ent，and 5-HT signaling in the pathophysiology of disorders function[J]. Curr Opin Investig Drugs，2004，5(1)：55-60.

[52] ALEXEEV EE，LANIS JM，KAO DJ，et al. Microbiota-derived indole metabolites promote human and murine intestinal homeostasis through regulation of interleukin-10 receptor[J]. Am J Pathol，2018,188:1183-1194.

[53] 叶华，于丰彦，黄绍刚，等．腹泻型肠易激综合征患者的内脏敏感性与色氨酸代谢通路的相关性研究[J]．胃肠病学，2016，21(12)：719-723.
[54] 王丽群，庞日朝，胡晓敏，等．肠道菌群对色氨酸代谢的影响研究进展[J]．中国比较医学杂志，2021，31(4)：129-136.
[55] MANOCHAM，KHAN WI. Serotonin and GI disonlers：an update on clinicaland experimental studies [J]. Clin Transl Gastroenterol，2012，3(4)：e13.
[56] GREIG CJ，ZHANG L，COWLES RA. Potentiated serotonin signaling in serotonin re-uptake transporter knockout mice increases enterocyte mass and small intestinal absorptive function[J]. Physiol Rep，2019，7(21)：e14278.
[57] SINGHAL M，TURTURICE BA，MANZELLA CR，et al. Serotonin transporter deficiency is associated with dysbiosis and changes in metabolic function of the mouse intestinal microbiome[J]. Sci Rep，2019，9(1)：2138.
[58] LONG SL，GAHAN CGM，JOYCE SA，et al. Interactions between gut bacteria and bile in health and disease[J]. Molecular Aspects of Medicine，2017，56：54-65.
[59] ZHAO L，YANG W，CHEN Y，et al. A Clostridiarich microbiota enhances bile acid excretion in diarrhea-predominant irritable bowel syndrome[J]. The Journal of Clinical Investigation，2020，130(1)：438-450.
[60] CAMILLERI，MICHAEL. Bile acid diarrhea：prevalence，pathogenesis，and therapy[J]. Gut Liver，2015，9(3)：332-339.
[61] LIU HN，WU H，CHEN YZ，et al. Altered molecular signature of intestinal microbiota in irritable bowel syndrome patients compared with healthy controls：A systematic review and meta-analysis[J]. Dig Liver Dis，2017，49(4)：331-337.
[62] GASALY N，DE VOS P，HERMOSO MA，et al. Impact of bacterial metabolites on gut barrier function and host immunity：A focus on bacterial metabolism and Its relevance for intestinal inflammation [J]. Frontiers in Immunology，2021，12：658354.
[63] 张晓萌，李敏，柴英辉，等．肠道菌群短链脂肪酸与肺结核相关性研究进展[J]．中国防痨杂志，2023，45(7)：699-706.
[64] ROOKS MG，GARRETT WS. Gut microbiota，et al. Gut microbiota，metabolites and host immunity[J]. Nat Revi Immunol，2016，16(6)：341-352.
[65] BASSON MD，LIU YW，HANLY AM，et al. Identification and comparative analysis of human colonocyte short-chain fatty acid response genes [J]. Gastrointest Surg，2000，4(5)：501-512.
[66] RADA-IGLESIAS A，ENROTH S，AMEUR A，et al. Butyrate mediates decrease of histone acetylation centered on transcription start sites and down-regulation of associated genes[J]. Genome Res，2007，17(6)：708-719.
[67] DONOHOE DR，COLLINS LB，WALI A，et al. The warburg effect dictates

the mechanism of butyrate-mediated histone acetylation and cell proliferation [J]. Mol Cell, 2012,48(4):612-626.

[68] CANDIDO EP, REEVES R, DAVIE JR, et al. Sodium butyrate inhibits histone deacetylation in cultured cells[J]. Cell, 1978,14(1):105-113.

[69] SEALY L, CHALKLEY R. The effect of sodium butyrate on histone modification [J]. Cell, 1978,14(1):115-121.

[70] MARTIN-GALLAUSIAUX C, MARINELLI L, BLOTTIÈRE HM, et al. SCFA: mechanisms and functional importance in the gut[J]. The Proceedings of the Nutrition Society, 2021,80(1):37-49.

[71] ASANO T, TANAKA KI, TADA A, et al. Ameliorative effect of chlorpromazine hydrochloride on visceral hypersensitivity in rats: possible involvement of 5-HT2A receptor [J]. British Journal of Pharmacology, 2017, 174 (19): 3370-3381.

[72] JEFFERY IB, DAS A, O'HERLIHY E, et al. Differences in fecal microbiomes and metabolomes of people with vs without irritable bowel syndrome and bile acid malabsorption[J]. Gastroenterology, 2020,158(4):1016-1028.

[73] JANDHYALA SM, TALUKDAR R, SUBRAMANYAM C, et al. Role of the normal gut microbiota[J]. World Journal of Gastroenterology, 2015,21(29): 8787-8803.

[74] GARGARI G, TAVERNITI V, GARDANA C, et al. Fecal clostridiales distribution and short-chain fatty acids reflect bowel habits in irritable bowel syndrome[J]. Environ Microbiol, 2018,20(9):3201-3213.

[75] DUBOC H, RAINTEAU D, RAJCA S, et al. Increase in fecal primary bile acids and dysbiosis in patients with diarrhea-predominant irritable bowel syndrome[J]. Neurogastroenterol Motil, 2012, 24(6): 513-e247.

[76] SHEPHERD SJ, LOMER MC, GIBSON PR, et al. Short-chain carbohydrates and functional gastrointestinal disorders [J]. The American Journal of Gastroenterology, 2013,108(5):707-717.

[77] 杨雪,高亚男,王加启,等. 短链脂肪酸在肠脑轴中的作用[J]. 动物营养学报, 2023,35(3):1368-1379.

[78] 牟敬康,冯文雅,鱼涛. 基于"肠道菌群-胆汁酸互作"论腹泻型肠易激综合征"土虚木郁"病机的生物学内涵[J]. 中医药导报,2023,29(3):182-186.

[79] 张若琳,漆正堂,刘微娜. 微生物-肠-脑轴视角下色氨酸代谢介导的运动抗抑郁机制研究进展[J]. 中国运动医学杂志,2023,42(3):227-235.

[80] 张萌萌,李瑶,欧莉,等. 肠道微生物代谢物在肠易激综合征中的研究进展[J]. 微生物学通报,2023,50(7):3122-3136.

[81] SATTI S, PALEPU MSK, SINGH AA, et al. Anxiolytic-and antidepressant-like effects of *Bacillus coagulans* Unique IS-2 mediate via reshaping of microbiome gut-brain axis in rats[J]. Neurochem Int, 2023, 163: 1054.

[82] TOLHURST G, HEFFRON H, LAM YS, et al. Short-chain fatty acids stimulate glucagon-like peptide-I secretion via the G-protein-coupled receptor FFAR2[J]. Diabetes, 2012, 61(2): 364-371.

[83] WIKOFF WR, ANFORA AT, LIU J, et al. Metabolomics analysis reveals large effects of gut microflora on mammalian blood metabolites[J]. Proceedings of the National Academyof Sciences, 2009, 106(10): 3698-3703.

[84] YANO JM, YUK, DONALDSON GP, et al. Indigenous bacteria from the gut micro biota regulate host serotonin biosynthesis[J]. Cell, 2015, 161(2): 264-276.

[85] DINAN TG, CRY AN JF. The impact of gut microbiota on brain and behaviour: implications for psychiatry[J]. Curr Opin Clin Nutr Metab Care, 2015, 18(6): 552-558.

[86] DONOSO F, EGERTON S, BASTIAANSSEN TFS, et al. Polyphenols selectively reverse early-life stress-induced behavioural, neurochemical and microbiota changes in the rat [J]. Psychoneuroendocrinology, 2020, 116: 104673.

[87] MUSCATELLO M R, BRUNO A, MENTO C, et al. Personality traits and emotional patterns in irritable bowel syndrome [J]. World J Gastroenterol, 2016, 22(28): 6402-6415.

[88] DROSSMAN DA. Functional gastrointestinal disorders: History, pathophysiology, clinical features and Rome IV[J]. Gastroenterology, 2016, 19, S0016-5085(16) 00223-7.

[89] 纪学敏.腹泻型肠易激综合征的美国诊疗现状及岭南火针疗法对其脾肾阳虚证的临床研究[D].广州:广州中医药大学,2019.

[90] LABUS J S, MAYER E A, JARCHO J, et al. Acute tryptophan depletion alters the effective connectivity of emotional arousal circuitry during visceral stimuli in healthy women[J]. Gut, 2011,60(9):1196-1203.

[91] SEMINOWICZ D A, LABUS J S, BUELLER J A, et al. Regional gray matter density changes in brains of patients with irritable bowel syndrome [J]. Gastroenterology, 2010,139(1):48-57.

[92] STASI C, CASERTA A, NISITA C, et al. The complex interplay between gastrointestinal and psychiatric symptoms in irritable bowel syndrome: A longitudinal assessment[J]. J Gastroenterol Hepatol, 2019,34(4):713-719.

[93] BEN-ISRAEL Y, SHADACH E, LEVY S, et al. Possible involvement of avoidant attachment style in the relations between adult IBS and reported separation anxiety in childhood[J]. Stress Health, 2016,32(5):463-471.

[94] 齐雯丽,綦钰莹,李玲珑,等.脑肠互动障碍及其相关生物-心理-社会因素对肠易激综合征病理生理影响的研究进展[J].巴楚医学,2020,3(1):121-125.

[95] SUGAWARA N, SATO K, TAKAHASHI I, et al. Irritable bowel syndrome and quality of life in a community-dwelling population in Japan [J]. Int J

Psychiatry Med, 2018,53(3):159-170.

[96] 杨敬泽,李延青.肠易激综合征与饮食因素[J].中国实用内科杂志,2020,40(2):92-95.

[97] 覃弦,宋军,侯晓华.肠易激综合征生活方式和饮食管理的研究进展[J].胃肠病学,2018,23(7):436-439.

[98] 王云,赵崧.低可发酵的低聚糖、双糖、单糖及多元醇饮食治疗腹泻型肠易激综合征的研究进展[J].医学综述,2022,28(14):2871-2876,2883.

[99] WEBER H C. Irritable bowel syndrome and diet[J]. Curr Opin Endocrinol Diabetes Obes, 2022,29(2):200-206.

[100] WU R L, VAZQUEZ-ROQUE M I, CARLSON P, et al. Gluten-induced symptoms in diarrhea-predominant irritable bowel syndrome are associated with increased myosin light chain kinase activity and claudin-15 expression[J]. Lab Invest, 2017,97(1):14-23.

[101] MULLIN G E, SHEPHERD S J, CHANDER ROLAND B, et al. Irritable bowel syndrome: contemporary nutrition management strategies[J]. JPEN J Parenter Enteral Nutr, 2014,38(7):781-799.

[102] COZMA-PETRUT A, LOGHIN F, MIERE D, et al. Diet in irritable bowel syndrome: What to recommend, not what to forbid to patients! [J]. World J Gastroenterol, 2017,23(21):3771-3783.

[103] REDING K W, CAIN K C, JARRETT M E, et al. Relationship between patterns of alcohol consumption and gastrointestinal symptoms among patients with irritable bowel syndrome[J]. Am J Gastroenterol, 2013, 108(2): 270-276.

[104] MCKENZIE Y A, BOWYER R K, LEACH H, et al. British dietetic association systematic review and evidence-based practice guidelines for the dietary management of irritable bowel syndrome in adults (2016 update)[J]. J Hum Nutr Diet, 2016,29(5):549-575.

[105] BÖHN L, STÖRSRUD S, TÖRNBLOM H, et al. Self-reported food-related gastrointestinal symptoms in IBS are common and associated with more severe symptoms and reduced quality of life[J]. Am J Gastroenterol, 2013,108(5):634-641.

[106] SPILLER R, AZIZ Q, CREED F, et al. Guidelines on the irritable bowel syndrome: mechanisms and practical management[J]. Gut, 2007,56(12):1770-1798.

[107] CALDARELLA M P, MILANO A, LATERZA F, et al. Visceral sensitivity and symptoms in patients with constipation-or diarrhea-predominant irritable bowel syndrome (IBS): effect of a low-fat intraduodenal infusion[J]. Am J Gastroenterol, 2005,100(2):383-389.

[108] 王维达.饮食因素在肠易激综合征发病和治疗中作用的研究[D].北京:北京协和

医学院,2011.

[109] 李莹杰,陈莹.食物因素在肠易激综合征中的研究进展[J].同济大学学报(医学版),2019,40(6):884-889.

[110] VIDELOCK EJ, CHANG L. Latest insights on the pathogenesis of irritable bowel syndrome[J]. Gastroenterol Clin North Am, 2021,50(3):505-522.

[111] NIESLER B, KUERTEN S, DEMIR IE, et al. Disorders of the enteric nervous system-a holistic view[J]. Nat Rev Gastroenterol Hepatol, 2021,18(6):393-410.

[112] BUCKLEY MM, O'MAHONY SM, O'MALLEY D. Convergence of neuro-endocrine-immune pathways in the pathophysiology of irritable bowel syndrome[J]. World J Gastroenterol, 2014,20(27):8846-8858.

[113] GARS A, RONCZKOWSKI NM, CHASSAING B, et al. First encounters: Effects of the microbiota on neonatal brain development[J]. Front Cell Neurosci, 2021,15:682505.

[114] AGIRMAN G, YU KB, HSIAO EY. Signaling inflammation across the gut-brain axis[J]. Science, 2021,374(6571):1087-1092.

[115] NAJJAR SA, DAVIS BM, ALBERS KM. Epithelial-neuronal communication in the colon: Implications for visceral pain[J]. Trends Neurosci, 2020,43(3):170-181.

[116] 邱欣彤,史英武,曹鹏,等.内脏痛的中枢传递与调控机制的研究进展[J].神经解剖学杂志,2020,36(1):5.

[117] MEERVELD BG, JOHNSON AC. Mechanisms of stress-induced visceral pain[J]. J Neurogastroenterol Motil, 2018,24(1):7-18.

[118] FURNESS JB. The enteric nervous system and neurogastroenterology[J]. Nat Rev Gastroenterol Hepatol, 2012,9(5):286-294.

[119] CAMILLERI M. Gastrointestinal motility disorders in neurologic disease[J]. J Clin Invest, 2021,131(4):e143771.

[120] 高飞,刘铁钢,白辰,等.脑肠轴与胃肠动力之间相关性的研究进展[J].天津中医药大学学报,2018,37(6):5.

[121] PERSON H, KEEFER L. Psychological comorbidity in gastrointestinal diseases: Update on the brain-gut-microbiome axis[J]. Prog Neuropsychopharmacol Biol Psychiatry, 2021,107:110209.

[122] DE VADDER F, GRASSET E, MANNERÅS HOLM L, et al. Gut microbiota regulates maturation of the adult enteric nervous system via enteric serotonin networks[J]. Proc Natl Acad Sci USA, 2018,115(25):6458-6463.

[123] MISHIMA Y, ISHIHARA S. Enteric microbiota-mediated serotonergic signaling in pathogenesis of irritable bowel syndrome[J]. Int J Mol Sci, 2021,22(19):10235.

[124] LIANG WJ, ZHANG G, LUO HS, et al. Tryptase and protease-activated

receptor 2 expression levels in irritable bowel syndrome[J]. Gut Liver, 2016, 10(3):382-390.

[125] 孙祥珍,马臻棋,马雪芹.初探 VIP, P 物质与便秘的关系[J].世界最新医学信息文摘,2019,26:2.

[126] IWASAKI M, AKIBA Y, KAUNITZ JD. Recent advances in vasoactive intestinal peptide physiology and pathophysiology: focus on the gastrointestinal system[J]. F1000Res, 2019,8:1629.

[127] YAKABI S, WANG L, KARASAWA H, et al. VIP is involved in peripheral CRF-induced stimulation of propulsive colonic motor function and diarrhea in male rats[J]. Am J Physiol Gastrointest Liver Physiol, 2018, 314(5): G610-G622.

[128] VAN DER SCHAAR PJ, VAN HOBOKEN E, LUDIDI S, et al. Effect of cholecystokinin on rectal motor and sensory function in patients with irritable bowel syndrome and healthy controls[J]. Colorectal Dis, 2013,15(1):e29-34.

[129] QIN G, ZHANG Y, YAO SK. Serotonin transporter and cholecystokinin in diarrhea-predominant irritable bowel syndrome: Associations with abdominal pain, visceral hypersensitivity and psychological performance[J]. World J Clin Cases, 2020,8(9):1632-1641.

[130] HSU LT, HUNG KY, WU HW, et al. Gut-derived cholecystokinin contributes to visceral hypersensitivity via nerve growth factor-dependent neurite outgrowth[J]. J Gastroenterol Hepatol, 2016,31(9):1594-1603.

[131] TAKEMI S, HONDA W, YOKOTA N, et al. Molecular cloning of cholecystokinin (CCK) and CCK-A receptor and mechanism of CCK-induced gastrointestinal motility in Suncus murinus[J]. Gen Comp Endocrinol, 2022, 327:114074.

[132] O'MALLEY D. Endocrine regulation of gut function-a role for glucagon-like peptide-1 in the pathophysiology of irritable bowel syndrome[J]. Exp Physiol, 2019,104(1):3-10.

[133] GREINER TU, BÄCKHED F. Microbial regulation of GLP-1 and L-cell biology[J]. Mol Metab, 2016,5(9):753-758.

[134] EL-SALHY M, HATLEBAKK JG, HAUSKEN T. Possible role of peptide YY (PYY) in the pathophysiology of irritable bowel syndrome (IBS)[J]. Neuropeptides, 2020,79:101973.

[135] AGGARWAL S, AHUJA V, PAUL J. Dysregulation of GABAergic signalling contributes in the pathogenesis of diarrhea-predominant irritable bowel syndrome[J]. J Neurogastroenterol Motil, 2018,24(3):422-430.

[136] CHEN M, RUAN G, CHEN L, et al. Neurotransmitter and intestinal interactions: Focus on the microbiota-gut-brain axis in irritable bowel syndrome [J]. Front Endocrinol (Lausanne), 2022,13:817100.

[137] MISHIMA Y, ISHIHARA S. Molecular mechanisms of microbiota-mediated pathology in irritable bowel syndrome[J]. Int J Mol Sci, 2020,21(22):8664.

[138] NÍ DHONNABHÁÍN R, XIAO Q, O'MALLEY D. Aberrant gut-to-brain signaling in irritable bowel syndrome-The role of bile acids [J]. Front Endocrinol (Lausanne), 2021,12:745190.

[139] 于爽,顾志敏,樊亚东,等. 胆汁酸免疫调节作用及其与肠道、肝脏炎症性疾病相关性的研究进展[J]. 中国免疫学杂志,2022,38(16):2031-2036.

[140] JIANG W, WU J, ZHU S, et al. The role of short chain fatty acids in irritable bowel syndrome[J]. J Neurogastroenterol Motil, 2022,28(4):540-548.

[141] 苏良伟,吴皓萌,郑欢,等. 脑-肠-菌轴学说与"血三脏"理论的相关性探讨[J]. 中国中医急症,2021,30(3):458-462.

[142] AGUILERA-LIZARRAGA J, HUSSEIN H, BOECKXSTAENS GE. Immune activation in irritable bowel syndrome: what is the evidence? [J]. Nat Rev Immunol, 2022,22(11):674-686.

[143] AGUILERA-LIZARRAGA J, FLORENS MV, VIOLA MF, et al. Local immune response to food antigens drives meal-induced abdominal pain[J]. Nature, 2021,590(7844):151-156.

[144] KLEM F, WADHWA A, PROKOP LJ, et al. Prevalence, risk factors, and outcomes of irritable bowel syndrome after infectious enteritis: A systematic review and meta-analysis[J]. Gastroenterology, 2017,152(5):1042-1054. e1.

[145] GROVER M, CAMILLERI M, SMITH K, et al. On the fiftieth anniversary. Postinfectious irritable bowel syndrome: mechanisms related to pathogens[J]. Neurogastroenterol Motil, 2014,26(2):156-167.

[146] PISIPATI S, CONNOR BA, RIDDLE MS. Updates on the epidemiology, pathogenesis, diagnosis, and management of postinfectious irritable bowel syndrome[J]. Curr Opin Infect Dis, 2020,33(5):411-418.

[147] PIKE BL, PADEN KA, ALCALA AN, et al. Immunological biomarkers in postinfectious irritable bowel syndrome[J]. J Travel Med, 2015, 22(4): 242-250.

[148] MIN YW, RHEE PL. The role of microbiota on the gut immunology[J]. Clin Ther, 2015,37(5):968-975.

[149] SCALLAN WALTER EJ, CRIM SM, BRUCE BB, et al. Postinfectious irritable bowel syndrome after campylobacter infection [J]. Am J Gastroenterol, 2019,114(10):1649-1656.

[150] STRID H. Prevalence of IBS-type symptoms in IBD[J]. Lancet Gastroenterol Hepatol, 2020,5(12):1029-1031.

[151] FAIRBRASS KM, COSTANTINO SJ, GRACIE DJ, et al. Prevalence of irritable bowel syndrome-type symptoms in patients with inflammatory bowel disease in remission: a systematic review and meta-analysis[J]. Lancet

Gastroenterol Hepatol, 2020,5(12):1053-1062.
[152] CUI X, WANG H, YE Z, et al. Fecal microbiota profiling in irritable bowel syndrome and inflammatory bowel disease patients with irritable bowel syndrome-type symptoms[J]. BMC Gastroenterol, 2021,21(1):433.
[153] VIVINUS-NÉBOT M, FRIN-MATHY G, BZIOUECHE H, et al. Functional bowel symptoms in quiescent inflammatory bowel diseases: role of epithelial barrier disruption and low-grade inflammation[J]. Gut, 2014,63(5):744-752.
[154] DAVID LE, SURDEA-BLAGA T, DUMITRASCU DL. Semiquantitative fecal calprotectin test in postinfectious and non-postinfectious irritable bowel syndrome: cross-sectional study[J]. Sao Paulo Med J, 2015,133(4):343-349.
[155] ZHANG G, YU L, CHEN ZY, et al. Activation of corticotropin-releasing factor neurons and microglia in paraventricular nucleus precipitates visceral hypersensitivity induced by colorectal distension in rats[J]. Brain Behav Immun, 2016,55:93-104.
[156] ISHIHARA S, TADA Y, FUKUBA N, et al. Pathogenesis of irritable bowel syndrome—review regarding associated infection and immune activation[J]. Digestion, 2013,87(3):204-211.
[157] VICARIO M, ALONSO C, GUILARTE M, et al. Chronic psychosocial stress induces reversible mitochondrial damage and corticotropin-releasing factor receptor type-1 upregulation in the rat intestine and IBS-like gut dysfunction [J]. Psychoneuroendocrinology, 2012,37(1):65-77.
[158] HUANG ST, CHEN BB, SONG ZJ, et al. Unraveling the role of Epac1-SOCS3 signaling in the development of neonatal-CRD-induced visceral hypersensitivity in rats[J]. CNS Neurosci Ther, 2022,28(9):1393-1408.
[159] POWELL N, WALKER MM, TALLEY NJ. The mucosal immune system: master regulator of bidirectional gut-brain communications[J]. Nat Rev Gastroenterol Hepatol, 2017,14(3):143-159.
[160] WANG HL, PEI DE, YANG RD, et al. Prenatal maternal vaginal inflammation increases anxiety and alters HPA axis signalling in adult male mice[J]. Int J Dev Neurosci, 2019,75:27-35.
[161] MAJIDI J, KOSARI-NASAB M, SALARI AA. Developmental minocycline treatment reverses the effects of neonatal immune activation on anxiety-and depression-like behaviors, hippocampal inflammation, and HPA axis activity in adult mice[J]. Brain Res Bull, 2016,120:1-13.
[162] 刘通,左秀丽.应激与肠易激综合征相关性研究[J].胃肠病学和肝病学杂志,2019,28(4):383-386.
[163] LARAUCHE M, GOURCEROL G, WANG L, et al. Cortagine, a CRF1 agonist, induces stresslike alterations of colonic function and visceral hypersensitivity in rodents primarily through peripheral pathways[J]. Am J

Physiol Gastrointest Liver Physiol, 2009,297(1):G215-G227.

[164] LARAUCHE M, BRADESI S, MILLION M, et al. Corticotropin-releasing factor type 1 receptors mediate the visceral hyperalgesia induced by repeated psychological stress in rats[J]. Am J Physiol Gastrointest Liver Physiol, 2008, 294(4):G1033-G1040.

[165] CHEN Z Y, ZHANG X W, YU L, et al. Spinal toll-like receptor 4-mediated signalling pathway contributes to visceral hypersensitivity induced by neonatal colonic irritation in rats[J]. Eur J Pain, 2015,19(2):176-186.

[166] THEOFANOUS S A, FLORENS M V, APPELTANS I, et al. Ephrin-B2 signaling in the spinal cord as a player in post-inflammatory and stress-induced visceral hypersensitivity[J]. Neurogastroenterol Motil, 2020,32(4):e13782.

[167] WU H, ZHAN K, RAO K, et al. Comparison of five diarrhea-predominant irritable bowel syndrome (IBS-D) rat models in the brain-gut-microbiota axis [J]. Biomed Pharmacother, 2022,149:112811.

[168] SANTOS J, SAPERAS E, NOGUEIRAS C, et al. Release of mast cell mediators into the jejunum by cold pain stress in humans[J]. Gastroenterology, 1998,114(4): 640-648.

[169] ALONSO C, GUILARTE M, VICARIO M, et al. Maladaptive intestinal epithelial responses to life stress may predispose healthy women to gut mucosal inflammation[J]. Gastroenterology, 2008,135(1):163-172. e1.

[170] 单晓梅,赖鹏华,吴狄,等.各种应激源对胃肠相关功能影响的研究进展[J].中国老年学杂志,2017,37(4):1020-1023.

[171] 王霄腾,陈超英,张梦,等.应激相关肠屏障功能损伤的研究进展[J].胃肠病学,2016,21(1):55-58.

[172] 杨定周,周其全.高原缺氧致大鼠小肠黏膜屏障功能损伤及谷氨酰胺的保护作用[J].中国病理生理杂志,2010,26(10):1973.

[173] REBER S O, PETERS S, SLATTERY D A, et al. Mucosal immunosuppression and epithelial barrier defects are key events in murine psychosocial stress-induced colitis[J]. Brain Behav Immun, 2011,25(6):1153-1161.

[174] TSUKADA F, SAWAMURA K, KOHNO H, et al. Mechanism of inhibition of small intestinal motility by restraint stress differs from that with norepinephrine treatment in rats[J]. Biol Pharm Bull, 2002,25(1):122-124.

[175] 李晓潇,黎璇,黄继杰,等.丹皮-蒲公英及其配伍对慢性应激小鼠胃肠动力的影响[J].右江医学,2021,49(4):246-249.

[176] 邹仁英,朱慧越,许梦舒,等."精神益生菌"对慢性应激诱导的抑郁和便秘症状的缓解及机制研究[J].食品与发酵工业,2021,47(3):1-9.

[177] 曹曙光,夏宣平,王文星,等.心理应激对小鼠小肠运动及血浆、小肠组织中生长抑素和P物质的影响[J].世界华人消化杂志,2005(8):41-44.

[178] 程斌,黄琴,王军蒙,等.乙酸联合束缚应激诱导腹泻型肠易激综合征小鼠模型的

制备[J]. 中国实验动物学报,2022,30(2):153-160.

[179] ESTIENNE M, CLAUSTRE J, CLAIN-GARDECHAUX G, et al. Maternal deprivation alters epithelial secretory cell lineages in rat duodenum: role of CRF-related peptides[J]. Gut, 2010,59(6):744-751.

[180] GOLUBEVA A V, CRAMPTON S, DESBONNET L, et al. Prenatal stress-induced alterations in major physiological systems correlate with gut microbiota composition in adulthood[J]. Psychoneuroendocrinology, 2015,60:58-74.

[181] DESBONNET L, GARRETT L, CLARKE G, et al. Effects of the probiotic Bifidobacterium infantis in the maternal separation model of depression[J]. Neuroscience, 2010,170(4):1179-1788.

[182] 宋立锦,张晋东,段丽萍. 应激对肠道菌群的影响及机制研究进展[J]. 生理学报, 2020,72(3):361-370.

[183] SUDO N, CHIDA Y, AIBA Y, et al. Postnatal microbial colonization programs the hypothalamic-pituitary-adrenal system for stress response in mice[J]. J Physiol, 2004,558(Pt 1):263-275.

[184] XU D, GAO J, GILLILLAND M Ⅲ, et al. Rifaximin alters intestinal bacteria and prevents stress-induced gut inflammation and visceral hyperalgesia in rats [J]. Gastroenterology, 2014,146(2):484-496.

[185] REN W, WANG P, YAN J, et al. Melatonin alleviates weanling stress in mice: Involvement of intestinal microbiota[J]. J Pineal Res, 2018,64(2):10.

[186] HIRST GD, EDWARDS FR. Role of interstitial cells of Cajal in the control of gastric motility[J]. Pharmacol Sci, 2004,96:1-10.

[187] UESAKA T, YOUNG HM, PACHNIS V, et al. Development of the intrinsic and extrinsic innervation of the gut[J]. Dev Biol, 2016, 417:158-167.

[188] 高广周,郝英霞. 神经递质调节剂在肠易激综合征治疗中的应用[J]. 世界华人消化杂志,2017,25(34):3025-3031.

[189] MAZZONE A, FARRUGIA G. Evolving concepts in the cellular control of gastrointestinal motility: neurogastroenterology and enteric sciences [J]. Gastroenterol Clin North Am, 2007,36(3):499-513,vii.

[190] OHNO T, MOCHIKI E, KUWANO H, et al. The roles of motilin and ghrelin ingastrointestinal motility[J]. Int J Pept, 2010,2010:820794.

[191] FAGUNDES DS, GRASA L, ARRUEBO MP, et al. Ca^{2+}-activated K^{+} channels involved in duodenal dismotility induced by ethanol[J]. Alcohol and Alcoholism, 2007,42(4):291-295.

[192] 李琼,刘同慎,刘孟安. 胃肠舒片对胃肠功能障碍大鼠胃肠道乙酰胆碱及P物质的影响[J]. 中国中医急症,2010,19:96-98.

[193] 周媛媛,李超彦,侯一平. A型肉毒素抑制电场刺激及乙酰胆碱引发的大鼠胃体胃底离体平滑肌收缩[J]. 中国实验方剂学杂志,2012,18:240-243.

[194] LAYUNTA E, LATORRE E, FORCÉN R, et al. NOD1 downregulates

intestinal serotonin transporter and interacts with other pattern recognition receptors[J]. Cell Physiol, 2018,233:4183-4193.

[195] 郭小丽,曹焕珍,闫建华,等.赖氨肌醇维B12口服溶液联合促胃肠动力药对功能性消化不良患儿症状改善及血清5-HT, SS水平的影响[J].云南医药,2020,41:186-188.

[196] SPILLER R. Recent advances in understanding the role of serotonin in gastrointestinal motility in functional bowel disorders: alterations in 5-HT signalling and metabolism in human disease[J]. Neurogastroenterol Motil, 2007,19(Suppl 2):25-31.

[197] 孙凤艳.医学神经生物学[M].上海:上海科学技术出版社,2008:3-4.

[198] 李景南,钱家鸣.胃肠激素与消化系疾病[J].中华消化杂志,2005(4):253-254.

[199] 陈天娥,王秀琴.大鼠脾气虚胃溃疡证病结合模型胃肠黏膜局部免疫神经内分泌网络的变化[J].解剖学报,2003,34(4):441-444.

[200] 陆英杰,连至诚.胃肠激素对胃肠动力的影响[J].中国热带医学,2005,5(6):1338-1339.

[201] LAMIAN V, RICH A, MA Z, et al. Characterization of agonist-induced motilin receptor trafficking and its implications for tachyphylaxis[J]. Molecular pharmacology, 2006,69(1):109-118.

[202] FANG P, DONG L, LUO JY, et al. Effects of motilin on intracellular free calcium in cultured smooth muscle cells from the antrum of neonatal rats[J]. Acta physiologica (Oxford),2010,199(1):53-61.

[203] DELOOSE E, JANSSEN P, DEPOORTERE I, et al. The migratingmotor complex: control mechanisms and its role in health and disease[J]. Nat Rev Gastroenterol Hepatol, 2012,9(5):271-285.

[204] LIDDLE RA. Cholecystokinin: Its role in health and disease[J]. Curr Opin Endocrinol Diabetes, 2003,10(1):50.

[205] REHFELD JF, FRIISHANSE N L, GOETZE J P, et al. The biology of cholecystokinin and gastrin peptides[J]. Curent Topicsin Medicinal Chemistry, 2007,7(12):1154-1165.

[206] TINOCO AB, VALENCIANO AI, GÓMEZ-BORONAT M, et al. Two cholecystokinin receptor subtypes are identified in goldfish, being the CCKAR involved in the regulation of intestinal motility[J]. Comp Biochem Physiol A Mol Integr Physiol, 2015,187:193-201.

[207] 杨祥伟,王永石,连福明,等.胆囊收缩素的认知功能作用研究进展[J].中国基层医药,2021,28(1):155-160.

[208] NIEDERAUC, HEINTGES T, ROVATI L. et al. Effects of loxiglu mide on gallbladder emptying in healthy volunteers[J]. Gastroenterology, 1989,97(5):1331-1336.

[209] 杨云生,张振书,宋于刚,等.血浆及乙状结肠粘膜中CCK、SS的含量与肠易激综

合征的关系[J]. 中国现代医学杂志,1997(5):12-14,81.

[210] EDKINS JS. The chemical mechanism of gastric secretion[J]. J Physiol, 1906, 34(1-2):133-144.

[211] JIN G, WESTPHALEN CB, HAYAKAWA Y, et al. Progastrin stimulates colonic cell proliferation via CCK2R - and-arrestin-dependent Suppression of BMP2[J]. Gastroenterology, 2013,145(10):820-830.

[212] 肖政华,谭芊任,崔峻松,等. 慢性应激对小鼠胃肠运动及血清 GAS、MTL 的影响[J]. 贵阳中医学院学报,2018,40(1):23-26,54.

[213] 潘淑波,程秀琴,陈建生,等. PYY、MTL、GAS 在 IBS 病人血清的表达及其与炎性反应的关系[J]. 海南医学院学报,2019,25(4):276-279.

[214] 马刚,戴伟杰,严伟,等. 盐酸依托必利联合 α-硫辛酸对糖尿病胃轻瘫患者的疗效及对促胃液素、胃动素影响[J]. 世界华人消化杂志,2015,23(5):782-787.

[215] DATE Y, KOJIMA M, HOSODA H, et al. Ghrelin, a novel growth hormone-releasing acylated peptide, is synthesized in a distinct endocrine cell type in the gas trointestinal tracts of rats and humans[J]. Endocrinology, 2000,141(11): 4255-4261.

[216] KHATIB N, GAIDHANE S, GAIDHANE A M, et al. Ghrelin: ghrelin as a regulatory peptide in growth hor mone secretion[J]. J Clin Diagn Res, 2014,8(8):MC13-MC17.

[217] TAKIGUCHI S, MURAKAMI K, YANAGIMOTO Y, et al. Clinical application of ghrelin in the field of surgery[J]. Surgery Today, 2015,45(7): 801-807.

[218] FAIM F, PASSAGLIA P, BATALHAO M, et al. Role of ghrelin on growth hormone/insulin-like growth factor - 1 axis during endotoxemia[J]. Growth Hormone IGF Res, 2019,48-49:36-44.

[219] 蔺晓源,邓娜,夏旭婷,等. 四神丸对 IBS-D 模型大鼠脑肠组织 Ghrelin 及其受体 GHSR 阳性表达的影响[J]. 中医药学报,2022,50(4):17-22.

[220] 詹程胹,潘锋,张涛,等. 基于血浆及结肠黏膜 Ghrelin 变化探讨半夏泻心汤干预腹泻型肠易激综合征临床研究[J]. 中华中医药学刊,2011,29(11):2588-2591.

[221] DHANVANTARI S, SEIDAH NG, BRUBAKER PL, et al. Role of prohormone converases in the tissue-specific processing of proglueagon[J]. Mol Endocri nol, 1996,10(4):342-355.

[222] HOLST JI. The physiology of glucagon-like peptide 1[J]. Physiol Rev, 2007, 87(4):1409-1439.

[223] 徐昕,王邦茂. 胰高血糖素样肽-1 与胃肠动力研究进展[J]. 中国处方药,2020, 18:22-24.

[224] RONVEAUX CC, DE LARTIGUE G, RAYBOULD HE, et al. Ability of GLP1 to decrease food intake is dependent on nutritional status Phusiol[J]. Behav, 2014,135:222-229.

[225] AMATO ACINCI L, ROTONDO A, SERIO R, et al. Peripheral motor action of glucagon-like peptide-1 through enteric neuronal receptors[J]. Neurogastroenterol Motil, 2010,22:664-e203.

[226] 俞蕾敏,翁敏娜,陈慧俊,等.基于肠道菌群代谢产物探索低FODMAPs饮食对腹泻型肠易激综合征的疗效及机制研究[J].世界华人消化杂志,2021,29(24):1421-1427.

[227] CHEN Y, LI Z, YANG Y, et al. Role of glucagon-like peptided in the pathogenesis of expermental irritable bowel syndome rat models[J]. Int J Mol Med, 2013,31(3):607-613.

[228] HELLSTRÄM PM, NSLUND E, EDHOLM T, et al. GLP-1 suppresses gas trointestinalmotility and inhibits the migrating motor complex in healthy subjects and patients with initable bowel syndrome[J]. Neurogastroenterol Motil, 2008,20(6):649-659.

[229] HELLSTROM PM, HEIN J, BYTZER P, et al. Clinical trial: the glucagon-like peptide-1 analogue ROSE-010 for management of acute pain in patients with iritable bowel syndrome: a randomized, placebo-con trolled, doubleblind study[J]. Aliment Pharmacol Ther, 2009,29(2):198-206.

[230] YANG Y, CUI X, CHEN Y, et al. Exendin-4,an analogue of glucagon-like peptide-, attenuates hyperalgesia through serotonergic pathway in rats with neonatal colonic sensitivity[J]. J Physiol Pharmacol, 2014,65(3):349-357.

[231] CAMILLERI M, VAZQUEZ-ROQUE M, ITUNINO J, et al. Effect of a glucagon-like peptide 1 analog, ROSE-010,on GI motor functions in female patients with constipation-predominant irritable bowel syndrome[J]. Am J Physiol Gastrointest Liver Physiol, 2012,303(1):G120-G128.

[232] 王韶轩.脑肠肽与消化及神经系统基础与临床[M].济南:山东大学出版社.2010:105-107.

[233] VANNUCCHI MG. Receptors in interstitial cells of Cajal: identification and possible physiological roles[J]. Microsc Res Tech, 1999,47:325-335.

[234] HUIZINGA JD, LAMMERS WJ. Gut peristalsis is governed by a multitude of cooperating mechanisms[J]. Am J Physiol Gastrointest Liver Physiol, 2009,296(1):G1-G8.

[235] RADENKOVIC G, RADENKOVIC D, VELICKOV A, et al. Development of interstitial cells of Cajal in the human digestive tract as the result of reciprocal induction of mesenchymal and neural crest cells[J]. Cell Mol Med, 2018,22(2):778-785.

[236] GREENWOOD-VAN MEERVELD B, JOHNSON AC, GRUNDY D. Gastrointestinal Ph-ysiology and Function[J]. Handb Exp Pharmacol, 2017,239: 1-16.

[237] JEE SR, MORALES W, LOW K, et al. ICC density predicts bacterial

overgrowth in a rat model of post-infectious IBS[J]. World I Gastro Enterol, 2010,16(29):3680-3686.

[238] 杨波,蓝程,周旭春,等.感染后肠易激综合征小鼠 Cajal 间质细胞改变对肠道动力和内脏敏感性的影响[J].上海交通大学学报(医学版),2014,34(7):978-983.

[239] 刘书中,陈明锴,郑双英,等.跨膜蛋白 16A 介导感染后肠易激综合征中白细胞介素-4 对 Cajal 细胞损伤的机制[J].中华实验外科杂志,2013(5):958-960.

[240] 谭至柔,谭丽,黄雪,等.慢传输型便秘大鼠结肠内 Cajal 间质细胞的变化[J].实用医学杂志,2011,27(18):3290-3292.

[241] JANG DE, BAE JH, CHANG YJ, et al. Neuonal nitie oxide synthase is a novel biomarker for the interstitial cells of Cajal in stress induced diamhea dominant iritable bowel syndrome[J]. Dig Dis Sc, 2018,63(3):619-627.

[242] 奚庆华,卢和柏,陈恩,等.Cajal 间质细胞与肠易激综合征脑肠轴相互作用关系[J].浙江中西医结合杂志,2019,29(5):428-431.

[243] 高东晓,刘丹,郭强,等.生物钟在肿瘤调控中的研究进展[J].基础医学与临床,2020,40(11):1561-1564.

[244] MALIK S, STOKES Ⅲ J, MANNE U, et al. Understanding the significance of biological clock and its impact on cancer incidence[J]. Cancer letters, 2022, 527:80-94.

[245] DUBOC H, COFFIN B, SIPROUDHIS L, et al. Disruption of Circadian Rhythms and Gut Motility: An Overview of Underlying Mechanisms and Associated Pathologies[J]. J Clin Gastroenterol, 2020,54(5):405-414.

[246] RADWAN P, SKRZYDLO-RADOMANSKA B, RADWAN-KWIATEK K, et al. Is melatonin involved in the irritable bowel syndrome? [J]. J Physiol Pharmacol, 2009,60(suppl 3):67-70.

[247] ESTEBAN-ZUBERO E, LÓPEZ-PINGARRÓN L, ALATORRE-JIMÉNEZ MA, et al. Melatonin's role as a co-adjuvant treatment in colonic diseases: A review[J]. Life Sci, 2017,170:72-81.

[248] HOOGERWERF WA, SHAHINIAN VB, CORNÉLISSEN G, et al. Rhythmic changes in colonic motility are regulated by period genes[J]. Am J Physiol Gastrointest Liver Physiol, 2010,298(2):G143-G150.

[249] HOOGERWERF WA, SINHA M, CONESA A, et al. ranscriptional profiling of mRNA expression in the mouse distal colon[J]. Gastroenterology, 2008,135(6):2019-2029.

[250] 左晓彤,吴巧凤.肠道疾病与生物钟节律紊乱关系研究进展[J].实用医学杂志,2022,38(18):2363-2366.

[251] 赵国杰,卢悦,崔博,等.昼夜节律紊乱对大鼠肠道菌群及肠道屏障的影响[J].现代预防医学,2022,49(8):1495-1500.

[252] 陈璐,徐万里,裴丽霞,等."调神健脾"针法对腹泻型肠易激综合征患者肠道菌群

及粪便短链脂肪酸含量的影响[J]. 中国针灸,2021,41(2):137-141.

[253] 张亮,王世达,谢方,等. 肠易激综合征大鼠肠道菌群和氨基酸代谢的变化[J]. 营养报,2018,40(3):240-244.

[254] DODD D, SPITZER MH, VAN TREUREN W, et al. A gut bacterial pathway metabolizes aromatic amino acids into nine circulating metabolites[J]. Nature, 2017,551(7682):648-652.

[255] 李佳琪,高丽,王珂欣,等. 快速老化小鼠 SAMP8 模型粪便代谢物和肠道菌群改变的研究[J]. 中草药,2018,49(20):2265-2273.

[256] GRIDER JR, PILAND BE. The peristaltic reflex induced by short-chain fatty acids is mediated by sequential release of 5-HT and neuronal CGRP but not BDNF[J]. Am J Physiol Gastrointest Liver Physiol, 2007, 292(1): G429-G437.

[257] WALSH KT, ZEMPER AE. The enteric nervous system for epithelial researchers: basic anatomy, techniques, and interactions with the epithelium [J]. Cell Mol Gastroenterol Hepatol, 2019,8(3):369-378.

[258] JOLY A, LEULIER F, DE VADDER F, et al. Microbial modulation of the development and physiology of the enteric nervous system [J]. Trends Microbiol, 2021,29(8):686-699.

[259] HUNG LY, BOONMA P, UNTERWEGER P, et al. Neonatal antibiotics disrupt motility and enteric neural circuits in mouse colon[J]. Cell Mol Gastroenterol Hepatol, 2019,8(2):298-300.

[260] 兰菲,刘太阳,杨杰,等. 肠离子通道在肠易激综合征发病机制中的作用研究进展[J]. 基础医学与临床,2020,40(8):1135-1139.

[261] HULL JM, ISOM LL. Voltage-gated sodium channel β sub-units: the power outside the pore in brain development and disease[J]. Europharmacology, 2018,132:43-57.

[262] 郭子涵,赵正,刘晓,等. 离子通道与肠易激综合征发病机制的研究进展[J]. 胃肠病学,2019,24(8):501-504.

[263] HOLZER P. Transient receptor potential (TRP) channels as drug targets for diseases of the digestive system[J]. Pharmacol Ther, 2011,131(1):142-170.

[264] BALEMANS D, BOECKXSTAENS GE, TALAVERA K, et al. Transient receptor potential ion channel function in sensory transduction and cellular signaling cascades underlying visceral hypersensitivity[J]. Am J Physiol Gastrointest Liver Physiol, 2017,312(6):G635-G648.

[265] CSEKÖ K, BECKERS B, KESZTHELYI D, et al. Role of TRPV1 and TRPA1 ion channels in inflammatory bowel diseases: potential therapeutic targets? [J]. Pharmaceuticals(Basel), 2019,12(2):48.

[266] BALEMANS D, AGUILERA-LIZARRAGA J, FLORENS MV, et al. Histamine-mediated potentiation of transient receptor potential (TRP) ankyrin

1 and TRP vanilloid 4 signaling in submucosal neurons in patients with irritable bowel syndrome[J]. Am J Physiol Gastrointest Liver Physiol, 2019,316(3): G338-G349.

[267] BOESMANS W, OWSIANIK G, TACK J, et al. TRP channels in neurogastroenterology: opportunities for therapeutic intervention[J]. Br J Pharmacol, 2011,162:18-37.

[268] 熊成成,陈艳芬.瞬时受体电位通道 TRPM8 的研究进展[J].今日药学,2017,27(3):209-213.

[269] AMATO A, LIOTTA R, MULÈ F, et al. Effects of menthol on circular smooth muscle of human colon: analysis of the mechanism of action[J]. Eur J Pharmacol, 2014,740:295-301.

[270] 但昭葵,齐清会.胃肠 ICC 网络中连接蛋白 Cx43 的研究进展[J].国际消化病杂志,2010,30(3):139-141.

[271] YU W, ZEIDEL ML, HILL WG, et al. Cellular expression profile for interstitial cells of cajal in bladder—A cell often misidentified as myocyte or myofibroblast[J]. PLOS ONE, 2012,7(11):e48897.

[272] 高红,张志波,王维林,等.先天性巨结肠 Pax3 和 Cx43 基因突变及表达[J].世界华人消化杂志,2004(9):244-246.

[273] 张静瑜,黄裕新,秦明,等.Cx43、NMDA 与大鼠肠易激综合征内脏敏化的关系研究[J].解放军医学杂志,2015,40(12):946-949.

第三章 肠易激综合征的诊断和评估

第一节 罗马诊断标准的变迁

回顾肠易激综合征诊断标准的发展史，最早肠易激综合征的诊断标准并非罗马Ⅰ标准，而是1978年问世的Manning标准[1-2]。其提出以腹痛便后缓解、腹痛初起时排稀便、大便频率增加或明显的腹胀等4个主要症状，而黏液便及排便不尽感（>25%时间）作为2个补充症状，具备2个或2个以上主要症状，即可诊断为肠易激综合征，补充症状可以协助医师进行鉴别诊断。Manning标准是基于症状的诊断，故而广泛应用于肠易激综合征的初筛，但存在一定的主观局限性。后续有研究[3]评价了Manning标准，发现需要3项以上结合指标才可达到80%～98%的肠易激综合征诊断真实性。

1984年的Kruis等[4]通过大规模调查肠易激综合征患者人群形成一个肠易激综合征的分值量化标准。Kruis标准在认同Manning标准的基础上，将肠易激综合征的典型症状（如腹痛、排便频率异常、腹胀、腹泻与便秘交替、发作时间等）和实验室检查结果分别赋予对应的分值量化，可以较好区分肠易激综合征与器质性疾病。但是，Kruis标准经过长期临床试验发现存在操作烦琐、灵敏度不高等缺点。

因而，在1988年9月由欧洲胃肠病学会和意大利胃肠学会在罗马主办的国际胃肠病学和消化内窥镜会议上提议制定一个新的肠易激综合征诊断标准。次年，经Drossman等修正后罗马标准应运而生。罗马标准以Manning标准为基础，强调肠易激综合征症状的持续性、复发性，并对便秘症状给予特别的关注[5]。罗马标准规定如下。

（1）腹痛或腹部不适，便后缓解或伴有排便频率或伴大便性状的改变等症状至少持续3个月。

（2）在25%的肠易激综合征发作时存在2种或2种以上下列合并症状：①大便频率异常；②大便性状异常（硬便、稀便或水样便）；③黏液便；④排便异常（费力或急迫感、大便不尽感）；⑤经常有胃肠胀气或腹胀感。

经过十年的临床实践及推广，1998年多国学者共同参与了罗马标准的修正，形成了罗马Ⅱ标准。罗马Ⅱ标准采用生物-心理-社会医学模式，会关注到患者的社会心理因素，但未形成条文[6-8]。罗马Ⅱ标准内容：①支持肠易激综合征诊断的主要症状必须满足2个；②病程须为12周至12个月；③引入腹泻型肠易激综合征和便秘型肠易激综合征；④提出了“危险症状”协助鉴别诊断。由于肠易激综合征可以和器质性疾病及功能性胃肠病存在重叠和共病机制，“危险症状”可以在一定程度上提高肠易激综合征的诊断准确率。一项关于美国社区的女性肠易激综合征患者的平行调查[7]显示：利用罗马Ⅱ标准作为诊断标准，肠易激综合征的终身患病率可达5.4%，针对女性肠易激综合征患者的诊断,罗马Ⅱ标准更灵敏。另外一项涉及80余人的独立研究的Meta分析[9]报告了独立人群肠易激综合征的患病率为11.2%,使用罗马Ⅰ标准和罗马Ⅱ标准患病率分别为8.8%和9.4%。50岁以下的人群有更高风险,且女性的患病率高于男性。

罗马Ⅱ标准经推广和实践,随着大量系统分析、Meta分析和大规模流行病学调查地深入开展,其优劣势突显。其中一项基于肠易激综合征的排便习惯、疾病亚型和时间模式的系统评价[10],揭示肠易激综合征发作是以间歇方式出现的轻度至中度症状,约每周1次。基于罗马Ⅱ标准仅强调肠易激综合征腹泻与便秘两种类型的区分,2005年有学者探讨了肠易激综合征患者排便习惯亚型的特征,发现粪便黏稠度是作为评价患者排便习惯的最具体及最佳标准,并且强调粪便黏稠度被确定为交替排便习惯的最具体标准[11]。在腹泻型肠易激综合征患者排便习惯中,其症状发作和缓解时间短,且该类型的患者心理和肠外症状的出现频率更高。故而,2006年以罗马委员会为首的研究者重新修订罗马Ⅱ标准,在*Gastroenterology*杂志上发表罗马Ⅲ标准[12]。

罗马Ⅲ标准的内容包括至少在6个月前发病,且在过去3个月内,每月至少有3天出现肠易激综合征特征性症状(腹痛或腹部不适等),并且含有下列症状的2个:①排便后症状改善;②排便频率改变;③粪便性状的改变。相较于罗马Ⅱ标准,罗马Ⅲ标准缩短了最短病程时间,提高了早期诊断率,使患者得到早期治疗。罗马Ⅲ标准将肠易激综合征的分类增加到8类45种,并且细化了肠易激综合征的诊断标准。依据患者粪便性状(借助Bristol粪便评分量表),简化肠易激综合征分型为以下4种。①腹泻型肠易激综合征:>25%的时间排稀糊便,而排块样便或干硬便时间<25%。②便秘型肠易激综合征:>25%的时间排块样便或干硬便,而排稀糊便时间<25%。③混合型肠易激综合征:指排稀糊便和块样便或干硬便时间均>25%。④不定型肠易激综合征:粪便性状不符合上述三型任何一种。罗马Ⅲ标准更新了功能性消化不良(functional dyspepsia,FD)的分类:餐后不适综合征(与进食相关的功能性消化不良)和上腹痛综合征(与进食无关的功能性消化不良)。其中胆囊和奥迪括约肌功能障碍的诊断标准得到更新,强调警报症状提示结构性疾病的可能性,但不能作为排除标准。罗马Ⅲ标准的更新为肠易激综合征患者的诊断及治疗带来许多福利,在临床及科研应用广泛(尤其是人群流行病学调查),也面对许多验证及挑战。

随着对肠易激综合征发病机制的深入研究,其中“脑-肠轴”“脑肠互动异常”等肠易激综合征的新机制被提出,科学家们进一步探讨中枢神经系统与肠易激综合征的运动障碍、内脏高敏感性、黏膜低度炎症、免疫功能改变及肠道菌群的关系[13]。而益生菌在治疗肠易激综合征的系统评价也从疗效上解释肠道菌群参与了肠易激综合征的发病。故而2016年罗马委员会的研究者和临床医生对在来自9家胃肠病学疗中心的843名患者开展罗马Ⅳ诊断问卷,旨在进行功能性胃肠病和肠易激综合征的流行病学调查[14]。结果显示:问卷的诊断敏感性(肠易激综合征诊断敏感性为62.7%),以及在5 931名成人人群样本中评估的特异性(肠易激综合征的特异性为97.1%)。最终形成罗马Ⅳ标准[15-18]。罗马Ⅳ标准规定了肠易激综合征的病程在6个月以上,近3个月反复腹痛,每周至少有一天出现腹痛,并伴有以下2项或2项以上异常改变:①腹痛与排便有关;②腹痛发作时伴有排便频率的改变;③腹痛发作时伴有粪便性状的改变,可支持诊断。强调警报症状包括年龄超过50岁、胃肠道出血、贫血、发热、盗汗、不明原因体重下降及器质性胃肠道疾病家族史。区别于罗马Ⅲ标准的主要内容:①删除了腹部不适;②将肠易激综合征诊断的腹痛频率阈值从每月 3 天提高到每周 1 天;③强调腹痛与排便有紧密相关性。

迄今,罗马Ⅳ标准也经过了多年的实践与应用。一项基于全球人群的 Meta 分析[19]指出(纳入 92 个独立的成年人群,包含 423 362 名受试者)符合罗马Ⅲ标准的肠易激综合征综合患病率为 9.2%;罗马Ⅳ标准的研究中肠易激综合征综合患病率为 3.8%。2020 年在美国、加拿大和英国开展一项关于成人借助罗马Ⅳ标准诊断的功能性胃肠病的患病率的跨国人口普查[20],发现在罗马Ⅳ标准下肠易激综合征患病率为 4.4%~4.8%,其仅约为罗马Ⅲ标准的一半(罗马Ⅲ标准下的肠易激综合征患病率为 9.0%),两种标准下的肠易激综合征患病率的差异,主要在于罗马Ⅳ标准比罗马Ⅲ标准的最低腹痛频率阈值的调高(从每月 3 天提高到每周 1 天),从而排除了一部分腹痛不达标,但主要症状符合肠易激综合征的患者。主要区别的原因是罗马Ⅳ标准的最低疼痛频率较高。2021 年罗马委员会发起的大规模的跨国研究表明功能性胃肠病的全球患病率超过 40%,以罗马Ⅳ标准为诊断依据所得总体肠易激综合征患病率为 3.8%,罗马Ⅲ标准为 10.1%。在该研究中所有国家罗马Ⅳ标准的肠易激综合征患病率明显低于罗马Ⅲ标准。功能性胃肠病已成为全球负担,因此诊断标准的准确性举足轻重。当然,有关两种诊断标准在基层医院的预防保健及临床诊疗应用中的一致性检验和分类效果比较,发现罗马Ⅳ标准和罗马Ⅲ标准之间的一致性良好(κ=0.65)。罗马Ⅳ标准在 572 例患者中的敏感性和特异性分别为 82.4%和 82.9%。罗马Ⅳ标准在诊断便秘或混合排便习惯的肠易激综合征患者中表现最佳。在 471 例患者中,罗马Ⅲ标准的敏感性和特异性分别为 85.8%和 65.0%。还有研究评估了两者之间及其主要粪便亚型的症状稳定性,发现罗马Ⅳ标准诊断的肠易激综合征似乎不如罗马Ⅲ标准诊断肠易激综合征稳定[21]。另外,有基于研究 542 名罗马Ⅲ标准诊断的肠易激综合征受试者,询问他们"过去 10 天内腹痛天数"作为识别罗马Ⅳ标准诊断肠易激综合征的替代标志物,疼痛时间为 0 或 1 天的患者被归类为罗马Ⅳ标准阴性,疼痛≥2 天的人被归类为阳性。研究发现 85%符合罗马Ⅲ标准的肠易激综合征患者符合肠易激综合征的罗马Ⅳ标准,罗马Ⅳ标准阳性受试者以女性居多,且罗马Ⅳ标准阳性受试者的生活质量较差,疼痛、腹胀、躯体化、疲劳和直肠敏感性的严重程度比罗马Ⅳ标准阴性受试者更高[22]。上述研究发现,从罗马Ⅲ标准更新到罗马Ⅳ标准下调了肠易激综合征的患病率,而增加诊断的准确性、特异性,还会增加功能性便秘和功能性腹泻的患病率。罗马Ⅳ标准在诊断肠易激综合征方面明显优于罗马Ⅲ标准,而罗马Ⅲ标准可能更适合基于人群的流行病学调查。

第二节 我国的诊断标准

由于肠易激综合征发病机制的复杂性、缺乏特征性生物标志物,近半个世纪以来,肠易激综合征的诊断标准在无数国内外研究者努力下经历数次的更新。而肠易激综合征在我国的高发病率,迫使我国消化专业学者积极学习国内外肠易激综合征的诊断标准，并根据我国的肠易激综合征流行病学特点，制定符合国情的肠易激综合征标准。

自2006年罗马Ⅲ标准颁布后，其在我国经过十年的临床检验，在参考2015年中医肠易激综合征专家共识意见基础上，我国学者经大规模人口调研，并参考2016年罗马Ⅳ标准下进一步提出符合我国国情的观点，从而对肠易激综合征共识意见进行更新，最终形成2020年中国肠易激综合征专家共识意见。

该共识重新定义了肠易激综合征，强调肠易激综合征以腹痛、腹胀或腹部不适为主要症状，与排便相关或伴随排便习惯相关[如频率和（或）粪便性状改变]，且借助常规辅助检查未发现与之相关的器质性疾病。罗马Ⅳ标准强调腹痛症状，删除"腹部不适"的描述，与中国乃至亚洲的大规模人群流行病学调查结果不吻合[23]。该共识及相关研究表明由于"不适"一词在不同的语言或文化中有不同的含义，或者面对不同患者存在认知偏差，使得罗马Ⅳ标准删除了该定义，但是"腹部不适"可能与腹痛有着定性和定量水平的区别[24]。一项基于我国和泰国的肠易激综合征患者的临床研究显示，使用罗马Ⅲ标准诊断的肠易激综合征患者中约有1/3有腹部不适[25]。而我国天津的一项回顾性研究显示合并有腹部不适的患者比例高达84.2%。故而，中国专家组认为肠易激综合征定义应保留"腹痛、腹胀或腹部不适"等症状。罗马Ⅳ标准根据Bristol粪便性状量表对肠易激综合征进行亚型分类，即根据患者排便异常时的主要粪便性状，将肠易激综合征分为腹泻型肠易激综合征、便秘型肠易激综合征、混合型肠易激综合征和不定型肠易激综合征4种亚型。研究表明，根据Bristol粪便性状量表对肠易激综合征进行亚型分类也适用于我国儿童人群[26]。

肠易激综合征新的罗马Ⅳ诊断对于我国乃至亚洲人群的肠易激综合征诊断有优势，也有不足。基于我国的传统中医优势，结合肠易激综合征的国内患病率，解决我国肠易激综合征的诊疗问题迫切需要一项符合我国肠易激综合征的诊断标准[27-28]。为此，中华医学会先后公布了《肠易激综合征诊断和治疗的共识意见》《肠易激综合征中医诊疗指南》《肠易激综合征中西医结合诊疗共识意见（2011）》《肠易激综合征中西医结合诊疗共识意见（2017）》《消化系统常见病肠易激综合征中医诊疗指南（基层医生版）》等共识协助医师诊断[29-32]。因此，利用中西医优势互补诊断和治疗肠易激综合征是格外有意义的。《肠易激综合征诊断和治疗的共识意见（2007）》定义[28]肠易激综合征是一种功能性肠病，表现为反复发作的腹痛，与排便相关或伴随排便习惯改变。典型的排便习惯异常可表现为便秘、腹泻，或便秘与腹泻交替，同时可有腹胀症状；并且强调了肠外症状发生、症状发作及伴随症状的特点，认为发病可能与肠动力及内脏感知异常有关。《肠易激综合征中西医结合诊疗共识意见（2017）》细化了临床诊断及相关鉴别要点。

《肠易激综合征中西医结合诊疗共识意见（2017）》结合我国实际情况，同时参考罗马Ⅲ标准和罗马Ⅳ标准，继续保留"腹部不适"作为诊断条件。

1. 肠易激综合征新的罗马Ⅳ诊断标准

反复发作的腹痛、腹胀、腹部不适，且具备症状与排便相关、伴排便频率改变、伴粪便性状或外观改变这3项特征中的至少2项，近3个月发作频率＞每周1天，病程≥6个月。另外，《肠易激综合征中西医结合诊疗共识意见（2017）》在肯定症状对肠易激综合征诊断价值的同时，首次明确指出肠易激综合征并非排除性诊断，必要时可行针对性辅助检查以尽早明确诊断。

2. 可作为支持肠易激综合征诊断的参考症状

①排便每周<3 次或每天>3 次;②粪便为块状、硬便或糊状、稀水样;③排便费力;④排便急迫感或不尽感;⑤排黏液;⑥腹胀。

3. 排除器质性病变的检查

①一般情况良好,系统检查仅发现腹部压痛;②血、尿、大便常规及细菌培养、大便潜血阴性;③肝、胆、胰腺、肾功能、血糖及 B 超正常;④甲状腺功能测定正常;⑤X 线钡餐灌肠及肠镜检查无阳性发现或结肠有激惹征象。

4. 鉴别诊断

肠易激综合征新的罗马Ⅳ诊断强调了肠易激综合征的"警报症状"。一般可按症状指标诊断并给予试验治疗,但对下列情况应注意排除器质性病变:①年龄>45 岁者;②症状在夜间重或影响睡眠者;③伴发热、贫血、便血、体重减轻明显,与功能性排便障碍及其他功能性肠病存在重叠、转换的症状者;④随访中有任何症状、体征变异者均应认真检查以排除器质性疾病特别应注意排除乳糖酶缺乏、甲状腺功能亢进、炎症性肠病家族史等疾病;⑤肠易激综合征常与胃食管反流、功能性消化不良等疾病重叠,强调病情评估时应全面了解症状;⑥应从肠道症状、肠道外症状、精神心理状态及生活质量等多角度全面评估疾病严重程度。

5. 疾病分型

疾病分型分为腹泻型肠易激综合征、便秘型肠易激综合征、混合型肠易激综合征、不定型肠易激综合征,其中粪便性状不符合以上 3 种类型,被定义为不定型肠易激综合征。

结合国内中医专家讨论,肠易激综合征的中医病名根据当前主要症状的不同,诊断为"泄泻""便秘""腹痛"等。肠易激综合征在临床上应先区分临床亚型,再进一步进行辨证论治。临床辨证应当"审证求因",对于混合型肠易激综合征或便秘型肠易激综合征尤需以见症为凭。肠易激综合征的中医证型分类及诊断方法总结归纳如下(具备主证 2 项加次证 2 项,或主证第 1 项加次证 3 项可支持诊断)。

(1) 腹泻型肠易激综合征分为 5 个证型

1) 肝郁脾虚证

主症:①腹痛即泻,泻后痛减;②急躁易怒。

次症:①两胁胀满;②纳呆;③身倦乏力;④舌脉:舌淡胖,也可有齿痕,苔薄白,脉弦细。

2) 脾虚湿盛证

主症:①大便溏泻;②腹痛隐隐。

次症:①劳累或受凉后发作或加重;②神疲倦怠;③纳呆;④舌脉:舌淡,边可有齿痕,苔白腻,脉虚弱。

3) 脾肾阳虚证

主症:①腹痛即泻,多晨起时发作;②腹部冷痛,得温痛减。

次症:①腰膝酸软;②不思饮食;③形寒肢冷;④舌脉:舌淡胖,苔白滑,脉沉细。

4) 脾胃湿热证

主症:①腹中隐痛;②泻下急迫或不爽;③大便臭秽。

次症:①脘闷不舒;②口干不欲饮,或口苦,或口臭;③肛门灼热;④舌脉:舌红,苔黄腻,脉濡数或滑数。

5）寒热错杂证

主症:①大便时溏时泻;②便前腹痛,得便减轻;③腹胀或肠鸣。

次症:①口苦或口臭;②畏寒,受凉则发;③舌脉:舌质淡,苔薄黄,脉弦细或弦滑。

(2) 便秘型肠易激综合征分为5个证型

1）肝郁气滞证

主症:①排便不畅;②腹痛或腹胀。

次症:①胸闷不舒;②嗳气频作;③两胁胀痛;④舌脉:舌暗红,脉弦。

2）胃肠积热证

主症:①排便艰难,数日一行;②便如羊粪,外裹黏液;③少腹或胀或痛。

次症:①口干或口臭;②头晕或头胀;③形体消瘦;④舌脉:舌质红,苔黄少津,脉细数。

3）阴虚肠燥证

主症:①大便硬结难下,便如羊粪;②少腹疼痛或按之胀痛。

次症:①口干;②少津;③舌脉:舌红,苔少根黄,脉弱。

4）脾肾阳虚证

主症:①大便干或不干,排出困难;②腹中冷痛,得热则减。

次症:①小便清长;②四肢不温;③面色白;④舌脉:舌淡,苔白,脉沉迟。

5）肺脾气虚证

主症:①大便并不干硬,虽有便意,但排便困难;②便前腹痛。

次症:①神疲气怯;②懒言;③便后乏力;④舌脉:舌淡,苔白,脉弱。

(3) 混合型肠易激综合征仅1个证型

寒热夹杂证

主症:腹痛伴排便,腹泻、便秘交作。

次症:①腹胀肠鸣;②口苦;③肛门下坠;④排便不爽;⑤舌脉:舌暗红,苔白腻,脉弦细或弦滑。

肠易激综合征的中西医诊疗共识在临床诊疗工作应用广泛,并且一项关于肠易激综合征中西医结合临床路径的应用研究表明利用中西医结合手段,建立中西医结合临床路径可使肠易激综合征在临床诊疗中获利[33]。

当然,随着肠易激综合征的病理机制的深入研究,失眠等独立症状可能也加入了肠易激综合征的发病,甚至可能作为独立诊断的风险因素加入肠易激综合征的诊断评估。另外一项国内的孟德尔随机化研究[34]显示:过短睡眠和失眠会增加肠易激综合征的发病风险。针对中医方法,有学者[35]认为心主血脉功能失调可引起肠易激综合征肠道症状;心神失调参与了肠易激综合征精神心理症状发生和内脏高敏感性的形成。当然,也有许多基于肠易激综合征的发病因素的研究正在逐步深入,如社会心理因素、生活及饮食习惯、肠道菌群失调、肠道感染、内源性大麻素系统异常及维生素D缺乏等。肠易激综合征的诊断标准仍在完善,相信随着深入研究,会有更加实用、准确的肠易激综合征诊断标准诞生,这需要医学生、医务工作者和科研学者们的不懈努力。

第三节 疾病的评估

肠易激综合征的概念及诊断标准随着时代不断优化，诊疗技术进一步提高，而其中联系诊断及治疗的关键一环——疾病评估也逐步完善。由于肠易激综合征诊断缺乏特征的生物标志物，以临床症状作为诊断基础，对患者病程及鉴别诊断均有详细规定，在排除其他器质性疾病后进行诊断。其临床评估借助于罗马Ⅳ标准进行评估，主要为以下几点。

1. 基于临床症状及警报症状

特征性排便模式、疼痛的时间及特点，以及通过体格检查与常规检查对其他疾病的排除。具有警报症状（如直肠出血、体重减轻、发热）患者行相应的检查。

患者症状需满足以下要求：腹痛在最近3个月内每周至少有1天出现，并且满足下列标准≥2项：疼痛与排便有关、疼痛与排便次数改变相关、疼痛与粪便性状改变相关。

体格检查：患者一般情况可。腹部触诊可有压痛，尤其是左下腹，有时可触及乙状结肠，伴压痛。所有患者均需行直肠指检及粪便隐血检查。对于女性患者，盆腔检查有助除外卵巢肿瘤、囊肿或者子宫内膜异位症，上述疾病可有类似肠易激综合征症状。

2. 常规实验室检查、乙状结肠镜或结肠镜检查

常规实验室检查、乙状结肠镜或结肠镜检查，可用于筛查器质性疾病[36]。

若患者无警报症状，如直肠出血、体重下降、发热或者提示其他疾病的临床表现，可根据罗马Ⅳ标准做出肠易激综合征诊断。虽然临床上存在一些疑诊肠易激综合征的患者为进一步明确诊断接受过度检查的现象。但是，肠易激综合征的诊断成立是需要结合病史、症状及以下相关检查（具有鉴别、排除诊断的意义）。具体检查：血常规、血生化（包括肝功能）、乳糜泻的血清学标志物[人抗组织型转谷氨酰胺酶抗体IgA（tTG-IgA）水平]、粪便是否存在感染（以腹泻为主要症状的患者）、促甲状腺素及血钙（以便秘为主要症状的患者）、乙状结肠镜或结肠镜检查。对于慢性腹泻患者，粪便钙卫蛋白或粪便乳铁蛋白应作为筛查炎症性肠病的一线检查。慢性腹泻也应及时进行贾第鞭毛虫（Giardia）抗原检测或聚合酶链反应（polymerase chain reaction，PCR）也作为推荐。

行纤维乙状结肠镜检查时，内镜进入及空气注入常引发肠痉挛和疼痛。肠易激综合征患者肠道黏膜及血管形态通常正常。＞50岁的患者首选结肠镜检查以排除结肠息肉和肿瘤。慢性腹泻患者，尤其老年妇女，应行黏膜活检以除外镜下结肠炎的可能。

尤其对有提示盆底肌功能紊乱和难治性便秘症状，且对常规药物治疗无效的肠易激综合征患者进行肛肠生理功能检测。肛肠功能障碍可发生于肠易激综合征的所有亚型（腹泻型肠易激综合征、便秘型肠易激综合征和混合型肠易激综合征）中，患病率预计高达40％。由于缺乏明确指南，大多数肠易激综合征患者没有进行常规的肛管直肠测压（anorectal manometry，ARM）和球囊排出试验（balloon expulsion test，BET）。对于表现出肠易激综合征症状的患者，如果仔细的直肠检查没有发现明显的肛肠结构性异常，则盆底功能障碍的可能性上升。高分辨肛肠测压检查对难治性肠易激综合征分型与罗马Ⅲ标准分型有较高的一致性，为难治性肠易激综合征患者的症状提供病理生理改变的证据，指导肠易激综合征患者个体化治疗。联合生物反馈治疗能明显提高难治性肠易激综合征患者的治疗效果[37]。尽管只进行肛肠生理学检测可能无法区分排便障碍型便秘（dyssynergic defecation，DD）和肠易激综合征，但它能识别出对生物反馈治疗反应良好的明显异常。考虑到在所有肠易激综合征亚型中盆底功能紊乱的高患病率，我们建议首先针对肠易激综合征的腹痛和排便习惯采用标准疗法。对于直肠检查发现协同障碍或存在盆底症状且常规治疗难治性肠易激综合征患者，建议使用肛管直肠测压、球囊排出试验，或排便造影术进行直肠肛管生理检测，以识别对生物反馈治疗有效的患者[36-38]。

仅当有其他客观异常表现时，才进行额外检查（如超声、CT、钡剂灌肠、胃镜、小肠X线片）。考虑为脂肪泻时，应建议患者行粪便脂肪含量或胰腺弹性蛋白酶（pancreatic elastase）测定。当怀疑吸收不良时，应建议患者进行小肠评估（如肠镜检查、胶囊内镜检查）。相应情况下，也需考虑行碳水化合物不耐受试验或小肠细菌过度生长（small intestinal bacterial overgrowth，SIBO）试验。

3. 病史及病程

应特别关注疼痛性质、排便习惯、家庭关系、用药史及饮食史。同样重要的是患者总体情绪状态、对自身问题的认识及生活质量。这对后续诊疗可带来助力。医患沟通的质量是有效诊治的关键。

4. 并发病

肠易激综合征患者可能会罹患其他消化道疾病，故医生不能忽视患者的主诉。症状的改变（如部位、类型、疼痛强度、排便习惯、便秘及腹泻）或出现新的症状或主诉（如夜间腹泻），可能提示其他疾病。若有下列症状，需进一步检查：鲜血便、体重下降、剧烈腹痛或异常腹胀、脂肪泻或者粪便恶臭、发热或寒战、持续呕吐、呕血、症状影响睡眠（如由于疼痛、排便而醒来）及症状持续加重。＞40岁患者较年轻人更容易并发器质性疾病。

5. 疾病的严重程度评估

肠易激综合征病情严重程度量表（IBS symptom severity scale，IBS-SSS）[39]是一个综合性评价量表，既与临床症状相关，又从患者的生活质量评价出发，常用于评价药物的总体疗效及对主要症状的影响。IBS-SSS分别从腹痛程度、腹痛频率、腹胀程度、排便满意度及对生活的影响5个方面进行评分。每个项目积分最高为100分、最低为0分。腹痛天数积分的计算方法：腹痛天数积分＝（14天中腹痛的天数/14）×100。IBS-SSS总分＝腹痛天数积分＋腹痛程度积分＋腹胀情况积分＋排便满意度积分＋对生活的影响积分，各项目总积分为500分。分数越高，则病情越重。药物治疗的总体疗效依据IBS-SSS总积分评定，总积分为4个等级：①Ⅰ级0～75分，为健康人积分水平；②Ⅱ级76～175分，为轻度肠易激综合征患者积分水平；③Ⅲ级176～300分，为中度肠易激综合征患者水平；④Ⅳ级＞300分，为重度肠易激综合征患者积分。该方法主要用于中医药研究使用。

6. 肠易激综合征的疾病分型

罗马Ⅳ标准根据Bristol粪便性状量表进行肠易激综合征亚型分类，即根据患者排便异常时的主要粪便性状，将肠易激综合征分为以下四种类型，诊断标准如下。

(1) 便秘型肠易激综合征：硬便或块状便排便比例≥25%，稀便(糊状便)或水样便排便比例<25%。

(2) 腹泻型肠易激综合征：稀便(糊状便)或水样便排便比例≥25%，硬便或块状便排便比例<25%。

(3) 混合型肠易激综合征：硬便或块状便排便比例>25%，稀便(糊状便)或水样便排便比例≥25%。

(4) 不定型肠易激综合征：粪便的性状不符合上述便秘型肠易激综合征，腹泻型肠易激综合征或混合型肠易激综合征之中的任一标准。

在肠易激综合征分型时除需注重粪便性状外，还应注意到患者的排便费力、急迫感和排便不尽感等症状，在多数情况下粪便性状(从稀水样泻到硬结便)能够反映肠管的转运时间。

肠易激综合征疾病分型的引入能更好地实现理解肠易激综合征不同类型的发病机制，提供更多的针对化治疗和个体化处理。准确的疾病诊断和全面的疾病评估均服务于治疗[40]。

参考文献

[1] 宗春华，李定国，周惠清，等. 肠易激综合征 Manning 诊断标准的评价[J]. 上海第二医科大学学报，2004(2)：117-119.

[2] 许小幸，李定国，周惠清，等. 肠易激综合征诊断标准评价[J]. 中华消化杂志，2004，(12)：19-22.

[3] 刘雁冰，袁耀宗. 肠易激综合征的诊断标准[J]. 诊断学理论与实践，2002(3)：68-71.

[4] KRUIS W，THIEME C，WEINZIERL M，et al. A diagnostic score for the irritable bowel syndrome. Its value in the exclusion of organic disease[J]. Gastroenterology，1984，87(1)：1-7.

[5] WHITEHEAD W E，DROSSMAN D A. Validation of symptom-based diagnostic criteria for irritable bowel syndrome：a critical review[J]. The American Journal of Gastroenterology，2010，105(4)：814-820.

[6] OLDEN K W. Diagnosis of irritable bowel syndrome[J]. Gastroenterology，2002，122(6)：1701-1714.

[7] CHEY W D，OLDEN K，CARTER E，et al. Utility of the Rome Ⅰ and Rome Ⅱ criteria for irritable bowel syndrome in U. S. women[J]. The American Journal of Gastroenterology，2002，97(11)：2803-2811.

[8] RINGEL Y，SPERBER A D，DROSSMAN D A. Irritable bowel syndrome[J]. Annual Review of Medicine，2001，52：319-338.

[9] LOVELL R M，FORD A C. Global prevalence of and risk factors for irritable bowel syndrome：a meta-analysis[J]. Clinical Gastroenterology and Hepatology：The Official Clinical Practice Journal of the American Gastroenterological Association，2012，10

(7):712-721.

[10] GUILERA M, BALBOA A, MEARIN F. Bowel habit subtypes and temporal patterns in irritable bowel syndrome: systematic review[J]. The American Journal of Gastroenterology, 2005,100(5):1174-1184.

[11] TILLISCH K, LABUS J S, NALIBOFF B D, et al. Characterization of the alternating bowel habit subtype in patients with irritable bowel syndrome[J]. The American Journal of Gastroenterology, 2005,100(4):896-904.

[12] LONGSTRETH G F, THOMPSON W G, CHEY W D, et al. Functional bowel disorders[J]. Gastroenterology, 2006,130(5):1480-1491.

[13] BRENNER D M, MOELLER M J, CHEY W D, et al. The utility of probiotics in the treatment of irritable bowel syndrome: A systematic review[J]. The American Journal of Gastroenterology, 2009,104(4):1033-1049.

[14] PALSSON O S, WHITEHEAD W E, VAN TILBURG M A, et al. Rome Ⅳ diagnostic questionnaires and tables for investigators and clinicians [J]. Gastroenterology, 2016.

[15] 赵兴然,芦永福.罗马Ⅳ标准在便秘型肠易激综合征的制定及肠易激综合征的治疗研究进展[J].临床医药文献电子杂志,2017,4(55):10879-10880.

[16] 中华中医药学会脾胃病分会.肠易激综合征中医诊疗专家共识意见(2017)——临床治疗[J].临床医学研究与实践,2017,2(29):201.

[17] 佚名.肠易激综合征中医诊疗专家共识意见(2017)[J].中医杂志,2017,58(18):1614-1620.

[18] 宋怡然,梁笑楠,李忱阳,等.《2020年中国肠易激综合征专家共识意见》解读[J].临床荟萃,2021,36(7):628-631.

[19] OKA P, PARR H, BARBERIO B, et al. Global prevalence of irritable bowel syndrome according to Rome Ⅲ or Ⅳ criteria: a systematic review and meta-analysis[J]. Lancet Gastroenterol Hepatol, 2020,5(10):908-917.

[20] PALSSON O S, WHITEHEAD W, TÖRNBLOM H, et al. Prevalence of Rome Ⅳ functional bowel disorders among adults in the United States, Canada, and the United Kingdom[J]. Gastroenterology, 2020,158(5):1262-1273.

[21] BARBERIO B, HOUGHTON L A, YIANNAKOU Y, et al. Symptom stability in Rome Ⅳ vs Rome Ⅲ irritable bowel syndrome[J]. The American Journal of Gastroenterology, 2021,116(2):362-371.

[22] AZIZ I, TÖRNBLOM H, PALSSON O S, et al. How the change in IBS criteria from Rome Ⅲ to Rome Ⅳ impacts on clinical characteristics and key pathophysiological factors [J]. The American Journal of Gastroenterology, 2018,113(7):1017-1025.

[23] WANG B, ZHAO W, ZHAO C, et al. What impact do Rome Ⅳ criteria have on patients with IBS in China? [J]. Scandinavian Journal of Gastroenterology, 2019,54(12):1433-1340.

[24] SACH J, BOLUS R, FITZGERALD L, et al. Is there a difference between abdominal pain and discomfort in moderate to severe IBS patients? [J]. The American Journal of Gastroenterology, 2002,97(12):3131-3138.

[25] LEMBO T, NALIBOFF B, MUNAKATA J, et al. Symptoms and visceral perception in patients with pain-predominant irritable bowel syndrome[J]. The American Journal of Gastroenterology, 1999,94(5):1320-1326.

[26] 朱朝敏,徐珍娥.儿童肠易激综合征的诊断和治疗进展[J].实用儿科临床杂志,2006(20):1438-1440.

[27] 吴皓萌,黄绍刚,肖英莲,等.肠易激综合征中西医整合循证共识研制要点[J].中华中医药学刊,2022,40(2):36-38.

[28] 胡品津,方秀才,袁耀宗,等.肠易激综合征诊断和治疗的共识意见(2007,长沙[J].中华全科医师杂志,2008(5):298-300.

[29] 中国中西医结合学会消化系统疾病专业委员会.肠易激综合征中西医结合诊疗共识意见[J].中国中西医结合杂志,2011,31(5):587-590.

[30] 李彦楠,杨丽旋,赵钟辉,等.《2020年中国肠易激综合征专家共识意见》解读[J].中国临床医生杂志,2021,49(10):1151-1155.

[31] 宋怡然,梁笑楠,李忱阳,等.《2020年中国肠易激综合征专家共识意见》解读[J].临床荟萃,2021,36(7):628-631.

[32] 温艳东,李保双,王彦刚,等.消化系统常见病肠易激综合征中医诊疗指南(基层医生版)[J].中华中医药杂志,2020,35(7):3518-3523.

[33] 张海燕,陈君千,黄绍刚,等.肠易激综合征中西医结合临床路径的应用研究[J].中医杂志,2014,55(12):1041-1043.

[34] 张凯,司书成,李吉庆,等.睡眠性状与肠易激综合征的孟德尔随机化研究[J].山东大学学报(医学版),2022,60(8):109-114.

[35] 吴皓萌,秦书敏,郑欢,等.从中医心功能失调探讨肠易激综合征病机[J].中华中医药杂志,2021,36(9):5162-5164.

[36] SMALLEY W, FALCK-YTTER C, CARRASCO-LABRA A, et al. AGA clinical practice guidelines on the laboratory evaluation of functional diarrhea and diarrhea-predominant irritable bowel syndrome in adults (IBS-D)[J]. Gastroenterology, 2019,157(3):851-854.

[37] 汤净,谭安萍,陈军,等.高分辨肛肠测压对难治性肠易激综合征分型诊断的临床意义[J].临床消化病杂志,2017,29(6):370-372.

[38] FORD A C, MOAYYEDI P, CHEY W D, et al. American college of gastroenterology monograph on management of irritable bowel syndrome[J]. The American Journal of Gastroenterology, 2018,113(Suppl 2):1-18.

[39] 高茜.IBS-SSS量表在评估中医药治疗肠易激综合征中的运用[J].现代医学与健康研究电子杂志,2018,2(3):149.

[40] CAMILLERI M. Diagnosis and treatment of Irritable bowel syndrome: A Review[J]. Jama, 2021,325(9):865-877.

第四章 肠易激综合征的治疗目标和治疗策略

第一节 治疗目标

肠易激综合征的主要治疗目标是为患者消除或缓解症状，改善其生活质量，恢复其社会功能。目前仍然认为肠易激综合征是一种以大便习惯或性状改变伴腹痛或腹部不适的功能性肠病。它困扰患者的是反复发作的症状及其导致的生活质量下降，甚至社会功能的减退。因此，调整大便习惯、缓解临床症状、改善生活质量、恢复患者社会功能、减少反复就诊次数及资源消耗仍是目前肠易激综合征治疗的总体目标。

第二节 治疗策略

目前尚缺乏一个有效且统一的肠易激综合征治疗规范和流程，需要综合患者的症状类型和严重程度，以及社会心理问题进行个体化治疗。首先需要认识到每位患者都是独一无二的，即使是属于同一亚型的患者，症状也可能不尽相同，并充分识别主要和(或)最受困扰的症状。可以通过以下策略在建立融洽的医患关系的基础上开展对应的治疗：一是患者教育，充分告知疾病的特点和症状产生的潜在原理，既能起到安抚患者的作用，又能在一定程度上让患者参与到疾病的诊断及治疗决策中，往往能提高患者的满意度和疗效。二是应充分评估肠易激综合征的症状对患者生活质量和日常活动的影响，包括考虑患者的性格、近期生活应激事件、焦虑和抑郁情况等，患者对其症状的反应可能比症状本身更重要，同时心理因素也可能会改变自身对症状的感受，治疗时对这类情况进行充分评估和干预对于改善患者的症状、减少反复就诊有很大的帮助。一些症状较轻的患者可能只需要调整生活方式(如运动、改善睡眠卫生、减压等)和饮食就足以达到治疗目的；而对于症状持续出现的患者而言，应根据其主要症状来指导临床治疗，可选择的治疗方法包括药物治疗、行为治疗、微生物调节治疗、免疫调节治疗、中医药及其他补充和替代治疗等。

需要强调的是，良好的医患沟通和信任关系是准确把握患者症状产生病因和病理生理的关键环节，是正确选择治疗策略、取得满意疗效的前提，也是任何有效治疗的基础，这不仅能改善患者的症状，也能减少医疗费用。因此，临床医师在肠易激综合征的治疗中应注意以下几点：①以信任、专业、同情、平易近人的态度，尽可能采用患者易于接受的语言和逻辑思维进行沟通；②真正了解和把握患者关切的问题，消除患者的恐病疑虑，尽量用客观的证据使患者确信肠易激综合征是不会危及生命的疾病；③准确、全面把握和区分各种致病因素对症状的不同影响，细致解释产生症状的原因；④努力使患者充分理解并自愿接受处置策略；⑤帮助患者建立合理的生活方式，明确行为改善的目标，增强对治疗措施的依从性。

第五章 肠易激综合征的西医治疗

第一节 肠易激综合征的药物治疗

肠易激综合征的治疗以与患者建立信任沟通，帮助患者了解病情，减轻焦虑情绪，制定个体化治疗为主。治疗方式以非药物治疗及药物治疗相结合，包括调整生活方式，改善饮食，根据患者症状选择相应的药物治疗，对症治疗为辅助，从心理及身体两方面共同提高患者的生存质量。肠易激综合征的药物治疗，通常根据患者症状，如腹痛、腹胀、腹泻、便秘等，了解患者可能与发病有关的病机和病因，选择相应的药物治疗，常见解痉剂、止泻剂、抗生素、渗透性泻剂、肠道促分泌剂、三环类抗抑郁药、神经递质调节药物及其他受体调节剂[1]。

一、解痉剂

1. 药理学

肠易激综合征以慢性腹痛症状为主，疼痛症状与患者肠道平滑肌痉挛及胃肠动力改变相关，而解痉剂能作用于肠道平滑肌相应离子通道及多种受体，缓解平滑肌痉挛，改善胃肠道动力，从而缓解患者腹痛症状。能够缓解肠道平滑肌痉挛的解痉剂包括抗胆碱能药物，如东莨菪碱、山莨菪碱等；选择性钙通道阻滞剂，如匹维溴铵、奥替溴铵等；多离子通道调节剂，如曲美布汀等；直接平滑肌松解剂，如阿尔维林、美贝维林、薄荷油[1]。

抗胆碱能药物能够阻滞胆碱能受体，使 ACh 不能与受体结合，降低胃肠道平滑肌收缩和蠕动的幅度和频率，抑制腺体分泌，松弛胃肠道平滑肌，起到解痉止痛的作用。东莨菪碱、山莨菪碱属于抗胆碱能药物，具有明显外周抗胆碱作用，能够对抗 ACh 引起的胃肠道平滑肌收缩，起到缓解腹痛的作用。

选择性钙通道阻滞剂可以阻断 Ca^{2+} 内流而发挥松弛肌肉的作用，还可以通过抑制 Ca^{2+} 转运从而抑制胃结肠反射，降低胃肠压力，缓解腹痛、腹泻等症状。一项 Meta 分析结果显示，选择性钙通道阻滞剂对肠易激综合征的治疗有效，总体有效率及对腹痛、腹泻症状的疗效优于对照组，而发生不良反应的可能性与对照组相比差异无统计学意义[2]。其中最常用的有匹维溴铵，其与肠平滑肌细胞表面 L 通道的二氢吡啶位点结合，阻断 Ca^{2+} 向细胞内运转，可松弛肠道平滑肌，起到缓解腹痛及改善排便情况的作用，适用于治疗肠易激综合征腹泻型及便秘型患者[3]。奥替溴铵属于解痉及抗胆碱能药物，能够选择性作用于消化道平滑肌，发挥强烈的解痉作用。其兼有钙通道阻断、抗毒蕈碱受体和抗神经激肽受体 NK2 作用，能够干扰细胞内外 Ca^{2+} 转运，降低肠道高敏感性，比同类药物效果更佳，且不产生阿托品样不良反应[4]。

曲美布汀属于多离子通道调节剂，能够作用于钾通道及钙通道，是一种外周性作用的脑啡肽类似物，通过抑制非钙依赖性钾通道、钙激活性钾通道及短暂自发性钾外流阻滞钾通道激活，引起 Ca^{2+} 内流减少，具有轻度阿片受体亲和力，有明显的抗 5-羟色胺作用，由于处于不同状态的钙通道与曲美布汀的亲和力不同，可表现出抑制和兴奋平滑肌运动的双重作用从而调控胃肠道运动，对胃排空有促进作用[3]。

阿尔维林为人工合成的罂粟碱衍生物，是一种选择性平滑肌松弛药，可选择性作用于胃肠道及平滑肌，通过影响离子通道的电位敏感度及磷酸-肌醇代谢途径而发挥解痉作用，也可抑制由组胺所致的平滑肌收缩反应。

2. 临床应用及研究进展

解痉剂种类众多，使用剂量及用药方案也各不相同，应该根据患者不同情况，选择不同药物进行个体化治疗。

山莨菪碱用于缓解肠道平滑肌痉挛，使用方法包括肌内注射或静脉注射，成人一般剂量 5～10 mg，每日 1～2 次，也可经稀释后静脉滴注。山莨菪碱、东莨菪碱等药物为抗胆碱能药物，应根据患者临床症状，结合药物禁忌证及不良反应，进行个体化给药。

其他解痉剂包括各种离子通道调节剂，制剂多样，根据不同的离子通道作用于肠道，缓解胃肠道痉挛，达到解痉止痛的疗效，疗程 6～8 周为宜，详细应用见表 5-1。

表 5-1 常用解痉剂用药方案

药品名称	作用通道	剂型	推荐剂量
匹维溴铵片（得舒特）	钙通道阻滞剂	口服：片剂（50 mg）	每次 1 片，一日 3 次，切勿咀嚼或掰碎或含化药片，以避免与食管黏膜接触，宜在进餐中途用水整片吞服，不要在卧位时或临睡前服用
奥替溴铵片（斯巴敏）	解痉挛、抗胆碱能、钙通道阻滞	口服：片剂（40 mg）	每日 2～3 次，每次 1～2 片
曲美布汀	钾、钙通道调节剂，抗 5-HT	口服：片剂（0.1 g）、分散片（0.1 g）、缓释片（0.3 g）、胶囊（0.1 g）、干混悬剂（4 g）	每次 1～2 片，一日 3 次
阿尔维林	选择性平滑肌松弛药	口服：胶囊（60 mg）	每次 1～2 粒，一日 3 次

匹维溴铵适用于腹泻型肠易激综合征及便秘型肠易激综合征患者，对缓解腹痛改善排便状态有一定疗效。一项 Meta 分析结果显示匹维溴铵联合益生菌治疗组对照单用匹维溴铵治疗相比治愈率明显增高，且不良反应轻微[5]。而一项大型随机对照研究表明，与安慰剂相比，奥替溴铵在减轻疼痛和腹胀方面具有优势，而且由于其作用时间更长，在防止复发方面也具有优势[6]，多个指南将其列为一线用药。

曲美布汀可以通过调节胃肠道动力缓解患者腹痛、腹胀、排便困难等症状。一项随机对照试验结果显示，加用马来酸曲美布汀缓释片治疗肠易激综合征效果显著，可有效调节患者血清炎症因子水平，改善患者腹部不适及排便情况，促进患者康复[7]。一项马来酸曲美布汀片联合双歧杆菌三联活菌胶囊治疗肠易激综合征的临床随机试验发现，联合治疗与单用马来酸曲美布汀片治疗后相比，治疗组血清生长抑素和 VIP 水平均低于对照组，血清 MLT 水平高于对照组，但不良反应发生情况差异无统计学意义，临床疗效显著，安全性较好[8]。

5-HT 被认为是引起痛觉过敏的主要介质，并参与炎症反应和肠易激综合征，一项大鼠直肠痛感模型试验中发现，枸橼酸阿尔维林对 $5-HT_{1A}$ 受体具有高亲和力，而对 $5-HT_3$ 和 $5-HT_4$ 亚型具有弱亲和力，5-HTP 诱导的直肠超敏反应与 $5-TH_{1A}$ 受体有关，枸橼酸钠阿尔维林作为 $5-HT_{1A}$ 受体亚型的选择性拮抗剂，可以阻断 5-HTP 和选择性 5-羟色胺 1a 激动剂(8-OH-DDAT)诱导的直肠超敏反应，从而缓解疼痛及炎症反应[9]。Bueno L 对阿尔维林的作用机制研究表明，阿尔维林与西甲硅氧烷一起使用可以抑制应激引起的肠道扩张的超敏反应，两者具有内脏抗伤害感受作用，且西甲硅油能够增强阿尔维林的抗伤害感受作用[10]。

综上所述，解痉剂可以降低胃肠道平滑肌兴奋性，缓解平滑肌痉挛而用于治疗肠易激综合征，被多个指南列为治疗肠易激综合征的一线用药。建议根据患者症状的严重程度选择单用或者联合用药，按疗程给药，及时随访观察患者病情变化。

二、止泻剂

1. 药理学

腹泻型肠易激综合征症状以腹泻、大便性状改变为主，与肠道蠕动加速和肠道分泌增加有关。止泻剂可以有效改善腹泻型肠易激综合征的腹泻症状。最常用的止泻剂有洛哌丁胺和蒙脱石散。

洛哌丁胺是一种合成的苯基哌啶衍生物阿片类药物，可作用于肠壁阿片肽 μ 受体，阻止 ACh 和前列腺素(prostaglandin, PG)的释放，抑制肠蠕动和收缩，调节肠内分泌液体，增加肠黏膜对水和离子的吸收，还可以增加肛门括约肌张力，抑制肛门急迫感，促进大便成形，从而改善肠易激综合征患者腹泻等症状[11]。洛哌丁胺是一种极强的长效抗腹泻药物，易在肠道内吸收，在肝内全部被代谢，主要通过胆汁随粪便排出，平均半衰期为 10.8 小时。洛哌丁胺口服吸收率低且不能穿过血脑屏障，对中枢神经系统的影响小，且它的作用时间长。然而，在临床上它没有显著的镇痛活性，也不能减轻某些与腹泻型肠易激综合征相关的疼痛[12]。

蒙脱石散是天然蒙脱石微粒，为吸附性止泻剂，主要适用于轻症患者。蒙脱石散可吸附消化道内的气体、毒素，还对消化道黏膜具有很强的覆盖保护作用，增强黏膜保护屏障，促进肠黏膜细胞吸收功能，起到平衡菌群和止痛作用[13]。

2. 临床应用及研究进展

洛哌丁胺主要制剂为胶囊剂，成人口服初始剂量 2～4 mg，每次腹泻后 2 mg，每日总量不超过 16 mg，直至腹泻停止或每日用量达 16～20 mg，连续 5 日，若无效则停服。慢性腹泻不超过 12 mg，儿童剂量酌减。应当注意伴有高热和脓血便的急性菌痢患者禁用；急性腹泻患者服用本品 48 小时后临床症状无改善应换药；溃疡性结肠炎的急性发作期及广谱抗生素引起的假膜性肠炎患者不宜使用本品止泻。

蒙脱石散主要制剂为粉剂，成人口服每次 3 g，每日 3 次，儿童剂量酌减，蒙脱石安全性好，无明显不良反应，极少数患者可出现轻微便秘，减量后可继续服用。在一项蒙脱石散治疗腹泻型肠易激综合征患者疗效的随机双盲对照试验中观察到，蒙脱石散与安慰剂相比，在改善疼痛不适、肠道运动障碍等症状方面接受度更好[14]。蒙脱石散口服后不进入血液循环，2小时后可均匀地覆盖在整个肠腔表面，6小时后连同所吸附的攻击因子随消化道蠕动排出体外。

一项随机对照试验中发现，与安慰剂相比，洛哌丁胺治疗可以加速胃排空，延迟小肠和全肠转运，且患者服用感觉更好，症状明显改善[15]。一项回顾性分析了2016～2019年接受治疗的腹泻型肠易激综合征患者的研究发现，与对照组相比，洛哌丁胺辅助治疗肠易激综合征患者效果良好，能有效改善患者血清AQP-3、AQP-8水平，缓解患者临床症状且不增加不良反应[16]。在推荐的非处方剂量下，洛哌丁胺的耐受性通常很好，最常见的副作用与对肠道蠕动的影响有关，如腹胀、便秘等[17]。临床上也报道过服用过量阿片类激动剂可能会诱发心律失常的案例，因此要注意对给药剂量及血药浓度的检测[18]，且按需给药可减少副作用，降低不良反应。

洛哌丁胺和蒙脱石散对腹泻型肠易激综合征均有效，洛哌丁胺见效快，蒙脱石散疗效持久，两药合用可取长补短，对腹泻较重者可达到止泻快且不易复发的效果[19]。

三、抗生素

1. 药理学

人体肠道内存在复杂而丰富的微生物，在健康人体内发挥着维持生态系统平衡的重要作用。研究表明肠道微生物群失调与肠易激综合征的发病密切相关。针对肠道微生物群失调，最常选择的治疗手段为抗生素治疗，而最常用于肠易激综合征的抗生素为利福昔明[20]。

利福昔明是一种利福霉素衍生物，是第一个非氨基糖苷类肠道抗生素，是广谱肠道抗生素，通过与细菌DNA依赖RNA聚合酶的β-亚单位不可逆地结合而抑制细菌RNA的合成，最终抑制细菌蛋白质的合成。其对革兰氏阳性需氧菌中的金黄色葡萄球菌、表皮葡萄球菌及粪链球菌；对革兰氏阴性不规则氧菌中的沙门菌属、大肠埃希菌、志贺菌属、小肠结肠炎耶尔森菌、小肠结肠炎球菌；革兰氏阴性厌氧菌中的拟杆菌属有高度活性[21]。

利福昔明为肠道不吸收抗生素，主要通过杀灭肠道病原体而在局部发挥抗菌作用，调节肠道菌群，改善肠道炎症反应，增强肠黏膜屏障，但是其确切机制目前并不明确，有学者推测可能是与其改变肠道菌群成分，减少肠道菌群代谢所产生的氢和甲烷有关[22]。有研究表明，利福昔明能够减轻慢性避水应激所致大鼠内脏痛觉过敏[23]。

2. 临床应用及研究进展

临床上常用的利福昔明制剂剂型多样，有片剂、干混悬剂、胶囊剂等。不同剂型、不同规格的用法用量存在差异：成人片剂口服每次0.2 g，每日3～4次；儿童每次0.1～0.2 g，每日3～4次，疗程为2～4周。对利福霉素类药物过敏者，肠梗阻及严重肠道溃疡性病变者禁用；妊娠及哺乳期妇女慎用。

研究表明小肠细菌过度生长与肠易激综合征的发病机制有关。2014年希腊的一项研究发现，对十二指肠第三段抽液定量培养从诊断为小肠细菌过度生长的患者中分离170个需氧微生物，在模拟小肠环境中进行时间杀伤试验研究利福昔明体外药效。结果表明利福昔明对于小肠细菌过度生长相关的特定肠道菌群有较强作用[24]。

美国的一项回顾性分析罗马Ⅰ标准阳性肠易激综合征患者的研究中发现，在使用利福昔明及其他抗生素治疗的前后对比中，利福昔明在肠易激综合征的治疗和再治疗方面比其他抗生素更有效[25]。利福昔明用于便秘型肠易激综合征患者与安慰剂相比，治疗4周后症状得到充分缓解的比例明显增多[26]。而在中国的一项关于利福昔明治疗肠易激综合征的Meta分析发现，利福昔明能够有效改善肠易激综合征相关腹痛、腹胀、大便性状改变等临床症状，且具有较好的安全性[27]。

美国和欧洲的一项针对腹泻型肠易激综合征的3期随机临床对照试验发现，在对利福昔明有反应的患者中有64.4%复发，再将患者随机分配接受利福昔明或安慰剂的重复治疗中，利福昔明组应答百分比显著高于安慰剂组（$P=0.03$），利福昔明组的腹痛应答百分比也显著高于安慰剂组（$P=0.018$）。研究结果表明在预防复发，持久反应及改善腹部症状方面，重复利用利福昔明治疗有效且耐受性良好[28]。

综上所述，利福昔明作为一种口服不吸收的肠道抗生素对治疗肠易激综合征具有明显疗效，可用于初步治疗及再治疗肠道菌群失调引起的肠易激综合征。但其进一步的耐药性、复发情况及作用机制尚不明确，目前尚未清楚反复或长期使用抗生素治疗是否会导致不良后果的发生，需要进一步观察研究。

四、渗透性泻剂

1. 药理学

泻剂在临床上常用于治疗便秘型肠易激综合征，分为渗透性泻剂、刺激性泻剂、容积性泻剂、大便软化剂等。渗透性泻剂可以用于治疗便秘型肠易激综合征患者，可以提高排便频率，改善排便困难等症状。渗透性泻剂通过在肠腔内形成高渗环境，促进肠道分泌，从而软化粪便，加快肠道运输。但容积性泻剂会增加粪便容积，扩张肠管，可能会加重患者腹胀症状，因而不被推荐用于便秘型肠易激综合征的治疗。

聚乙二醇通过其渗透作用，导致水分滞留在结肠中，增加粪便含水量并软化大便，产生腹泻、水样便等作用，从而改善便秘症状。其在肠道内不被降解、不被吸收、不改变肠道酸碱度，可快速清理肠道[29]。

乳果糖在直肠内分解为乳糖及少量乙酸，导致肠道内酸碱度下降，并通过渗透作用增加结肠内容量，抑制肠道细菌产氨，使肠腔已有的氨转化为氨离子，还可刺激大肠蠕动，软化大便，起到缓解便秘的作用。在一项前瞻性研究中，乳果糖刺激可以用于评估患者内脏敏感性与肠易激综合征的严重程度，乳果糖氢呼气试验有助于更好地描述肠易激综合征患者的症状及评估治疗方法的疗效[30]。

聚卡波非钙是一种吸水性高分子聚合物，能够保持消化道内水分，调节消化道内容物输送，抑制腹泻，改善便秘症状。多项研究表明聚卡波非钙可以改善结肠转运时间、肠蠕动频率、大便性状及腹痛症状，可用于治疗便秘型肠易激综合征[31]。

2. 临床应用与研究进展

常用的渗透性泻剂有聚乙二醇、乳果糖、聚卡波非钙等，另有纤维衍生物类和车前子类制剂，可通过增加水分而增加粪便量。

聚乙二醇常为粉剂，成人口服每日10～20 g，将本品溶解在水中服用。炎症性肠病、肠梗阻患者禁用本品，且不宜长期服用。在探究聚乙二醇4000治疗便秘型肠易激综合征的临床试验中可观察到，聚乙二醇可以明显增加便秘型肠易激综合征的大便次数，患者自觉症状得到改善，且治疗2周结束后生化指标无明显变化，提示聚乙二醇具有良好安全性，但患者腹胀较常见，长期治疗耐受性可能稍差[32]。一项研究发现，使用非甾体类抗炎药同时会增加健康受试者及肠易激综合征患者服用聚乙二醇后的黏膜通透性[33]。因此，服用聚乙二醇时应注意与其他药物的相互作用、患者耐受情况，注意监测患者水和电解质情况。研究发现治疗28天后发现聚乙二醇加电解质与安慰剂相比在缓解便秘方面疗效更优，且能够改善腹部不适等症状[34]，故可以联合使用聚乙二醇与电解质治疗便秘型肠易激综合征。

乳果糖常为口服液，成人口服初始剂量为每次30～45ml，每日3次，个体化维持剂量，儿童剂量酌减。有乳糖不耐受者禁用本品，不良反应偶见腹泻，少数患者有肠胀气。由于乳果糖可能会加重便秘型肠易激综合征患者腹痛、腹胀等症状，较少被推荐用于治疗便秘型肠易激综合征。一项随机对照试验观察到肠易激综合征患者在摄入不可吸收的碳水化合物乳果糖后出现了更多的症状，并出现了小肠内异常的液体积聚，这可能是与小肠运动活动受损或回盲部功能受损有关[35]。乳果糖摄入后会使肠易激综合征患者餐后血清SCFA、乙酸、丙酸和丁酸水平显著降低，可能与肠易激综合征患者结肠发酵功能受损有关，但其机制尚不明确[36]。一项比较聚乙二醇和乳果糖治疗便秘的研究发现，低剂量聚乙二醇比乳果糖疗效更优，并发胃肠胀气更少，耐受性更好[37]。

聚卡波非钙成人常用量为2片(1.0 g)，口服，一日3次，饭后用足量水送服。由于本品不吸收入血，不易影响其他药物的药物动力学，临床上可与快速导泻药序贯治疗，所以可以和其他治疗便秘或肠易激综合征的药物联合使用[38]。

五、肠道促分泌剂

1. 药理学

肠道促分泌剂通过激活肠上皮细胞相关离子通道促进肠上皮细胞分泌，从而软化大便，改善便秘症状，包括鸟苷酸环化酶(guanylate cyclase, GC)-C激动剂和选择性氯通道激动剂，常用的GC-C激动剂有利那洛肽，常用的选择性氯通道激动剂有鲁比前列酮。

GC-C是一种跨膜蛋白受体，它在肠上皮细胞中的含量丰富，主要通过环鸟苷酸的产生和囊性纤维化跨膜传导调节因子的激活介导，氯化物的分泌，以及碳酸氢盐和液体进入肠腔[39]。利那洛肽是全球首个GC-C受体激动剂，通过细胞内释放环化酶鸟苷，增加Cl^-、HCO_3^-和水向肠腔分泌，刺激胃肠分泌，加快胃肠道蠕动，调节内脏敏感性，也可促进细胞外cGMP浓度升高，降低痛觉神经活性，从而减轻痛觉感受，缓解腹痛症状[40]。利那洛肽可显著改善直肠过敏、便秘型肠易激综合征症状和提高生活质量，还能够延长肠-脑传入信号；但与安慰剂相比，传入和传出信号均不受影响，这可以解释利那洛肽缓解便秘型肠易激综合征患者疼痛的作用[41]。利那洛肽在中国和美国获批用于成年便秘型肠易激综合征治疗，在欧洲获批用于成年中度或重度便秘型肠易激综合征的治疗。在Ⅲ期临床试验中，利那洛肽显著增加慢性便秘患者的每周自发性排便和完全自发性排便，对便秘型肠易激综合征患者有效，同时减少了腹痛症状[42]。我国最近一项利那洛肽治疗便秘型肠易激综合征的随机对照试验证实，利那洛肽能够有效缓解便秘型肠易激综合征的腹痛、便秘等症状，其疗效可能与白介素-37 升高有关[43]。

鲁比前列酮是局限性氯通道激动剂，是前列腺素 E1 的一种双环脂肪酸代谢类似物，可选择性激活位于胃肠道上皮细胞尖端管腔细胞膜上的 2 型氯通道，增加肠液的分泌和肠道的运动，从而促进排便，不刺激胃肠平滑肌，且不改变血浆中 Na^+ 和 K^+ 的浓度，保持血清电解质水平，可显著增加便秘型肠易激综合征患者排便频率和改善腹痛症状[44]。鲁比前列酮被美国食品药品监督管理局批准用于 18 岁以上的成人女性便秘型肠易激综合征患者，但药物安全性还需要进一步验证。

2. 临床应用与研究进展

利那洛肽常为胶囊剂，成人每日 290 μg，至少首餐前 30 分钟口服。由于该药未在 6～18 岁年龄段青少年中开展研究，因此不建议 6～18 岁患者使用。而且 6 岁以下儿童禁用，已知或疑似肠梗阻患者禁用；妊娠及哺乳期妇女禁用；老年患者慎用。其常见不良反应有腹泻、腹痛、腹胀和胃肠胀气等消化道症状，其与治疗期间血清酶升高或临床明显肝损伤发作没有关联[45]。一项评价利那洛肽治疗便秘型肠易激综合征的疗效及安全性 Meta 分析发现，利那洛肽对治疗便秘型肠易激综合征具有良好的疗效，能够充分缓解腹痛、便秘等症状，具有良好的安全性和耐受性，是治疗便秘型肠易激综合征的理想药物[46]。

一项随机试验观察到，利那洛肽治疗 2 周后能够明显改善便秘型肠易激综合征患者的腹胀、腹部不适、自主排便情况，且初期治疗效果明显[47]。美国的一项旨在验证利那洛肽在儿童中的有效性和安全性临床试验观察到，近一半儿童利那洛肽治疗有效，但大约三分之一患者发生不良反应，多为腹泻、腹痛、恶心和腹胀。因此，需要进一步开展对照研究以明确利那洛肽在儿童中的安全性[48]。在Ⅲ期双盲安慰剂对照试验中，便秘型肠易激综合征患者随机接受利那洛肽(290 μg/d)或安慰剂为期 12 周，亚队列分析数据发现利那洛肽在中国便秘型肠易激综合征患者中有效且耐受性好，起效快[49]。利那洛肽缓释制剂是以回肠或盲肠给药靶点开发的，可在保持镇痛作用的同时调节药物缓慢释放，其Ⅱb 期临床研究发现，改变肠内给药部位可能降低其对疼痛缓解的作用，但研究参数有限，需要进一步研究确认[50]。

利那洛肽口服给药后吸收率低，在胃的酸性环境中较稳定，在小肠中转化为 MM-419447，肽的二硫键在小肠中被还原，随后它们被蛋白水解和降解，平均 3%～5%在人粪便中排出。MM-419447 在体外表现出与 T84 细胞的高亲和力结合，导致细胞 GC 的浓度依赖性显著积累[51]。

鲁比前列酮常为胶囊剂，建议开始使用 8 μg，推荐剂量为 24 μg，每日 2 次，餐中口服。鲁比前列酮的生物利用率低，血药浓度低于检测定量水平，一般测定其活性代谢产物 M3，在胃及空肠迅速代谢，大约 1 小时内达到血浆浓度峰值，半衰期为 0.9～1.4 小时[52]。本品用于治疗便秘型肠易激综合征时只适用于 18 岁以上的成年女性，儿童及成年男性禁用。一项多中心研究发现，每日 2 次服用 8 μg 鲁比前列酮可改善肠易激综合征的整体症状[53]。一项 Meta 分析发现，鲁比前列酮治疗一个月能够显著改善便秘、腹痛、腹胀等肠易激综合征症状，且随访 3 个月不良反应有限，是治疗便秘型肠易激综合征安全有效的药物[54]。鲁比前列酮通常耐受性良好，严重的不良事件很少见。该药最常见的不良反应有恶心、腹泻、头痛等，发生机制可能与小肠分泌增加、小肠扩张及平滑肌收缩有关[55]。鲁比前列酮在国内尚未上市，中国有关鲁比前列酮治疗便秘型肠易激综合征的临床试验正在进行中。

六、益生菌

1. 药理学

肠道菌群失调会引起肠道的免疫反应，多项研究发现肠易激综合征患者存在肠道菌群失调的表现，粪便乳酸菌和双歧杆菌的水平降低，菌群多样性减少，表明肠道菌群紊乱可能与肠易激综合征的发生发展有关。

益生菌可能是通过以下机制来治疗肠易激综合征，包括肠黏膜屏障功能、肠道微生物、肠黏膜免疫系统、内脏感觉的修复等，还可改善肠易激综合征患者外周血 T 淋巴细胞亚群比例[56]，可在缩短临床症状缓解时间的同时改善患者血浆胃肠激素水平[57]。益生菌可以增加细胞间机械屏障的完整性并调节肠道黏膜细胞的增殖，通过黏附与竞争作用对肠道黏膜产生生物屏障，同时可以产生抗菌类物质实现化学屏障的保护。此外，益生菌还可以产生多种营养素，有助于维持肠黏膜细胞结构与功能的完整性，从而维护肠道黏膜屏障，还可以通过定植拮抗和抑制作用，有效调节肠道菌群[58]。一项探究二联益生菌治疗腹泻型肠易激综合征患者疗效的随机对照试验发现，二联益生菌辅助复方谷氨酰胺治疗 4 周后能够有效调节肠道菌群数量，提升机体免疫功能，抑制血清炎性因子表达，安全性较好[59]。

一项研究发现应激反应是肠易激综合征症状的主要驱动因素，其中益生菌的联合治疗对肠易激综合征症状的有益效果是通过恢复应激反应实现的；而菌株对肠易激综合征患者焦虑和抑郁的影响的时间过程与抗炎作用相平行，即循环中 TNF-α 水平的降低[60]。除了常见的细菌外，还有一些酵母菌被证实对肠易激综合征有效。布拉迪酵母菌是一种广泛应用的真菌益生菌，可以通过激活 EGFR 上调 SERT，并通过调节肠道菌群抑制肠道运动，可用于肠易激综合征的腹泻等症状的治疗[61]。酿酒酵母 I-3856 可改善肠易激综合征患者腹痛和腹胀症状[62]。

2. 临床应用及研究进展

益生菌种类多样，临床上常以双歧杆菌为主联合其他肠道菌种制剂，常用的有乳酶生、双歧杆菌联合活菌制剂等。

乳酶生常用制剂为片剂，成人每次 0.3～1.0 g，每日 3 次，饭前口服，不宜与抗菌药物或吸附剂合用，可间隔 2～3 小时分开服用。双歧杆菌三联活菌，其组成为长型双歧杆菌、嗜酸乳杆菌、粪肠球菌。混合制剂若为胶囊剂，成人每次口服 410～630 mg，每日 2～3 次；散剂，成人每次口服 1 g，每日 3 次，儿童用量酌减。过敏体质者慎用，抗酸药、抗菌药与混合菌剂合用可减弱疗效，应分开服用。双歧杆菌四联活菌的组成为婴儿双歧杆菌、嗜酸乳杆菌、粪肠球菌、蜡样芽孢杆菌，每片重 0.5 g，一日 3 次，每次 3 片，餐后温开水或温牛奶送服。一项随机对照试验显示其可改善肠易激综合征患者的排便次数及粪便性状[63]。

“益生菌 1 号”由婴儿双歧杆菌 B145、嗜酸乳杆菌 LA85、干酪乳杆菌 LC89 及乳酸片球菌 4 种益生菌组合而成的一种新型复合益生菌制剂。最近的一项临床疗效研究发现，与安慰剂相比，服用 2 周可改善肠易激综合征总体症状、大便性状及生活质量，尤其在治疗腹泻型肠易激综合征中疗效显著[64]。我国一项益生菌治疗肠易激综合征的Meta分析发现，益生菌能够有效治疗肠易激综合征患者，改善患者腹痛、腹部不适症状，复合益生菌较单一益生菌不良反应更少[65]，推荐使用复合益生菌。一项研究口服大肠埃希菌(DSM 17252)和粪肠球菌(DSM 16440)的益生菌裂解液治疗肠易激综合征患者的有效性的Ⅳ期随机双盲安慰剂对照多中心试验发现，裂解液并不是对所有肠易激综合征亚型都有效，腹泻型肠易激综合征可能具有更高的敏感性[66]。

目前的证据表明，特定的益生菌组合、种类或菌株对肠易激综合征的总体症状是有效的，但由于各项研究方法存在差异。有关益生菌的最佳种属、剂量、组合和治疗疗程等均难以得出准确意见，目前仍然需要探索各种治疗方案[67]。

七、神经递质调节药物

1. 药理学

精神因素是肠易激综合征发展过程中的重要影响因素，肠易激综合征患者常伴有精神心理异常，可能导致患者中枢神经系统情感方面的改变，肠易激综合征患者对应激刺激作出的反应比正常人更加敏感、强烈，通过脑-肠轴，神经系统可以调节胃肠动力，导致患者出现腹痛、腹泻等症状。神经递质调节药物对肠易激综合征有效，其作用机制可能与对中枢神经系统的直接作用，以及通过脑-肠轴的作用相互影响而缓解肠易激综合征的症状有关。用于治疗肠易激综合征的神经递质调节药物包括三大类：三环类抗抑郁药(tricyclic antidepressants，TCA)、5-羟色胺选择性重摄取抑制剂(serotonin-selective reuptake inhibitor，SSRI)、选择性去甲肾上腺素再吸收抑制剂(selective noradrenalin reuptake inhibitor，SNRI)。

TCA可以改善肠易激综合征患者焦虑、抑郁情绪，提高难治性肠易激综合征患者生活质量，可延长口盲肠运输时间，被推荐用于治疗腹泻型肠易激综合征。TCA能够阻断胆碱能、5-HT能神经末梢对胆碱能和5-HT的再摄取，增加突触间隙递质的浓度，改善抑郁症状，能抑制去甲肾上腺素再摄取，以及阻断α1肾上腺素受体和H1受体，发挥抗胆碱能作用及一定程度的抗炎抗菌作用[68]，调节胃肠道状态。肠易激综合征患者疼痛阈值较低，内脏敏感性较高，患者应激状态时，CRH、ACTH和GC水平比正常人群高[69]，这类激素可促进胃酸分泌、胃肠道小血管痉挛等，从而影响胃肠道状态，而抗抑郁药物可抑制大脑边缘系统的应激，抑制HPA的激活，减少应激激素的释放，缓解肠易激综合征的症状。

SSRI可缩短口盲肠运输时间，选择性地抑制5-HT的回收，被推荐用于治疗便秘型肠易激综合征。5-HT水平异常可能引起内脏高敏感性、胃肠动力改变等，导致疼痛、腹泻等肠易激综合征症状。SSRI能够抑制5-HT再摄取，调节5-HT浓度，提高疼痛阈值，降低内脏敏感性，具有镇痛效果[70]。SNRI对5-HT和去甲肾上腺素双重作用机制使其在治疗肠易激综合征方面具有较大的潜力，但需要进一步研究观察其作用、疗效及安全性。

2. 临床应用及研究进展

神经递质调节药物的适应证为肠易激综合征合并存在精神心理障碍，如抑郁、焦虑等，以及常规药物治疗效果不理想的难治性肠易激综合征。

肠易激综合征患者抗抑郁药治疗的适应证为合并抑郁或焦虑、难治性肠易激综合征、表现为中-重度腹痛或腹部不适；推荐疗程至少为3个月[71]。阿米替林(属于TCA)，常为片剂，成人口服起始剂量12.5～25 mg，每日1～3次，随后逐渐加量，有效剂量为150～250 mg，维持剂量为每天50～100 mg，分次服用。有严重心肝疾病、高血压病、青光眼、前列腺肥大、尿潴留患者及孕妇禁用；儿童慎用；本品不宜与MAO合用，应在停用10～14日后再用本品。TCA的不良反应常见头晕、出汗、乏力、恶心、失眠等，偶见白细胞减少、锥体外系反应、轻躁狂状态、胆汁淤积性黄疸、肝坏死或过量可导致死亡。本品因镇静作用强，宜下午、晚上服药。

SSRI包括舍曲林、西酞普兰等，其有效性可能与其使用剂量、疗程等有关，在适合的剂量下才能显示出其治疗肠易激综合征的益处，仍需较长时间、较大样本量的随机对照试验来证实。舍曲林常为片剂，口服，每日50 mg，疗效不佳者可增加剂量，最大剂量200 mg/d，长期用药应维持在最低有效治疗剂量，本品与锂盐合用时可能出现震颤，应谨慎；能够使茶碱血浓度升高，增加茶碱不良反应的发生，增加苯妥英钠的毒性。西酞普兰常为片剂，口服，每日20 mg，通常有效量为20～40 mg/d，疗效不佳者可增加剂量，最大量为60 mg/d，长期用药应维持在最低有效治疗量。SSRI有严重肝肾功能不全和使用MAO的患者禁用；孕妇和哺乳期妇女不宜使用；有癫痫史、双相情感障碍、近期发生心肌梗死、心脏疾病、肝肾功能不全、血小板聚集功能受损、血容量不足或使用利尿药者慎用；肝肾功能不全者、老年人应适当减少剂量；不应与MAO合用，可出现严重的甚至致命的不良反应；不良反应包括消化不良、心悸、震颤、头晕、失眠、嗜睡、多汗、口干、性功能障碍等。

TCA治疗肠易激综合征的整体症状改善率优于SSRI，对腹痛的改善尤为明显[72]。SSRI与TCA相比，优势在于其有抗焦虑作用，且副作用较少[73]。SNRI对5-HT和去甲肾上腺素独特的双重作用机制使得这类精神药物在治疗肠易激综合征方面具有较大的潜力，但其疗效及安全性有待进一步研究。

八、其他

1. 5-HT受体调节剂

5-HT是调节胃肠道功能重要的神经递质，主要分布在肠道黏膜层肠上皮内的嗜铬细胞中。嗜铬细胞受刺激时可以分泌5-HT，通过激动肠黏膜下传入神经元上5-HT受体，促进小肠运输，并传递疼痛等感觉和刺激进入大脑，从而促进肠道分泌及运动。5-HT受体调节剂包括5-HT_3受体拮抗剂和5-HT_4受体部分激动剂。

5-HT_3受体拮抗剂能够抑制5-HT介导的外源性感觉传入神经向中枢神经系统的信号传递，可减慢运输、减少肠道分泌、降低结肠积气、延迟结肠转运、改变直肠顺应性并降低内脏敏感性。代表药物阿洛司琼能有效地缓解腹痛、腹胀、排便急迫感及减少排便次数，改善粪质产生成形大便，但曾因为发生严重不良反应(缺血性结肠炎)而退出市场。雷莫司琼是另一种强效选择性5-HT_3受体拮抗剂。在动物实验中，其能够减少CRH诱导的排便，并能够抑制结肠痛觉，但需要进一步的大规模前瞻性研究来评估其是否有效，并评估其长期安全性[74]。

5-HT_4受体部分激动剂可能主要通过肠嗜铬细胞上的5-HT_4受体抑制5-HT的

释放，也可通过胆碱能神经释放 ACh 促进 5-HT 释放，进而影响胃肠道动力及改善内脏高敏感性。其代表药物有莫沙必利（mosapride）、伦扎必利（renzapride）、替加色罗（tegaserod）。莫沙必利是目前临床上应用最广泛的 $5\text{-}HT_4$ 受体激动剂，主要作用部位为上消化道，可以选择性促进胃和小肠的运动，缩短肠道传输时间，加快结肠蠕动，能够减轻腹痛、腹胀，推动胃肠道运动[75]。伦扎必利是 $5\text{-}HT_4$ 激动剂和 $5\text{-}HT_3$ 受体拮抗剂，对胃肠道运动和转运有刺激作用。替加色罗是高选择性的 $5\text{-}HT_4$ 受体部分激动剂，被美国批准用于治疗女性便秘性肠易激综合征，与 $5\text{-}HT_4$ 受体的亲和力高[76]。替加色罗能被小肠迅速吸收，并以粪便和尿液代谢物的形式排出体外，对通过细胞色素 P450 酶系代谢药物的血药浓度没有影响，其在肠易激综合征患者中具有良好的安全性和耐受性。替加色罗的不良反应主要是腹泻、头痛，腹泻是最常见的不良反应，但为轻微和一过性[77]。

因 5-HT 受体调节剂具有中枢神经系统不良反应，发展前景不明确，但仍是治疗肠易激综合征的焦点药物。建议临床使用根据病情的分型、严重程度、年龄、性别和有无心脑血管等重要器官合并症等慎重使用，并严格监测[78]。

2. 阿片类受体配体药物

肠肌中存在阿片受体，阿片类受体在胃肠道中能产生镇痛作用，阿片类受体配体药物能够调节痛觉等神经冲动传入而发挥调节胃肠道运动及镇痛作用。常用的阿片类受体配体药物有艾沙度林（Eluxadoline）、阿西马多林（Asimadoline）。

艾沙度林是口服低吸收的药物，在胃肠道局部作为一种混合的选择性 μ-受体激动剂、δ-受体拮抗剂、κ-受体激动剂，可减少肠道收缩，用于治疗成人腹泻型肠易激综合征。艾沙度林于 2015 年 5 月 27 日在 FDA 获得批准，推荐剂量为 100 mg，每日 2 次，随餐服用。对于无胆囊患者、无法耐受 100 mg 剂量的患者、同时服用 OATP1B1 抑制剂的患者、具有轻中度肝损伤的患者，推荐剂量为 75 mg，每日 2 次，随餐服用。在引发严重便秘超过 4 天时，停止服用该药。最常见的胃肠道反应为恶心、腹痛、呕吐和便秘，耐受性良好，推荐避免与其他腹泻型肠易激综合征药物合用以防便秘[79]。

阿西马多林是一种选择性 κ-阿片受体激动剂，与 κ 受体有较高亲和力，具有调节疼痛信号、降低结肠扩张反应的作用，降低整体疼痛感，而不改变其依从性[80]。其几乎不通过血脑屏障，静脉使用或口服后可在肠道聚集，从而起到肠道镇痛的作用。

第二节　肠易激综合征的粪菌移植治疗

粪菌移植（fecal microbiota transplantation, FMT）是一种将健康供体的胃肠道微生物群注入受体的肠道，以治疗与菌群失调相关疾病的新型疗法。世界上最早记载 FMT 用于人体治疗的文献大致追溯到东晋时期葛洪所著的《肘后备急方》，当中记载了用人粪清治疗食物中毒、腹泻和发热。现代研究中首例 FMT 是由美国 Eiseman B 于 1958 年将其应用于伪膜性肠炎的治疗并取得了显著疗效[81]，由此开启了 FMT 现代治疗的篇章。2012 年，FMT 被 FDA 列入治疗复发性艰难梭菌感染（recurrent *Clostridium difficile* infection, RCDI）的临床指南，这是 FMT 发展的一个重要里程碑。随着对 FMT

研究的不断深入，学者发现FMT对许多菌群失调疾病具有潜在治疗作用，这其中就包括肠易激综合征。

生态失调在肠易激综合征发病机制中发挥着重要作用。因此，用益生菌和FMT等方式调节肠道微生物群已被建议作为肠易激综合征的治疗选择。目前关于FMT治疗肠易激综合征的临床研究中，有证据显示FMT改善了肠易激综合征症状，但也有研究提供了阴性结果，因此使用FMT作为肠易激综合征的治疗手段仍存在争议。

一、粪菌移植的方法

1. 供体选择和粪便准备

随着学界对FMT的兴趣越来越大，为了减少和预防不良事件的发生，建议对FMT进行严格的供体筛查测试。美国食品药品监督管理局和《粪菌移植临床实践欧洲共识会议》都建议使用捐赠者问卷来满足排除和纳入标准，同时应制定标准的供体筛查方案，以降低从供体传播给接受者的感染风险，合适的供体应在捐献前4周内接受血液和粪便检查[82-83]。配偶或近亲历来被认为是理想的FMT捐赠者，因为存在共同的环境风险因素，配偶的粪便材料可能会将感染传播的风险降至最低。然而，更多的临床证据证明供体和FMT结局之间没有关联[84]。在遗传学参与发病的疾病中，如炎症性肠病，无亲属关系的FMT志愿捐赠者可能更有益[85]。另外，筛查和捐赠之间的时间是另一个重要问题。FMT法国小组建议，期限必须尽可能短，不超过21天，以减少污染风险。

在选择超级供体时，必须考虑可能对肠道微生物群产生影响的因素。显而易见，每个个体都携带着独特的微生物组，并且在种群水平上，微生物组在种族起源中显示出不同的聚类，即使这些个体居住在同一地理区域。事实上，基线多样性和肠道微生物群组成似乎会影响供体FMT的治疗反应。因此，根据特定微生物群菌株的存在预先选择FMT供体可能是改善临床结果的可行方法[86]。另外，吸烟/戒烟、剖腹产和(或)配方奶喂养、抗生素使用、运动和饮食都会对肠道微生物群产生影响[87-88]。此外，超级供体不应是任何患者的一级亲属，因为肠道微生物群受遗传组成的影响，并且具有更大遗传相似性的超级供体和受体也可能在其粪便微生物群中具有更大的相似性[89]。

在FMT实践之初，人们一直在争论新鲜或冷冻粪便材料，哪种是FMT的更好选择。目前，几项随机临床试验和Meta分析表明，冷冻FMT在复发性或难治性艰难梭菌感染的临床改善方面与新鲜FMT具有相同的疗效[90-92]。因此，粪便材料的管理应规范，粪便库(stool bank)应运而生。粪便库的主要目的是从预先筛选的、定义明确的捐赠者池中提供高质量、即用型的供体粪便悬浮液，粪便库可以保证患者可靠、及时和公平地获得FMT，以及确保程序安全和质量的可追溯工作流程[93]。粪便库目前分布不均，在立法、组织和结构上差异较大，可以在机构、国家或国际层面运作，如荷兰粪便供体库(Netherlands donor feces bank, NDFB)。

2. 患者准备

接受FMT的患者在粪便输注前12～48小时，不应使用任何形式的抗生素。FMT程序的实际准备包括标准肠道准备，在供体粪便输注之前，肠道内应几乎没有受污染的粪便物质，以确保移植物健康。一些研究建议在FMT前1小时使用洛哌丁胺，以确保移植的粪便在肠道中停留至少4小时[94]。

3. 递送途径和递送频率

FMT的首选给药途径仍然是一个讨论的话题。FMT可通过上消化道途径(鼻胃管、鼻十二指肠管、鼻空肠管或胶囊口服),也可通过下消化道途径(结肠镜或灌肠给药)[93]。对于每一种递送方式,都应考虑多种因素如安全、有效、审美、心理和隐私等。事实上,FMT相关不良事件的风险因素可能会指导选择特定的给药途径。例如,吸入的危险因素可能会有利于结肠镜检查的使用;而对于脆弱的患者,上消化道途径可以用来避免结肠镜检查。

有关FMT治疗肠易激综合征的Meta分析显示与肠镜下给药或鼻胃管给药治疗效果相比,口服粪菌胶囊呈劣势。粪菌胶囊考虑到口服原因受限于胶囊大小,导致所含菌群剂量不足,这可能与其效果欠佳有关。同时,粪菌胶囊由口入胃肠道,更容易受到胃酸及胰酶等消化酶的影响,导致移植菌群受到损害。另外,粪菌胶囊难以人为控制其运动轨迹,可能因滞留于胃内而难以保证到达指定作用部位。相比之下,使用结肠镜进行FMT前,往往需要服用导泻剂清肠,这可能会使得定植于肠道黏膜表面的菌群随粪便排出,改变原有的肠道微生物群落,更有利于移植菌群的种植定居,从而改善临床症状。但结肠镜途径也存在内镜操作的风险,如穿孔、出血、感染等。可见,不同FMT移植途径都有其利弊,且不同移植途径取得的效果可能完全不同。目前有关不同FMT移植方式治疗肠易激综合征的疗效的临床试验缺乏,需要进一步的RCT予以证实。

FMT治疗后,应答者的微生物群组成通常会发生变化,与健康供体的微生物群组成更加相似[95]。研究发现在FMT诱导溃疡性结肠炎的缓解期,粪便微生物群不稳定,一年后,菌群与原始组成的相似性将稳步下降。因此,在合适的时间点进行适当的额外FMT可能会有助于维持溃疡性结肠炎的临床缓解[96]。在一项FMT治疗肠易激综合征的随机安慰剂对照试验中研究者发现[97],在单次FMT后,21%给予供体粪便的患者报告的效果持续超过1年,第二次FMT减轻了67%对供体粪便有初始反应的患者的症状,但既往无反应的患者则没有。在肠易激综合征的治疗中,关键一点是,FMT可以给予一次性或多次性强化剂量治疗,它是基于患者的状况,包括患者对治疗的反应和效果而言,目前临床实践中尚未出现证明最佳FMT递送方法和频率的有力证据,适当方法的决定应取决于个体临床情况[82]。

二、粪菌移植在肠易激综合征中的应用

已有大量证据表明肠道菌群失调是导致肠易激综合征发病机制之一。有研究报道[98]将腹泻型肠易激综合征患者粪便细菌定植到无菌小鼠中会出现胃肠道运输加快、肠屏障功能障碍、先天免疫系统激活及焦虑样行为。其机制可能是通过免疫和代谢机制影响微生物-肠-脑轴,这进一步表明FMT不仅影响肠易激综合征肠道症状,而且能改变肠易激综合征行为表现,这增加了微生物群导向疗法在肠易激综合征患者中的可能性及潜在价值。

世界上首个FMT治疗肠易激综合征的随机、双盲、安慰剂对照试验在挪威进行,移植是通过结肠镜施至盲肠,并且在手术前2 h给予洛哌丁胺以帮助粪便滞留,主要终点是FMT后3个月IBS-SSS评估的症状缓解超过75分,其结果于2018年发表于《柳叶刀》,表明肠易激综合征患者在FMT治疗后3个月时症状明显改善,但在12个月时并

未维持，且新鲜和冷冻 FMT 的效果相似[99]。一项来自 5 个 RCT 的 Meta 分析结果表明，FMT 可能对肠易激综合征有益，通过结肠镜检查或鼻空肠管输送的方式效果更佳[100]。以上研究均肯定了 FMT 在治疗肠易激综合征方面的作用。不过也有研究表明，FMT 通过口服胶囊的方式可以改变肠易激综合征患者的肠道微生物群，但不足以获得肠易激综合征的临床改善[101]。2019 年 Xu D 首次使用 RCT 对肠易激综合征患者的 FMT 进行 Meta 分析和系统评价[102]。结果认为，目前的临床证据并不足以表明 FMT 对全球肠易激综合征症状有益，而其疗效差异可能与给药途径、安慰剂治疗和 FMT 频率有关[103]。

这些相互矛盾的结果为 FMT 治疗肠易激综合征的有效性蒙上了一层神秘面纱。不过最近一项 RCT[88] 为了澄清这些相互矛盾的发现，将 165 名肠易激综合征患者随机分配到安慰剂组（自身粪便）、30 g FMT 组或 60 g FMT 组，比例为 1∶1∶1。FMT 的材料来自一位健康、特征明确的供体，冷冻粪便并通过胃镜给药，主要结局是 FMT 后 3 个月 IBS-SSS 总分降低≥50 分，次要结局是移植后 1 个月生态失调指数（dysbiosis index，DI）降低和肠道细菌谱的变化。结果表明接受 FMT 有效率分别为 23.6%、76.9% 和 89.1%，患者疲劳和生活质量显著改善，肠道细菌谱也发生了显著变化，不良事件为轻度自限性胃肠道症状。这项研究证明了 FMT 在治疗肠易激综合征（各种亚型）方面的有效性，使用具有正常生态失调指数和良好特异性微生物特征的明确供体对于 FMT 的成功至关重要。借助胃镜通过上消化道移植冷冻粪便会使 FMT 易于在临床中进行，且疗效与 FMT 剂量呈正比。

当前的研究初步证实 FMT 可用于治疗肠易激综合征，其疗效受到供体的影响，FMT 的剂量也是影响肠易激综合征结局的重要因素，单次或重复 FMT 是否更有效尚不清楚。另外，接受 FMT 后不良事件大多集中于轻微自限性胃肠道症状，仍需更多高质量、多中心的研究去检验 FMT 的长期疗效。最新一项对 FMT 治疗肠易激综合征的长期随访表示[104]，大多数肠易激综合征患者在 FMT 后 1 年保持反应。此外，症状和生活质量的改善随着时间的推移而增加。生态失调指数、粪便细菌谱和 SCFA 在 1 年时的变化比 3 个月后更全面。还有报道称 FMT 治疗可有效缓解腹泻型肠易激综合征患者的焦虑、抑郁行为，降低 IBS-SSS 评分。

三、粪菌移植的安全性与风险性

有关 FMT 在肠易激综合征治疗上的安全性研究仍然较少。目前，大多数报道显示，FMT 较为安全，不良事件多为轻度至中度，如腹痛、肠胀、大便次数增加、便秘、呕吐等。这些不良事件多为自限性，不需要特殊干预[105]。年龄较小或患有肠易激综合征、炎症性肠病的患者更容易出现胃肠道症状[106]。

另外，FMT 的最大的担忧是感染传播的风险，尤其是对于免疫力低下的患者而言。在一个广为人知的案例中，一个供体将产生大肠埃希菌的超广谱 β-内酰胺酶传播给许多受赠者，导致两个受赠者菌血症，其中一个病例死亡。因此必须谨慎对待免疫功能低下的受者，并对供体仔细筛选[107]。

与 FMT 有关的安全问题的管理导致世界各地有不同的监管和物流方法，包括使用粪便库。鉴于全球新冠病毒大流行，FMT 和粪便储存的国际专家组认为，迫切需要（至少暂时)更新粪便供体筛查的建议,因为粪便样本中存在新冠病毒,通过 FMT 传播该病毒的风险可能高于其他组织移植[108]。

四、粪菌移植的应用前景

全球对 FMT 的兴趣正在增加,医生和患者都越来越了解和知情。尽管 FMT 在临床实践中的传播受到监管和官僚主义问题(主要与成本、捐赠者计划、安全控制有关)的限制,但 FMT 的实践正在蓬勃发展,从高度组织的粪便银行计划到患者确定的定向捐赠者的个人治疗,甚至到个人动手的做法。目前已经有研究开发具有更可重复性的模拟 FMT 效果的疗法,即包含多种纯化细菌培养物的粪便替代品[109]。因此,未来的问题将是基于微生物群的靶向治疗(如添加特定细菌菌株的 FMT),是否有助于增强现有药物治疗效果,以改善人类健康。

第三节 肠易激综合征的精神心理行为疗法

肠易激综合征被认为是一种功能性消化系统心身病症,患者通常伴有焦虑和抑郁,其发生、发展及预后与心理因素密切相关。心理疗法(psychotherapy)是运用心理学的理论和方法的一种精神治疗,重点研究和关注患者心理状态,改善其情绪、认知和行为,最终以适当的方式处理心理问题及适应生活。目前常用的心理治疗主要包括认知行为疗法、催眠疗法、正念疗法、生物反馈疗法和放松疗法等[110]。近年来心理疗法逐渐被国内外专家主张采用治疗肠易激综合征,不仅在缓解胃肠道症状方面比常规疗法更有效,而且共病精神症状(如焦虑、抑郁和躯体化)也得到改善[111-112]。

1. 认知行为疗法

认知行为疗法(cognitive-behavior therapy,CBT)是一组通过改变思维、信念和行为的方法来改变不良认知,达到消除不良情绪和行为的短程心理治疗方法。治疗肠易激综合征的大多数心理干预都是基于认知行为疗法,其治疗目的在于修正消极的自动式思维和潜在意识或信念的紊乱,从而改变患者对特定相关问题的行为模式。目前认知行为疗法主要用于中、重度肠易激综合征或早期的药物疗效不理想,伴紧张或情感波动的患者。研究表明,当认知行为疗法与药物联合运用时,具有相当突出的治疗效果,有助于肠易激综合征患者提高生活质量和社会功能[113]。认知行为疗法与运动相结合可以帮助改变腹泻型肠易激综合征患者的认知偏差和应对方式[114]。另外,认知行为疗法也可以在远程医疗的基础上提供,减少治疗师的面对面接触,可能以更具成本效益的方式提供。一项研究调查了电话治疗 CBT (telephone-delivered CBT,TCBT)和基于网络的 CBT (web-based CBT,WCBT)与常规治疗(treatment as usual,TAU),两者对比结果表明,与常规治疗相比,两种认知行为疗法方法都改善了肠易激综合征的严重程度和应对策略[115]。尽管 CBT 显示出良好的结果,但其应用还取决于患者的意图,专业人员的专业知识和可用资源[116]。

最新美国胃肠病学会(American College of Gastroenterology,ACG)临床指南对于肠易激综合征的管理建议肠道定向心理治疗(gut-directed psychotherapie,GDP)与其他

肠易激综合征疗法联合使用，治疗情绪稳定但表现出肠易激综合征症状的认知情感驱动因素的患者，这就包括胃肠道认知行为疗法(CBT-gastrointestinal，CBT-GI)和肠道定向催眠疗法(gut-directed hypnotherapy，GDH)。GDP涉及广泛的基于技能的技术，包括放松训练，对无益思想的认知重构、减少无助、暴露，以及围绕避免症状或发生症状的环境进行行为试验；它们还包括通过激活大脑中枢来改变疼痛感知的技术，从而下调来自肠道的感觉并增加心理灵活性、接受度和自我效能[117]。

2. 催眠疗法

催眠疗法(hypnotherapy)系指应用催眠方法使患者的意识范围变得极度狭窄，借助环境和言语的暗示或使用药物，用以消除病理心理和躯体障碍的一种心理治疗方法。催眠疗法可使患者能够增强感官感知并控制可能影响情绪、疼痛感知、心血管反应和胃肠蠕动的生理功能。世界胃肠病学组织建议对用药物难以治疗的肠易激综合征患者进行催眠治疗，肠道定向催眠疗法被认为是儿童和成人肠易激综合征最有效的治疗方法之一，反应率从24%到85%不等[118]；且研究表明团体催眠疗法与个体催眠治疗效果相当，这可让更多患者以相同的成本接受治疗，降低患者经济负担[119]。另外，远程催眠也可以缓解肠易激综合征患者的疼痛、焦虑和抑郁症状的严重程度，提高生活质量。随着医疗与网络的融合，“互联网+”医疗会更好地提升肠易激综合征等心身疾病的治疗效率[120]。

催眠疗法有利于良好咨询关系的建立，走进患者的潜意识，了解患者内心最真实的感受和需求，在缓解肠易激综合征患者焦虑、抑郁状态的同时起到积极持久的作用。但存在的问题是肠易激综合征患者可能会因为缺乏对催眠疗法对病情起作用的机制的了解，以及缺乏将其作为治疗选择的认识从而延误治疗时机[121]。

3. 正念疗法

正念疗法(mindfulness-based therapy)，也称“正念冥想”，是一种新型的心理治疗方法，它被定义为“通过有目的地、在当下时刻集中注意力及对体验展开不加判断而出现的意识”。目前较为成熟的正念疗法有正念减压疗法、正念认知疗法、辨证行为疗法、接纳与承诺疗法[122]。随着正念疗法应用范围的不断扩大，将正念疗法应用于肠易激综合征的临床研究越来越受学者关注，正念疗法已被公认为对患者心身状态和社会功能有益，提升幸福感[123-125]。研究表明正念训练对女性肠易激综合征患者肠道症状具有实质性的治疗效果，改善与健康相关的生活质量，有益效果在训练后至少持续3个月[117]。正念疗法作为肠易激综合征的一种辅助治疗方法，能短期缓解患者症状，降低患者躯体疼痛感评分，维持情绪健康，但是该疗法的长期疗效仍需系统研究。

4. 生物反馈疗法

生物反馈疗法(biofeedback therapy)是利用现代生理科学仪器，通过人体内生理或病理信息的自身反馈，使患者经过特殊训练后，进行有意识的“意念”控制和心理训练，从而消除病理过程、恢复身心健康的新型心理治疗方法[126]。研究发现，通过生物反馈疗法治疗肠易激综合征合并排便障碍患者可改善便秘和肠易激综合征症状[127]。国内学者证实[128]生物反馈治疗肠易激综合征具有明显的疗效，不仅改善了患者的心理状况，而且缓解了腹部症状，提高了患者的生活质量。生物反馈疗法改善肠易激综合征患者相关便秘症状可能是通过降低盆底肌静息振幅和张力振幅，提高挤压振幅产生效果的。Leahy 等[129]开发了一种以肠道为导向的计算机生物反馈游戏，通过监测皮肤电活动，将压力变化与计算机动画图形联系起来，治疗了 40 名对常规药物治疗无效的肠易激综合征患者并在短期内显效。生物反馈技术是实践“生物-心理-社会”医学模式的具体表现，为肠易激综合征的治疗提供了新的思路，值得在临床上推广。

5. 放松疗法

放松疗法(relaxation therapy)是一种通过训练，有意识地控制自身的心理生理活动、降低唤醒水平、改善机体功能的心理治疗方法。它包括渐进式肌肉放松、放松呼吸和引导意象，可直接减少导致肠易激综合征症状的生理唤醒和负面情绪[130]。放松疗法是肠易激综合征认知行为或应激管理干预中最常见的组成部分，它也可作为独立干预措施改善肠易激综合征患者胃肠道症状、降低医疗费用、提高生活质量[131]。有研究将 80 例肠易激综合征患者随机给予放松疗法及常规治疗联合咨询干预，随访 3 个月后发现，放松疗法的疗效优于对照组，可作为肠易激综合征患者的长期非药物治疗方法[132]。

肠易激综合征属于身心共治疾病，一般在药物治疗 12 个月后症状无改善时才考虑心理治疗。心理治疗可以改善肠易激综合征患者的肠道症状、减少焦虑和抑郁等精神症状，尤其是对常规治疗无效的患者。不同的心理疗法在缓解肠易激综合征患者的焦虑、抑郁状态均有不同效用，应根据患者特点选择个性化治疗；同时心理疗法需要干预者具备一定的心理专业知识和较良好的沟通能力，且心理疗法评价指标易受患者主观因素及依从性影响，缺乏客观生理指标。中国是健康需求大国，心理疗法在肠易激综合征的治疗中正处于快速探索发展阶段。

第四节　肠易激综合征现代西医名家诊治经验

肠易激综合征的西医诊疗常常以止泻、解痉、缓解腹痛、改善肠道菌群、镇静抗焦虑等对症治疗为主，辅助以饮食、粪便菌群移植等治疗，根据患者情况进行疾病教育及相关护理，中西医相互结合，以诊治疾病。

一、方秀才诊疗经验

方秀才教授为北京协和医院消化内科主任医师，现任中华医学会消化病学分会胃肠动力学组副组长兼秘书，擅长治疗功能性胃肠病、胃肠动力性疾病。其曾主编专著《肠易激综合征诊断和治疗》，在肠易激综合征的诊疗上有较丰富的经验。

在肠易激综合征的诊断上，方秀才主任认为排便频率和粪便性状改变、排便费力、排便急迫感和不尽感、黏液便等对诊断有支持意义。肠易激综合征可以与其他功能性胃肠病重叠，有烧心、中上腹饱胀等症状，也可以与器质性疾病同时存在，且呈现肠道外症状，如尿频、排尿不尽、痛经等，特别要注意与肠道肿瘤相鉴别。肠易激综合征患者常伴有心理障碍、消极抑郁状态等，对这些情绪状态的识别将有助于诊断和治疗肠易激综合征[133]。

肠易激综合征的发病机制与肠道微生态改变、肠道黏膜屏障损伤和黏膜通透性增加、肠神经系统改变和自身免疫性肠神经元损伤有关。因此，治疗方面也可以根据此发病机制进行[134]。针对患者心理障碍等问题，应给予患者实行个体化处方神经调节剂，对于腹泻型肠易激综合征患者，针对性选择神经调节剂能够显著提高疗效，如选用米氮平治疗伴有睡眠障碍者；帕罗西汀治疗焦虑症状，并帮助改善腹泻症状。使用神经调节剂应从小剂量开始，1～2 周内逐渐增加至目标量，并与患者充分沟通，坚持用药才能达到理想效果[135]。

二、左秀丽诊疗经验

左秀丽教授为山东大学齐鲁医院消化内科主任，其创新性提出应用普通食品酸乳治疗肠易激综合征，并进行多中心、大样本的研究，得出酸乳对该病有较好的治疗作用，并能有效节约医疗资源。此外，其主持的“IBS 脑-肠互动异常发生的分子机制及治疗的研究”课题，旨在揭开大脑、肠道和肠道菌群间的关系，通过调节肠道菌群，治疗肠易激综合征。

在肠易激综合征病因及发病机制上，左秀丽教授认为不同肠易激综合征亚型的胃肠动力改变不同，胃-结肠反射异常在便秘型肠易激综合征和腹泻型肠易激综合征中明显不同。内脏高敏感性是核心发病机制之一，CNS 对肠道刺激的感知异常及脑-肠轴调节异常可能参与肠易激综合征发生，肠道菌群失衡、感染及免疫、精神心理因素也与肠易激综合征的产生及加重密切相关[136]。

其研究腹部冷刺激如饮冰水，直肠内温度变化会影响患者内脏感觉阈值，温度刺激可明显降低肠易激综合征患者（除便秘型）的内脏感觉阈值，并与部分腹泻型肠易激综合征患者的腹部症状相关，肠易激综合征患者的内脏敏感性增高，而不同类型肠易激综合征患者的内脏感觉功能存在一定差异[137]。其团队应用乳酸菌治疗肠易激综合征，发现其可恢复肠易激综合征肠上皮紧密连接分子表达水平，显著改善肠易激综合征患者黏膜屏障功能，降低内脏敏感性，减轻肠易激综合征症状，提供一种普通食品治疗肠易激综合征，节约大量医疗费用，具有良好的社会效益与经济效益[138]。腹泻型肠易激综合征伴有抑郁或（和）焦虑情绪障碍在临床普遍存在，舒肝解郁胶囊联合匹维溴铵治疗腹泻型肠易激综合征是安全有效，可以用于临床[139]。

三、刘新光诊疗经验

刘新光教授为现任中国医师协会理事、第一届和第二届中国医师协会消化医师分会会长、中华医学会消化病学分会动力学组和炎症性肠病学组成员，擅长治疗各种炎症性肠病、功能性胃肠病等。

刘新光教授认为肠易激综合征发生于具有心理调节障碍、具有遗传调整的易患群体，其主要发病机制为中枢神经系统对胃肠运动和内脏感觉的调控异常。在治疗上，需要根据患者症状类型、发作频率，遵循个体化治疗原则，多采用综合治疗为主，包括药物治疗、饮食调整、心理干预、认知疗法等，对腹泻为主者选择止泻药；对便秘为主者选用促动力剂和缓泻剂；对腹胀、腹痛明显者选用调节内脏感觉药物；对焦虑、抑郁表现者给予心理行为干预及低剂量抗抑郁抗焦虑药物，对症治疗[140]。尽管肠易激综合征尚不能完全治愈，但需要医患双方共同努力，对患者进行健康科普教育，建立良好的医患信任关系，指导患者培养良好饮食习惯，改变生活方式，予以相应的药物对症治疗，多数轻症患者会得到症状改善或消失[141]。

四、胡品津诊疗经验

胡品津教授现任中山大学附属第六医院医疗总监、消化内科部主任、炎症性肠病诊治中心主任，对于胃肠病及肝病的诊断和治疗有较深造诣。其参与主编多本教材和专著，其中包括《肠易激综合征诊断和治疗》。

他认为肠易激综合征是一种高度异质性疾病，不同患者表现不同，且发病机制不同，因此需要对疾病进行全面的了解和认识，规范诊疗方案。建立良好的医患关系，耐心解释消除患者顾虑十分重要。医者要全面了解各种药物疗效及安全性，且不能忽视饮食、精神、应激等刺激，注意饮食疗法的作用，重视精神心理诊疗[142]。肠易激综合征在治疗上采取分级诊疗，根据不同亚群，采用不同强度的治疗方案，轻者予以一般治疗，如病情解释、发现诱因并予祛除、提供饮食及生活方式调整的指导等；症状明显者予以对症治疗；症状严重而顽固者考虑应用抗抑郁药物、生物反馈治疗等，而且可能需要心理或疼痛专科医生的协助。对症治疗是针对主要症状选择相关药物治疗，症状包括腹痛、腹泻、便秘和腹胀，某一患者往往表现为其中一种突出症状，选择治疗这一突出症状的相关药物往往可在突出症状缓解同时伴总体感觉和其他次要症状的缓解[143]。肠易激综合征是一项慢性反复但预后良好的疾病，所以选择药物要注意其不良反应，抗胆碱能药虽可缓解腹痛，但有口干、视力模糊、尿潴留等不良反应；洛哌丁胺虽可止泻但易引起腹胀；刺激性泻药和峻泻剂有暂时排便作用，但长期滥用会导致药物依赖且用量越用越大，反而增加便秘的顽固性，要注意选择[144]。

参考文献

[1] 中华医学会消化病学分会胃肠功能性疾病协作组，中华医学会消化病学分会胃肠动力学组. 2020年中国肠易激综合征专家共识意见[J]. 中华消化杂志，2020，40(12)：803-818.

[2] 赵鹏程，王一平，潘涛. 选择性钙通道拮抗剂治疗肠易激综合征的系统评价[J]. 中国循证医学杂志，2004(3)：167-172.

[3] 王玮，王天. 肠易激综合征的药物治疗进展[J]. 临床荟萃，2009，24(3)：266-268.

[4] JOHN T, GEORGE M. Long-term efficacy and safety of otilonium bromide in the management of irritable bowel syndrome: a literature review[J]. Clin Exp Gastroenterol, 2014, 7: 75-82.

[5] 薛晓斌，韩凯兴，王东岳. 匹维溴铵联合益生菌治疗肠易激综合征有效性和安全性的系统评价[J]. 中国现代医生，2021，59(33)：124-128，133.

[6] BOECKXSTAENS G, CORAZZIARI ES, MEARIN F, et al. IBS and the role of otilonium bromide[J]. Colorectal Dis, 2013, 28(3): 295-304.

[7] 付丽园，乐虎安. 马来酸曲美布汀缓释片治疗肠易激综合征的疗效探析[J]. 当代医学，2021，27(17)：135-136.

[8] 黄仁爱，张才来. 马来酸曲美布汀片联合双歧杆菌三联活菌胶囊治疗肠易激综合征的临床疗效及安全性评价[J]. 吉林医学，2021，42(7)：1654-1656.

[9] COELHO AM, JACOB L, FIORAMONTI J, et al. Rectal antinociceptive properties of alverine citrate are linked to antagonism at the 5-HT1A receptor subtype[J]. Pharm Pharmacol, 2001,53(10):1419-1426.
[10] BUENO L, BEAUFRAND C, THEODOROU V, et al. Influence of simethicone and alverine on stress-induced alterations of colonic permeability and sensitivity in rats: beneficial effect of their association[J]. Pharm Pharmacol, 2013,65(4):567-573.
[11] WEINBERG DS, SMALLEY W, HEIDELBAUGH JJ, et al. American gastroenterological association institute guideline on the pharmacological management of irritable bowel syndrome[J]. Gastroenterology, 2014,147(5):1146-1148.
[12] BAKER DE. Loperamide: a pharmacological review[J]. Rev Gastroenterol Disord, 2007,7 (Suppl 3):S11-S18.
[13] LEE KJ. Pharmacologic agents for chronic diarrhea[J]. Intest Res, 2015,13(4):306-312.
[14] CHANG FY, LU CL, CHEN CY, et al. Efficacy of dioctahedral smectite in treating patients of diarrhea-predominant irritable bowel syndrome[J]. Gastroenterol Hepatol, 2007,22(12):2266-2272.
[15] CANN PA, READ NW, HOLDSWORTH CD, et al. Role of loperamide and placebo in management of irritable bowel syndrome (IBS)[J]. Dig Dis Sci, 1984,29(3):239-247.
[16] 郭苗苗.洛哌丁胺辅助治疗对腹泻型肠易激综合征患者血清AQP-3、AQP-8水平的影响[J].内蒙古医学杂志,2020,52(3):335-336.
[17] HANAUER SB. The role of loperamide in gastrointestinal disorders[J]. Rev Gastroenterol Disord, 2008,8(1):15-20.
[18] RAWALA MS, GULATI R, RIZVI S. Cardiac dysrhythmia associated with opioid toxicity[J]. Cureus, 2020,12(5):e8243.
[19] 张希全.蒙脱石散与洛哌丁胺对腹泻型肠易激综合征疗效的比较研究[J].中国临床药理学杂志,2000(1):25-26.
[20] KARUPPIAH S, POMIANOWSKI K. Rifaximin (Xifaxan) for irritable bowel syndrome[J]. Am Fam Physician, 2017,95(4):258-259.
[21] KHAZENI N, PERLROTH D. Rifaximin for irritable bowel syndrome without constipation[J]. N Engl J Med, 2011,364(15):1467-1468.
[22] 陈坚,邱志兵,张会禄,等.小肠细菌过度生长与肠易激综合征[J].上海医药,2019,40(15):7-10.
[23] YANG CQ, GUO XS, JI-LI, et al. Rifaximin improves visceral hyperalgesia via TRPV1 by modulating intestinal flora in the water avoidance stressed rat[J]. Gastroenterol Res Pract, 2020,2020:4078681.
[24] PISTIKI A, GALANI I, PYLERIS E, et al. In vitro activity of rifaximin against isolates from patients with small intestinal bacterial overgrowth[J]. Antimicrob Agents, 2014,43(3):236-241.

[25] YANG J, LEE HR, LOW K, et al. Rifaximin versus other antibiotics in the primary treatment and retreatment of bacterial overgrowth in IBS[J]. Dig Dis Sci, 2008,53(1):169-174.
[26] SCHEY R, RAO SS. The role of rifaximin therapy in patients with irritable bowel syndrome without constipation[J]. Expert Rev Gastroenterol Hepatol, 2011,5(4):461-464.
[27] 王霄腾,戴金锋,吕宾. 利福昔明治疗肠易激综合征疗效与安全性的 Meta 分析[J]. 胃肠病学和肝病学杂志,2015,24(9):1073-1078.
[28] LEMBO A, PIMENTEL M, RAO SS, et al. Repeat treatment with rifaximin is safe and effective in patients with diarrhea-predominant irritable bowel syndrome [J]. Gastroenterology, 2016,151(6):1113-1121.
[29] AWAD RA, CAMACHO S. A randomized, double-blind, placebo-controlled trial of polyethylene glycol effects on fasting and postprandial rectal sensitivity and symptoms in hypersensitive constipation-predominant irritable bowel syndrome[J]. Colorectal Dis, 2010,12(11):1131-1138.
[30] LE NEVÉ B, BRAZEILLES R, DERRIEN M, et al. Lactulose challenge determines visceral sensitivity and severity of symptoms in patients with irritable bowel syndrome[J]. Clin Gastroenterol Hepatol, 2016,14(2):226-233,e1-3.
[31] 刘清平. 聚卡波非钙片治疗便秘型肠易激综合征的临床研究[J]. 中国药物经济学,2013(5):280-281.
[32] 王文栋,郭惠学. 聚乙二醇 4000 治疗便秘型肠易激综合征的临床研究[J]. 新医学,2004(5):281-282.
[33] KERCKHOFFS AP, AKKERMANS LM, DE SMET MB, et al. Intestinal permeability in irritable bowel syndrome patients: effects of NSAIDs[J]. Dig Dis Sci, 2010,55(3):716-723.
[34] CHAPMAN RW, STANGHELLINI V, GERAINT M, et al. Randomized clinical trial: macrogol/PEG 3350 plus electrolytes for treatment of patients with constipation associated with irritable bowel syndrome[J]. Gastroenterol, 2013, 108(9):1508-1515.
[35] UNDSETH R, BERSTAD A, KLØW NE, et al. Abnormal accumulation of intestinal fluid following ingestion of an unabsorbable carbohydrate in patients with irritable bowel syndrome: an MRI study[J]. Neurogastroenterol Motil, 2014,26(12):1686-1693.
[36] UNDSETH R, JAKOBSDOTTIR G, NYMAN M, et al. Low serum levels of short-chain fatty acids after lactulose ingestion may indicate impaired colonic fermentation in patients with irritable bowel syndrome [J]. Clin Exp Gastroenterol, 2015,8:303-308.
[37] ATTAR A, LÉMANN M, FERGUSON A, et al. Comparison of a low dose polyethylene glycol electrolyte solution with lactulose for treatment of chronic

constipation[J]. Gut, 1999,44(2):226-230.

[38] 韩振杰,袁耀宗.聚卡波非钙的药理及临床研究[J].中国新药与临床杂志,2012,31(6):291-294.

[39] FORTE LR. Guanylin regulatory peptides: structures, biological activities mediated by cyclic GMP and pathobiology[J]. Regul Pept, 1999,87(1/3):25-39.

[40] CASTRO J, HARRINGTON AM, HUGHES PA, et al. Linaclotide inhibits colonic nociceptorsand relieves abdominal pain via guanylate cyclase—C and extracellular cyclic guanosine 3′,5′-monophosphate[J]. Gastroenterology, 2013,145(6):1334-1346.

[41] RAO SSC, XIANG X, YAN Y, et al. Randomised clinical trial: linaclotide vs placebo-a study of bi-directional gut and brain axis[J]. Aliment Pharmacol Ther, 2020,51(12):1332-1341.

[42] LOVE BL, JOHNSON A, SMITH LS. Linaclotide: a novel agent for chronic constipation and irritable bowel syndrome[J]. Health Syst Pharm, 2014,71(13):1081-1091.

[43] 张菊梅,兰菲,黄大强,等.利那洛肽治疗CIBS的疗效及对白介素-37的影响[J].河北医药,2022,44(4):585-587.

[44] SOLEM CT, PATEL H, MEHTA S, et al. Symptom control, quality of life, and treatment satisfaction in patients treated with lubiprostone vs other treatments for irritable bowel syndrome constipation (IBS-C)[J]. Gastroenterology, 2014,146(5):S192-S192.

[45] LINACLOTIDE. Liver tox: Clinical and research information on drug-induced liver injury[M]. Bethesda (MD): National Institute of Diabetes and Digestive and Kidney Diseases, 2012.

[46] 玉燕萍,郑松柏,张闪,等.利那洛肽治疗便秘型肠易激综合征的疗效和安全性的Meta分析[J].胃肠病学,2020,25(9):534-539.

[47] 任晓阳,闫小妮,罗玉梅,等.利那洛肽治疗便秘型肠易激综合征和功能性便秘的短期疗效[J].中国新药与临床杂志,2022,41(9):548-551.

[48] BAALEMAN DF, GUPTA S, BENNINGA MA, et al. The use of linaclotide in children with functional constipation or irritable bowel syndrome: A retrospective chart review[J]. Paediatr Drugs, 2021,23(3):307-314.

[49] PENG LH, FANG JY, DAI N, et al. Efficacy and safety of linaclotide in patients with irritable bowel syndrome with constipation: Chinese sub-cohort analysis of a phase Ⅲ, randomized, double-blind, placebo-controlled trial[J]. Dig Dis, 2022,23(2):99-110.

[50] CHEY WD, SAYUK GS, BARTOLINI W, et al. Randomized trial of 2 delayed-release formulations of linaclotide in patients with irritable bowel syndrome with constipation[J]. Gastroenterol, 2021,116(2):354-361.

[51] BUSBY RW, KESSLER MM, BARTOLINI WP, et al. Pharmacologic properties, metabolism, and disposition of linaclotide, a novel therapeutic peptide approved for the treatment of irritable bowel syndrome with constipation and chronic idiopathic constipation[J]. Pharmacol Exp Ther, 2013,344(1):196-206.

[52] 白秋江,郑敏. 鲁比前列酮[J]. 中国新药杂志,2007(13):1060-1061.

[53] LACY BE, CHEY WD. Lubiprostone: chronic constipation and irritable bowel syndrome with constipation[J]. Expert Opin Pharmacother, 2009,10(1):143-152.

[54] LI F, FU T, TONG WD, et al. Lubiprostone is effective in the treatment of chronic idiopathic constipation and irritable bowel syndrome: A systematic review and meta-analysis of randomized controlled trials[J]. Mayo Clin Proc, 2016,91(4):456-468.

[55] CHAMBERLAIN SM, RAO SS. Safety evaluation of lubiprostone in the treatment of constipation and irritable bowel syndrome[J]. Expert Opin Drug Saf, 2012,11(5):841-850.

[56] 尹泉,肖文,陈昂,等. 益生菌对肠易激综合征患者T淋巴细胞亚群影响的研究[J]. 吉林医学,2020,41(5):1120-1121.

[57] 李保亚. 益生菌在便秘型肠易激综合征患者治疗中的辅助作用分析[J]. 黑龙江中医药,2020,49(1):12-13.

[58] 钱程,刘静,顾青. 益生菌在肠易激综合征治疗中的菌群重建和肠道屏障修复功能[C]//第十七届益生菌与健康国际研讨会摘要集. 出版者不详,2022:57-58.

[59] 王保宏,任俊涛,曹晓丽. 二联益生菌对腹泻型肠易激综合征患者免疫功能及血清炎性因子水平的影响[J]. 社区医学杂志,2022,20(8):445-449.

[60] GROEGER D, MURPHY EF, TAN HTT, et al. Interactions between symptoms and psychological status in irritable bowel syndrome: An exploratory study of the impact of a probiotic combination[J]. Neurogastroenterol Motil, 2022,e14477.

[61] GU Y, WANG C, QIN X, et al. Saccharomyces boulardii, a yeast probiotic, inhibits gut motility through upregulating intestinal serotonin transporter and modulating gut microbiota[J]. Pharmacol Res, 2022,181:106291.

[62] MOUREY F, DECHERF A, JEANNE JF, et al. Saccharomyces cerevisiae I-3856 in irritable bowel syndrome with predominant constipation[J]. Gastroenterol, 2022,28(22):2509-2522.

[63] 肖丹,钟选芳,余中贵,等. 肠道微生态治疗肠易激综合征的效果分析[J]. 吉林医学,2020,41(7):1585-1587.

[64] 刘宣,刘露路,王珏,等. "益生菌1号"治疗肠易激综合征的临床疗效研究[J]. 现代医药卫生,2021,37(9):1449-1453.

[65] 范晓圆,胡萍萍,史池红,等. 益生菌治疗肠易激综合征临床疗效的Meta分析[J]. 中国现代医生,2021,59(28):40-45,49,193.

[66] MACK I, SCHWILLE-KIUNTKE J, MAZURAK N, et al. A nonviable

probiotic in irritable bowel syndrome: A randomized, double-blind, placebo-controlled, multicenter study[J]. Clin Gastroenterol Hepatol, 2022, 20(5): e1039-e1047, e9.

[67] SUN JR, KONG CF, QU XK, et al. Efficacy and safety of probiotics in irritable bowel syndrome: A systematic review and meta-analysis[J]. Gastroenterol, 2020, 26(2): 66-77.

[68] MACEDO D, CHAVES FILHO AJM, DE SOUSA CNS, et al. Antidepressants, antimicrobials or both gut microbiota dysbiosis in depression and possible implications of the antimicrobial effects of antidepressant drugs for antidepressant effectiveness[J/OL]. J Affect Disord, 2017, 208: 22-32.

[69] POSSERUD I, AGERFORZ P, EKMAN R, et al. Altered visceral perceptual and neuroendocrine response in patients with irritable bowel syndrome during mental stress[J]. Gut, 2004, 53(8): 1102-1108.

[70] 王子惠,韩嘉伦,辛海威,等.应用抗抑郁药治疗肠易激综合征的研究现状[J].中国临床药理学杂志,2019,35(23):3146-3148,3153.

[71] 吴艳芳,方秀才,贾艳楠,等.抗抑郁药治疗肠易激综合征疗效荟萃分析及治疗适应证探讨[J].中国实用内科杂志,2020,40(3):218-224.

[72] FRITSCH P, KOLBER MR, KOROWNYK C. Antidepressants for irritable bowel syndrome[J]. Can Fam Physician, 2020, 66(4): 265.

[73] MARTIN S L, POWER A, BOYLE Y, et al. 5-HT modulation of pain perception in humans[J]. Psychopharmacology, 2017, 234(19): 2929-2939.

[74] MIN YW, RHEE PL. The clinical potential of ramosetron in the treatment of irritable bowel syndrome with diarrhea (IBS-D)[J]. Therap Adv Gastroenterol, 2015, 8(3): 136-142.

[75] ODAKA T, SUZUKI T, SEZA A, et al. Serotonin 5-HT_4 receptor agonist (mosapride citrate)[J]. Nihon Rinsho, 2006, 64(8): 1491-1494.

[76] 林懋惺,杨丽.5-羟色胺受体与肠易激综合征[J].医学综述,2007(5):398-400.

[77] 彭涛,王林.5-HT_4受体激动剂替加色罗治疗肠易激综合征的安全性研究[J].国外医学药学分册,2005(2):102-104.

[78] 冉红梅.5-羟色胺受体调节剂治疗肠易激综合征的系统评价[D].成都:四川大学,2007.

[79] 陈虹宇,冯婧劼,宋婷婷.治疗腹泻型肠易激综合征新药艾沙度林[J].中国新药杂志,2017,26(4):380-384.

[80] DELVAUX M, BECK A, JACOB J, et al. Effect of asimadoline, a kappa opioid agonist, on pain induced by colonic distension in patients with irritable bowel syndrome[J]. Aliment Pharmacol Ther, 2004, 20(2): 237-246.

[81] EISEMAN B, SILEN W, BASCOM G S, et al. Fecal enema as an adjunct in the treatment of pseudomembranous enterocolitis[J]. Surgery, 1958, 44(5): 854-859.

[82] WANG J W，KUO C H，KUO F C，et al. Fecal microbiota transplantation：Review and update[J]. J Formos Med Assoc，2019，118，(Suppl 1)：S23-S31.
[83] CAMMAROTA G，IANIRO G，TILG H，et al. European consensus conference on faecal microbiota transplantation in clinical practice[J]. Gut，2017，66(4)：569-580.
[84] SHANKAR V，HAMILTON M J，KHORUTS A，et al. Species and genus level resolution analysis of gut microbiota in clostridium difficile patients following fecal microbiota transplantation[J]. Microbiome，2014，2(1)：13.
[85] KELLY C R，KAHN S，KASHYAP P，et al. Update on fecal microbiota transplantation 2015：Indications，methodologies，mechanisms，and outlook[J]. Gastroenterology，2015，149(1)：223-237.
[86] HANSSEN N M J，VOS W M D，NIEUWDORP M. Fecal microbiota transplantation in human metabolic diseases：From a murky past to a bright future? [J]. Cell Metabolism，2021，33(6)：1098-1110.
[87] CAPURSO G，LAHNER E. The interaction between smoking，alcohol and the gut microbiome[J]. Best Pract Res Clin Gastroenterol，2017，31(5)：579-588.
[88] EL-SALHY M，HATLEBAKK J G，GILJA O H，et al. Efficacy of faecal microbiota transplantation for patients with irritable bowel syndrome in a randomised，double-blind，placebo-controlled study[J]. Gut，2020，69(5)：859-867.
[89] PINN D M，ARONIADIS O C，BRANDT L J. Is fecal microbiota transplantation the answer for irritable bowel syndrome? A single-center experience[J]. Am J Gastroenterol，2014，109(11)：1831-1832.
[90] TANG G，YIN W，LIU W. Is frozen fecal microbiota transplantation as effective as fresh fecal microbiota transplantation in patients with recurrent or refractory clostridium difficile infection：A meta-analysis? [J]. Diagn Microbiol Infect Dis，2017，88(4)：322-329.
[91] LEE C H，STEINER T，PETROF E O，et al. Frozen vs fresh fecal microbiota transplantation and clinical resolution of diarrhea in patients with recurrent clostridium difficile infection：A randomized clinical trial[J]. JAMA，2016，315(2)：142-149.
[92] WISE，JACQUI. Frozen faecal matter works as well as fresh for transplantation in C difficile patients[J]. BMJ，2016，352：i138.
[93] OOIJEVAAR R E，TERVEER E M，VERSPAGET H W，et al. Clinical application and potential of fecal microbiota transplantation[J]. Annu Rev Med，2019，70：335-351.
[94] GOLDENBERG S D，BATRA R，BEALES I，et al. Comparison of different strategies for providing fecal microbiota transplantation to treat patients with recurrent clostridium difficile infection in two english hospitals：A review[J].

Infect Dis Ther，2018，7(1)：71-86.

[95] ROSSEN N G，FUENTES S，VAN DER SPEK M J，et al. Findings from a randomized controlled trial of fecal transplantation for patients with ulcerative colitis[J]. Gastroenterology，2015，149(1)：110-118 e4.

[96] COSTELLO S P，HUGHES P A，WATERS O，et al. Effect of fecal microbiota transplantation on 8-week remission in patients with ulcerative colitis：A randomized clinical trial[J]. JAMA，2019，321(2)：156-164.

[97] HOLVOET T，JOOSSENS M，VAZQUEZ-CASTELLANOS J F，et al. Fecal microbiota transplantation reduces symptoms in some patients with irritable bowel syndrome with predominant abdominal bloating：Short-and long-term results from a placebo-controlled randomized trial[J]. Gastroenterology，2021，160(1)：145-157.

[98] DE PALMA G，LYNCH M D，LU J，et al. Transplantation of fecal microbiota from patients with irritable bowel syndrome alters gut function and behavior in recipient mice[J]. Sci Transl Med，2017，9(379)：eaaf6397.

[99] JOHNSEN P H，HILPUSCH F，CAVANAGH J P，et al. Faecal microbiota transplantation versus placebo for moderate-to-severe irritable bowel syndrome：a double-blind，randomised，placebo-controlled，parallel-group，single-centre trial[J]. Lancet Gastroenterol Hepatol，2018，3(1)：17-24.

[100] IANIRO G，EUSEBI L H，BLACK C J，et al. Systematic review with meta-analysis：efficacy of faecal microbiota transplantation for the treatment of irritable bowel syndrome[J]. Aliment Pharmacol Ther，2019，50(3)：240-248.

[101] HALKJAER S I，CHRISTENSEN A H，LO B Z S，et al. Faecal microbiota transplantation alters gut microbiota in patients with irritable bowel syndrome：results from a randomised，double-blind placebo-controlled study[J]. Gut，2018，67(12)：2107-2115.

[102] XU D，CHEN V L，STEINER C A，et al. Efficacy of fecal microbiota transplantation in irritable bowel syndrome：A systematic review and meta-analysis[J]. Am J Gastroenterol，2019，114(7)：1043-1050.

[103] MYNEEDU K，DEOKER A，SCHMULSON M J，et al. Fecal microbiota transplantation in irritable bowel syndrome：A systematic review and meta-analysis[J]. United European Gastroenterol J，2019，7(8)：1033-1041.

[104] EL-SALHY M，KRISTOFFERSEN A B，VALEUR J，et al. Long-term effects of fecal microbiota transplantation (FMT) in patients with irritable bowel syndrome[J]. Neurogastroenterol Motility，2022，34(1)：e14200.

[105] BAXTER M，COLVILLE A. Adverse events in faecal microbiota transplant：a review of the literature[J]. J Hosp Infect，2016，92(2)：117-127.

[106] ALLEGRETTI J R，KASSAM Z，FISCHER M，et al. Risk factors for gastrointestinal symptoms following successful eradication of clostridium

difficile by fecal microbiota transplantation (FMT)[J]. J Clin Gastroenterol, 2019, 53(9): e405-e408.

[107] WALLER K M J, LEONG R W. Paramsothy S an update on fecal microbiota transplantation for the treatment of gastrointestinal diseases[J]. J Gastroenterol Hepatol, 2022, 37(2): 246-255.

[108] IANIRO G, MULLISH B H, KELLY C R, et al. Screening of faecal microbiota transplant donors during the COVID-19 outbreak: Suggestions for urgent updates from an international expert panel[J]. Lancet Gastroenterol Hepatol, 2020, 5(5): 430-432.

[109] PETROF E O, GLOOR G B, VANNER S J, et al. Stool substitute transplant therapy for the eradication of clostridium difficile infection: 'RePOOPulating' the gut[J]. Microbiome, 2013, 1(1): 1-3.

[110] FORD A C, LACY B E, HARRIS L A, et al. Effect of antidepressants and psychological therapies in irritable bowel syndrome: An updated systematic review and meta-analysis[J]. Am J Gastroenterol, 2019, 114(1): 21-39.

[111] WANG W, WANG F, FAN F, et al. Mind-body interventions for irritable bowel syndrome patients in the Chinese population: A systematic review and meta-analysis[J]. Int J Behav Med, 2017, 24(2): 191-204.

[112] ENCK P, AZPIROZ F, BOECKXSTAENS G, et al. Functional dyspepsia[J]. Nat Rev Dis Primers, 2017, 3: 17081.

[113] HEYMANN-MONNIKES I, ARNOLD R, FLORIN I, et al. The combination of medical treatment plus multicomponent behavioral therapy is superior to medical treatment alone in the therapy of irritable bowel syndrome[J]. Am J Gastroenterol, 2000, 95(4): 981-994.

[114] ZHAO S R, NI X M, ZHANG X A, et al. Effect of cognitive behavior therapy combined with exercise intervention on the cognitive bias and coping styles of diarrhea-predominant irritable bowel syndrome patients[J]. World J Clin Cases, 2019, 7(21): 3446-3462.

[115] EVERITT H, LANDAU S, LITTLE P, et al. Therapist telephone-delivered CBT and web-based CBT compared with treatment as usual in refractory irritable bowel syndrome: the ACTIB three-arm RCT[J]. Health Technol Assess, 2019, 23(17): 1-154.

[116] HETTERICH L, STENGEL A. Psychotherapeutic interventions in irritable bowel syndrome[J]. Front Psychiatry, 2020, 11: 286.

[117] LACY B E, PIMENTEL M, BRENNER D M, et al. ACG clinical guideline: Management of irritable bowel syndrome[J]. Am J Gastroenterol, 2021, 116(1): 17-44.

[118] HOEKMAN D R, VLIEGER A M, STOKKERS P C, et al. Hypnotherapy for irritable bowel syndrome-type symptoms in patients with quiescent

inflammatory bowel disease: A randomized, controlled trial[J]. J Crohns Colitis, 2021, 15(7): 1106-1113.

[119] FLIK C E, LAAN W, ZUITHOFF N P A, et al. Efficacy of individual and group hypnotherapy in irritable bowel syndrome (IMAGINE): A multicentre randomised controlled trial[J]. Lancet Gastroenterol Hepatol, 2019, 4(1): 20-31.

[120] HASAN S S, PEARSON J S, MORRIS J, et al. Skype hypnotherapy for irritable bowel syndrome: Effectiveness and comparison with face-to-face treatment[J]. Int J Clin Exp Hypn, 2019, 67(1): 69-80.

[121] KROUWEL M, JOLLY K, GREENFIELD S. How do people with refractory irritable bowel syndrome perceive hypnotherapy?: Qualitative study [J]. Complement Ther Med, 2019, 45: 65-70.

[122] 周文菊,蔡德芳,金智梅,等.心理疗法在肠易激综合征患者焦虑、抑郁中的应用研究现状[J].天津护理,2022,30(4):501-504.

[123] ZERNICKE K A, CAMPBELL T S, BLUSTEIN P K, et al. Mindfulness-based stress reduction for the treatment of irritable bowel syndrome symptoms: a randomized wait-list controlled trial[J]. Int J Behav Med, 2013, 20(3): 385-396.

[124] BABOS C I, LEUCUTA D C, DUMITRASCU D L. Meditation and irritable bowel syndrome, a systematic review and meta-analysis[J]. J Clin Med, 2022, 11(21): 6516.

[125] 王丽杰,吴志颖.正念减压改善肠易激综合征的效果[J].中国健康心理学杂志,2017,25(1):47-49.

[126] 王丽,李乐之.肠易激综合征患者的心理状态及对策[J].中华护理杂志,2010,45(1):89-91.

[127] PATCHARATRAKUL T, GONLACHANVIT S. Outcome of biofeedback therapy in dyssynergic defecation patients with and without irritable bowel syndrome[J]. J Clin Gastroenterol, 2011, 45(7): 593-598.

[128] 施建平,邱夏地,顾国妹,等.应用生物反馈技术治疗肠易激综合征的临床观察[J].中国行为医学科学,2001(2):18-19.

[129] LEAHY A, CLAYMAN C, MASON I, et al. Computerised biofeedback games: a new method for teaching stress management and its use in irritable bowel syndrome[J]. J Roy Coll Phys Lond, 1998, 32(6): 552-556.

[130] HOLMES H J, THAKUR E R, CARTY J N, et al. Ambivalence over emotional expression and perceived social constraints as moderators of relaxation training and emotional awareness and expression training for irritable bowel syndrome[J]. Gen Hosp Psychiatry, 2018, 53: 38-43.

[131] VAN P P, ROOD Y V, MASCLEE A A. Clinical trial: short and long-term benefit of relaxation training for irritable bowel syndrome[J]. Aliment Pharmacol Ther,

2010, 26(6): 943-952.

[132] 毕洪钟,琚坚. 行为心理学疗法治疗肠易激综合征的研究进展[J]. 胃肠病学,2012,17(10):636-638.

[133] 方秀才. 对肠易激综合征诊断标准的解读[J]. 临床消化病杂志,2008,20(5):260-262.

[134] 方秀才. 肠易激综合征发病机制研究进展[J]. 胃肠病学,2020,25(6):321-325.

[135] 陆佳,史丽丽,方秀才,等. 腹泻型肠易激综合征神经调节剂的选择和疗效[J]. 胃肠病学和肝病学杂志,2020,29(6):682-687.

[136] 左秀丽. 肠易激综合征病因及发病机制[J]. 中华消化杂志,2015,35(7):434-438.

[137] 左秀丽,李延青,吕国苹,等. 饮冰水对肠易激综合征患者内脏感觉的影响[J]. 胃肠病学,2004,9(2):97-100.

[138] 左秀丽. IBS 脑-肠互动异常发生机制及治疗的研究[N]. 济南:山东大学齐鲁医院,2015-12-01.

[139] 孟一腾,左秀丽,任洪波. 舒肝解郁胶囊联合匹维溴铵治疗腹泻型肠易激综合征的临床疗效观察[C]//中国中西医结合学会消化系统疾病专业委员会. 第三十一届全国中西医结合消化系统疾病学术会议论文集. 2019:233.

[140] 刘新光. 关于肠易激综合征概念的几点认识[J]. 胃肠病学,2009,14(5):257-260.

[141] 刘新光. 肠易激综合征的药物治疗[J]. 现代消化及介入诊疗,2007,12(2):102-105.

[142] 胡品津. 规范化肠易激综合征治疗[J]. 临床消化病杂志,2008,20(5):259-260.

[143] 胡品津. 肠易激综合征的诊断和治疗[J]. 继续医学教育,2006,20(3):74-77.

[144] 胡品津. 肠易激综合征概述[J]. 现代消化及介入诊疗,2007(2):89-90.

第六章 肠易激综合征的饮食管理

饮食因素是肠易激综合征发病的重要诱因，在2020年的欧洲消化疾病周（United European Gastroenterology Week，UEGW）上，Storsrud教授阐释了日常饮食与肠易激综合征的关系，提出62%～84%的食物与肠易激综合征的胃肠道症状相关，在受到食物中敏感原刺激后，肠易激综合征患者可在数小时内迅速发病[1-2]。食物的促动力和促胃肠激素分泌作用、食物不耐受、食物过敏和不良进食习惯等都是肠易激综合征发病的重要原因。对肠易激综合征患者进行饮食管理可明显缓解全身症状，尤其适用于症状轻微的患者，2015年的英国国立临床规范研究所（National Institute for Clinical Excellence，NICE）指南和2016年的英国饮食协会（British Dietetic Association，BDA）指南中推荐的饮食管理模式主要为传统的肠易激综合征饮食，低可发酵的低聚糖、双糖、单糖及多元醇（FODMAP）饮食，无麸质饮食（gluten-free diet，GFD）及益生菌[3-4]。

第一节 肠易激综合征的饮食剔除

饮食习惯在肠易激综合征的发病中起到一定的作用，经常节食、不食早餐、高脂肪或高蛋白饮食、嗜甜食、喜饮茶或咖啡为肠易激综合征患病的危险因素，而进食早餐、高频率进食蔬菜水果为肠易激综合征的保护因素，进食口味和主食的类别则对肠易激综合征症状和发病无明显影响[5]。一项2012年的调查研究发现，肠易激综合征患者缓解症状最常用的手段为选择性食物剔除（55.2%），其中最常被剔除的食物是辛辣饮食（79.5%），其次是冷食（77.3%）、生食（65.9%）、油腻饮食（56.8%）、肉类（31.8%）、奶制品（27.3%）和酒（11.4%）[6]。肠易激综合征症状的发作与缓解和饮食密切相关，在保留肉制品、豆制品等氮源的前提下，清淡饮食可使多数患者的症状得到缓解，但清淡饮食的规范操作和疗效尚待进一步研究证实与细化。了解症状发作与饮食的关系，及时剔除诱发症状的食物，制定肠易激综合征患者的饮食调整策略，有利于防治肠易激综合征。

一、辛辣食品

辣椒中所含的辣椒素是一种活性成分，可以刺激瞬时受体电位香草酸1（transient receptor potential vanilloid 1，TRPV1），通过传导神经信号产生灼痛感，伴随疼痛因子释放增加而导致神经源性炎症，参与胃肠道的超敏反应及肠易激综合征的发病机制[7-8]。肠易激综合征患者中TRPV1受体表达量高于健康人群，可能导致肠易激综合征患者对辛辣食品的敏感性增加。研究发现，肠易激综合征患者进食辛辣食品可诱导明显的腹痛和烧灼感，而长期使用红辣椒的肠易激综合征患者的腹痛、腹胀却可能会减轻，这可能与长期食用红辣椒引起受体脱敏，感受阈值提高有关[9]。

二、冷食

一项关于2000年北京地区常住人口的肠易激综合征患病情况的流行病学调查，结果显示冷食可能是诱发肠易激综合征的危险因素之一[10]。冷食可刺激胃壁上皮细胞活化，合成并释放5-HT。该物质可改变肠道感觉阈值，致脑-肠轴感觉传入通路异常，从而诱发或加重腹痛、腹部不适等症状，降低排便阈值。此外，冷刺激所致的胃-结肠反射和迷走神经兴奋[11]，可改变肠易激综合征患者的肠道动力功能，致腹泻、肠鸣音亢进等。但是，上述改变在便秘型肠易激综合征型的患者中表现不明显。同时，肠易激综合征患者症状发作时可选择热敷或饮用热水、热粥等方式缓解症状，这也从侧面证实温度刺激对肠易激综合征症状发作或加重有影响[11]。

三、生食

目前生食对肠易激综合征影响的相关研究资料仍匮乏。首先，生食在肠易激综合征中的作用可能类似于冷食，但其寒冷刺激相对较弱；其次，生食如肉制品中可能含有某些不耐受蛋白，易诱发腹部症状和腹泻。此外，生食所携带的病原菌可致细菌性痢疾等肠道感染疾病，而肠道感染是肠易激综合征发病及加重的重要诱因之一。

四、脂肪

脂肪可以刺激胃结肠反射，还具有明显的促胃肠动力和促胃肠激素分泌作用，这些反应会在肠易激综合征患者中被放大。研究证实，肠易激综合征患者十二指肠内灌注脂肪后，可致小肠气体推进减慢，结肠敏感性增加，对内脏疼痛和胀气的感觉阈值下降；同时伴CCK分泌时相明显延长，MLT分泌量下降，导致胃肠动力异常，从而引起胃肠道症状[12]。因此，控制脂肪的摄入有助于缓解肠易激综合征的不适症状。

五、麸质蛋白

约10%的人群对麸质食物敏感，并且认为麸质食物可引起肠易激综合征样症状。麸质蛋白主要存在于小麦、大麦、燕麦等食物中，麦粒中含有10%～20%的蛋白质，其中80%是麸质。麸质可降低细胞紧密连接蛋白的表达影响肠屏障功能，还可参与炎症因子的形成参与肠道炎症反应，进而诱发肠易激综合征样症状[13]。

六、乳糖

乳制品中含有乳糖，在欧美地区，乳制品是引起肠易激综合征腹部症状的主要饮食因素；而在中国，肠易激综合征患者伴随乳糖不耐受的发生率更高。已有调查研究发现，腹泻型肠易激综合征患者(46%)中乳糖不耐受的发生率显著高于健康人(17%)。这一部分人群体内缺乏水解乳糖的乳糖酶，未充分水解的乳糖被肠道细菌分解成SCFA和氢气、甲烷、二氧化碳等气体，使肠腔扩张，并且肠易激综合征患者肠道感受阈降低，容易产生腹胀、腹痛等不适症状[14]。

七、酒精

长期摄入酒精能降低肠 nNOS 的比例，不仅能影响胃肠道运动，而且还会影响肠黏膜的通透性和肠道的吸收能力，诱发肠易激综合征样症状[15]。国外研究指出酗酒与肠易激综合征关系密切，在腹泻型肠易激综合征中尤其突出，而适度或者少量的饮酒与肠易激综合征的症状无明显相关[16]。也有研究认为酒精与肠易激综合征患者症状无明显相关性，不同研究中的酒精摄入量存在区别可能会导致结论的不同。因此，肠易激综合征患者需观察酒精摄入与肠易激综合征症状改善的情况，尤其是长期酗酒患者应根据自身情况限制酒精的摄入[16]。

八、咖啡因

咖啡因主要来源于咖啡、茶类等饮料，长期摄入咖啡因会增加胃酸分泌和结肠运动活性，对胃肠道产生慢性刺激。肠易激综合征患者经常自述咖啡因会引发胃肠道症状，国内外相关研究发现，饮茶可以诱发肠易激综合征症状，并且约 30%的肠易激综合征患者摄入咖啡因会使原有症状加重[17-18]。但是，也有研究认为咖啡因的摄入与肠易激综合征症状不相关[19]。目前关于咖啡因的摄入与肠易激综合征症状的研究结论尚未有统一定论，结合既往研究结论。BDA 建议，如肠易激综合征患者的胃肠道症状与咖啡因摄入相关，则应限制每日摄入咖啡因不超过 400 mg[20]。

第二节 肠易激综合征的饮食建议

一、肠易激综合征传统饮食

传统的饮食建议主要包括健康饮食和生活方式管理。酒精、咖啡因、辛辣和高脂肪含量的食物常常会诱发肠易激综合征患者的胃肠道症状。因此，针对肠易激综合征的健康饮食包括限制酒精、咖啡和(或)茶多酚及脂肪的摄入，评估辛辣食物中与肠易激综合征症状相关的成分，调整膳食纤维摄入和充足的液体摄入。目前国内认为传统的饮食建议是肠易激综合征的一线饮食治疗。

二、低 FODMAP 饮食

2016 年 BDA 的指南中提出的低 FODMAP 饮食建议[3-4]，将食物种类的限制变为成分摄入量的限制，根据个体调整 FODMAP 的摄入量，不仅可以避免诱发胃肠道症状，还可满足患者对食物多样性的需求。

FODMAP 是指在人体内不能被完全吸收的、可发酵的低聚糖(低聚果糖和低聚半乳糖)、双糖(主要为乳糖)、单糖(超过葡萄糖的果糖)及多元醇(甘露醇和山梨醇)，广泛存在于生活常见的食物中。

1. 低聚糖

低聚糖主要存在于小麦、黑麦制品、豆类、甘蓝、桃子、洋葱和大蒜等食物中。人体内缺乏分解低聚糖的消化酶，故低聚糖在进入人体后难以被吸收，在肠道中会被细菌酵解而产生大量气体，从而引发腹胀、腹痛的症状。

2. 双糖

双糖主要指乳糖(如乳制品)，部分人群由于缺少乳糖酶，导致乳糖在小肠中不能被完全分解吸收，从而进入结肠进行分解、发酵产生气体。其与低聚糖引发肠易激综合征症状的机制类似，主要通过回肠末端及结肠内存在的大量微生物使肠腔内未被吸收的低聚糖和乳糖发酵产生不被机体吸收的气体，如氢气和甲烷，导致肠腔中的气体大量积累，使肠壁扩张，产生腹胀、腹痛的症状[21]。

3. 单糖

单糖主要为果糖，大量存在于苹果、梨、西瓜、芒果、蜂蜜和一些蔬菜中，同时也被广泛用作食品甜味剂。人体肠道中缺乏特定的果糖转运蛋白，需要葡萄糖依赖性转运蛋白协助转运。若在缺乏葡萄糖协助的情况下摄入过多的果糖，果糖在小肠中则不能被完全吸收，使肠腔内渗透压升高，由此导致肠腔中水分增多，肠壁膨胀，从而出现腹痛、腹胀、腹泻的症状。

4. 多元醇

多元醇包括山梨醇、甘露醇、木糖醇，主要存在于苹果、梨、蘑菇、花菜和口香糖等食物中。多元醇的分子量较大，在小肠内吸收缓慢，可增强肠腔渗透作用而使大便含水量增加，而且能通过改变肠道微生态和提高内脏敏感性等机制，诱发胃肠道症状[22]。

高 FODMAP 饮食还可通过诱导胃肠黏膜损伤使内脏敏感性增高。Zhou 等[23]通过给大鼠喂食高 FODMAP 饮食后，收集血液及粪便标本，对其中的 LPS、肠道菌群及结肠组织中炎症细胞因子进行检测，发现高 FODMAP 饮食 2 周后，发现肠道屏障功能受损的一个指标异硫氰酸荧光素-葡聚糖在大鼠血清中显著增加，LPS 拮抗剂能防止这种情况的进展。而低 FODMAP 饮食可降低肠易激综合征患者 LPS 水平[24]，减轻肠道黏膜炎症及改善肠道屏障功能。另有 Chumpitazi 等[25]基于肠道微生物群基因组学研究，发现在低 FODMAP 饮食干预有效的肠易激综合征小儿患者的体内，具有糖分解与碳水化合物代谢能力的菌群(如瘤胃球菌属、拟杆菌属等)比干预之前明显丰富，且该现象与患者的症状缓解存在相关性。由此可见，低 FODMAP 饮食干预后的长期疗效与肠道微生物群的改变相关。

根据莫纳什大学的饮食调控建议运用低 FODMAP 饮食模式提高患者对食物的耐受性，并且应该在营养学家和专家的指导下实施，其实施过程可分为三个阶段[26]。第一阶段是限制期，需要限制所有高 FODMAP 食物的摄入量，持续 4～8 周，把摄入量显著减低至感受阈值以下。第二阶段是重新摄入期，需要将 FODMAP 食物逐步缓慢地重新引入饮食结构，持续 6～10 周。第三阶段是个体化期，指成功引入的 FODMAP 食物可以长期食用，限制摄入无法耐受的食物以控制症状。对于低 FODMAP 饮食中每种碳水化合物的最大限量也有着明确的界定。低 FODMAP 食物的临界点：谷物、豆类和坚果中的低聚糖含量＜0.3 g；蔬菜、水果等产品中的低聚糖含量＜0.2 g；总多元醇含量＜0.4 g；超过葡萄糖的果糖含量＜0.15 g；乳糖含量＜1 g。例如，当患者遵循每标准餐中总 FODMAP 含量＜0.5 g，总低聚糖含量为 0.3 g 的饮食时，能有效改善肠易激综合征症状。

与肠易激综合征传统饮食建议相比，低 FODMAP 饮食为患者提供更具体的饮食计划，短期疗效也更为显著，但长期规范低 FODMAP 饮食会影响患者的营养充足性和肠道微生物群[27]。因此,患者若计划长期进行低 FODMAP 饮食,应由营养师制订个性化饮食方案,并且进行定期随访,以避免不良反应的发生。

三、无麸质饮食

无麸质饮食(GFD)属于消除类饮食方式,是应对麸质蛋白相关性疾病而采用的新的饮食方式,其中特别强调对含麸质蛋白成分的限量摄入。麸质蛋白又称面筋,是一种存在于小麦、黑麦、大麦、燕麦、斯佩尔特麦及其制品中的蛋白质复合物。研究发现肠易激综合征患者短期 GFD 后临床症状得到改善,并且大多数患者继续 GFD 后在长期随访时仍处于临床缓解状态[28]。除了麸质,小麦其他成分也可能是潜在的诱发因素,包括淀粉酶胰蛋白酶抑制剂、小麦胚芽凝集素及果聚糖等。亦有学者认为是果聚糖而不是麸质诱发患者的胃肠道症状,因此 GFD 的益处可能是由于减少果聚糖(FODMAP 的一种)的摄入而不是麸质本身[29]。

无麸质饮食是目前临床上推荐普及的肠易激综合征患者饮食管理方式之一,但由于麸质蛋白广泛存在于食品制品中,很难达到完全避免进食麸质蛋白,并且长期坚持 GFD 可能出现营养缺乏及代谢异常的风险,一定程度上降低了患者的生活质量。

四、益生菌

肠道菌群在肠易激综合征的发病及治疗中的作用越来越受到关注,已有大量研究证明益生菌治疗肠易激综合征有效[30]。益生菌产品种类丰富,可分为单菌株和多菌株产品,并且根据剂型还可分为胶囊、粉剂、发酵制品等。因为制作时添加成分的不同,某些益生菌产品中可能包含诱发肠易激综合征症状的成分(燕麦、乳糖、果糖、山梨醇和木糖醇等)。因此,患者使用益生菌产品时应记录症状以检测疗效,若经 4 周益生菌治疗后临床症状得到改善,则继续服用,否则应及时停用益生菌。

参考文献

[1] DAINESE R, GALLIANI E A, DE LAZZARI F, et al. Discrepancies between reported food intolerance and sensitization test findings in irritable bowel syndrome patients[J]. Am J Gastroenterol, 1999,94(7):1892-1897.

[2] BOHN L, STORSRUD S, TORNBLOM H, et al. Self-reported food-related gastrointestinal symptoms in IBS are common and associated with more severe symptoms and reduced quality of life[J]. Am J Gastroenterol, 2013,108(5):634-664.

[3] MCKENZIE Y A, BOWYER R K, LEACH H, et al. British dietetic association systematic review and evidence-based practice guidelines for the dietary management of irritable bowel syndrome in adults (2016 update)[J]. J Hum Nutr Diet, 2016,29(5):549-575.

[4] HOOKWAY C, BUCKNER S, CROSLAND P, et al. Irritable bowel syndrome in adults in primary care: summary of updated NICE guidance[J]. BMJ, 2015, 350: h701.

[5] 贺星,崔立红,王晓辉,等. 饮食习惯与肠易激综合征相关性调查[J]. 解放军医药

杂志,2014,26(2):14-17.

[6] 王维达,方秀才,朱丽明,等.肠易激综合征患者症状发作与饮食关系的调查[J].胃肠病学,2012,17(2):110-114.

[7] PISIPATI S, CONNOR B A, RIDDLE M S. Updates on the epidemiology, pathogenesis, diagnosis, and management of postinfectious irritable bowel syndrome[J]. Curr Opin Infect Dis, 2020,33(5):411-418.

[8] BALEMANS D, BOECKXSTAENS G E, TALAVERA K, et al. Transient receptor potential ion channel function in sensory transduction and cellular signaling cascades underlying visceral hypersensitivity[J]. Am J Physiol Gastrointest Liver Physiol, 2017,312(6):G635-G648.

[9] BORTOLOTTI M, PORTA S. Effect of red pepper on symptoms of irritable bowel syndrome: preliminary study[J]. Dig Dis Sci, 2011,56(11):3288-3295.

[10] 潘国宗,鲁素彩,柯美云,等.北京地区肠易激综合征的流行病学研究:一个整群、分层、随机的调查[J].中华流行病学杂志,2000(1):27-30.

[11] 李延青,王梅艳,吕国苹,等.腹部冷刺激对肠易激综合征患者内脏感觉阈值的影响[J].胃肠病学和肝病学杂志,2002(4):339-341.

[12] CALDARELLA M P, MILANO A, LATERZA F, et al. Visceral sensitivity and symptoms in patients with constipation-or diarrhea-predominant irritable bowel syndrome (IBS): effect of a low-fat intraduodenal infusion[J]. Am J Gastroenterol, 2005,100(2):383-389.

[13] VAZQUEZ-ROQUE M I, CAMILLERI M, SMYRK T, et al. A controlled trial of gluten-free diet in patients with irritable bowel syndrome-diarrhea: effects on bowel frequency and intestinal function[J]. Gastroenterology, 2013,144(5):903-911.

[14] COZMA-PETRUT A, LOGHIN F, MIERE D, et al. Diet in irritable bowel syndrome: What to recommend, not what to forbid to patients! [J]. World J Gastroenterol, 2017,23(21):3771-3783.

[15] COZMA-PETRU A, LOGHIN F, MIERE D, et al. Diet in irritable bowel syndrome: What to recommend, not what to forbid to patients! [J]. World Journal of Gastroenterology, 2017,23(21):3771-3783.

[16] REDING K W, CAIN K C, JARRETT M E, et al. Relationship between patterns of alcohol consumption and gastrointestinal symptoms among patients with irritable bowel syndrome[J]. Am J Gastroenterol, 2013,108(2):270-276.

[17] GUO Y B, ZHUANG K M, KUANG L, et al. Association between diet and lifestyle habits and irritable bowel syndrome: A case-control study[J]. Gut Liver, 2015,9(5):649-656.

[18] HEIZER W D, SOUTHERN S, MCGOVERN S. The role of diet in symptoms of irritable bowel syndrome in adults: a narrative review[J]. J Am Diet Assoc, 2009,109(7):1204-1214.

[19] REDING K W, CAIN K C, JARRETT M E, et al. Relationship between patterns of alcohol consumption and gastrointestinal symptoms among patients with irritable bowel syndrome[J]. Am J Gastroenterol, 2013,108(2):270-276.

[20] MCKENZIE Y A, BOWYER R K, LEACH H, et al. British dietetic association systematic review and evidence-based practice guidelines for the dietary management of irritable bowel syndrome in adults (2016 update)[J]. J Hum Nutr Diet, 2016,29(5):549-575.

[21] ONG D K, MITCHELL S B, BARRETT J S, et al. Manipulation of dietary short chain carbohydrates alters the pattern of gas production and genesis of symptoms in irritable bowel syndrome[J]. J Gastroenterol Hepatol, 2010,25(8):1366-1373.

[22] 金迪,廖欣怡,刘苓. 低FODMAP饮食干预肠易激惹综合征的研究进展[J]. 西部医学,2019,31(7):1140-1144.

[23] ZHOU S Y, GILLILLAND M R, WU X, et al. FODMAP diet modulates visceral nociception by lipopolysaccharide-mediated intestinal inflammation and barrier dysfunction[J]. J Clin Invest, 2018,128(1):267-280.

[24] DICKSON I. IBS: High FODMAP diet induces LPS-derived intestinal inflammation and visceral hypersensitivity[J]. Nat Rev Gastroenterol Hepatol, 2018,15(2):68.

[25] CHUMPITAZI B P, COPE J L, HOLLISTER E B, et al. Randomised clinical trial: gut microbiome biomarkers are associated with clinical response to a low FODMAP diet in children with the irritable bowel syndrome[J]. Aliment Pharmacol Ther, 2015,42(4):418-427.

[26] CHEY W D, KEEFER L, WHELAN K, et al. Behavioral and diet therapies in integrated care for patients with irritable bowel syndrome[J]. Gastroenterology, 2021,160(1):47-62.

[27] BENNET S, BOHN L, STORSRUD S, et al. Multivariate modelling of faecal bacterial profiles of patients with IBS predicts responsiveness to a diet low in FODMAPs[J]. Gut, 2018,67(5):872-881.

[28] AZIZ I, TROTT N, BRIGGS R, et al. Efficacy of a gluten-free diet in subjects with irritable bowel syndrome-diarrhea unaware of their HLA-DQ2/8 genotype[J]. Clin Gastroenterol Hepatol, 2016,14(5):696-703.

[29] SKODJE G I, SARNA V K, MINELLE I H, et al. Fructan, rather than gluten, induces symptoms in patients with self-reported non-celiac gluten sensitivity[J]. Gastroenterology, 2018,154(3):529-539.

[30] FORD A C, QUIGLEY E M, LACY B E, et al. Efficacy of prebiotics, probiotics, and synbiotics in irritable bowel syndrome and chronic idiopathic constipation: systematic review and meta-analysis[J]. Am J Gastroenterol, 2014,109(10):1547-1561,1546,1562.

中医篇

第七章 肠易激综合征的中医病因病机

第一节 腹泻型肠易激综合征的病因病机

腹泻型肠易激综合征是肠易激综合征中最常见的一种亚型，是现代医学病名，在中医学中并无此病名的记载。本病以腹痛、腹胀或腹部不适为主要症状，与排便相关或伴排便习惯如频率或(和)大便性状改变(大便稀薄)。根据其腹痛、腹泻的主要临床表现，可将其归属于中医学"腹痛""泄泻"等范畴。中医学对腹泻型肠易激综合征的病因病机有独到的认识，这既来源于古代医家对腹痛、泄泻等病证成因的经典论述，也来自现代医家在临床实践中的不断探索，总结了对本病病因病机的认识。目前，腹泻型肠易激综合征的病因比较一致认同的是素体脾胃虚弱、情志失调、饮食不节、感受外邪、劳倦内伤等。其病位在肠，主要涉及肝、脾(胃)、肾等脏腑的功能失调，与心、肺也有一定联系。其中肝郁脾虚是本病的核心病机。

一、腹泻型肠易激综合征的中医病因

素体脾胃虚弱是腹泻型肠易激综合征的发病基础，情志失调、饮食不节、感受外邪、劳倦内伤是本病的发病诱因。

1. 脾胃虚弱

本病病位在肠腑，与脾、胃关系密切。《备急千金要方・脾脏方》："右手关上脉阴阳俱虚者，足太阴与阳明经俱虚也。病苦胃中如空状，少气不足以息，四逆寒，泄注不已，名曰脾胃俱虚也。"足太阴属脾，足阳明属胃，两经俱虚即言脾胃俱虚，运化无能，水谷不别，泄泻作矣。《脾胃论・脾胃胜衰论》云："形体劳役则脾病，脾病则怠惰嗜卧，四肢不收，大便泄泻；脾既病，则其胃不能独行津液，故亦从而病焉。"《丹溪手镜・五脏虚实》亦云："脾虚，四肢不举，饮食不化，吞酸或不下食，食则呕吐，腹痛肠鸣，溏泄。脉沉细软弱。"素体脾胃虚弱，或因久病缠绵、饮食失调、起居不慎、劳倦内伤等损伤脾胃功能而致脾胃虚弱，不能运化水谷精微，以致水谷不分，夹杂而下，遂成泄泻。明代张介宾《景岳全书・杂证谟・泄泻》曰："泄泻之本，无不由于脾胃。"故脾胃虚弱乃是致病之根本和基础，不能及时而有效治疗，可发展成为中气下陷，成为滑泄重症。

2. 情志失调

七情失调皆可导致脾胃病，与怒、忧、思关系最密切。恼怒伤肝，肝失疏泄，横逆犯胃，胃失和降；肝气郁结，横逆克脾，或忧思伤脾，均可致脾失健运。情志失调，精神紧张，忧思恼怒，肝郁气结，肝失疏泄，木不疏土，横逆乘脾，运化失常，传化失司，发为泄泻，或肝失调达，肝脾不和，气机阻滞而腹痛。《景岳全书・杂证谟・泄泻》："凡遇怒气

便作泄泻者，必先以怒时挟食，致伤脾胃。”《素问·上古天真论》曰：“恬淡虚无，真气从之，精神内守，病安从来”，七情过度，而引起脏腑精气功能紊乱，百病丛生。《扁鹊心书·着恼病》：“多思则伤脾，多忧则伤肺，多怒则伤肝，多欲则伤心，至于忧时加食则伤胃……其证若伤肝脾则泄泻不止……”情志失调可损伤肝脾而发为泄泻、腹痛。

3. 饮食因素

饮食不节，暴饮暴食，食滞内伤；或饮食不洁，损伤脾胃，失于健运，气机不畅，升降失职，清浊不分发为泄泻。《素问·太阴阳明论》：“故犯贼风虚邪者阳受之；食欲不节，起居不时者，阴受之……阴受之则入五脏……入五脏则䐜满闭塞，下为飧泄，久为肠澼。”气机失于调节，腑气通降不利，发为腹痛。或饥饱不调，气血生化不足，脏腑经脉失于濡养，不营则痛。《金匮钩玄·泄泻》指出：“腹痛甚而泻，泻后痛减者，是食积也。”饮食不调，过食肥甘厚腻，辛辣刺激，饮酒过度，湿热内蕴脾胃，伤人易致泄或痛，《明医杂著·泄泻》曰：“若饮酒便泄，此酒积热泻也。”《医学从众录·泄泻》曰：“泄泻之症有五，而总不离于湿。”另素体脾阳亏虚，过食生冷，损伤脾阳，虚寒中生，或寒湿内生，脾失运化，气血不足，不能温养脏腑，遂致腹痛；或无力以腐熟水谷，水谷不分，下注肠道为泄泻。《明医杂著·枳术丸论》曰：“若元气素弱，饮食难化，食多即腹内不和，疼痛，泄泻，此虚寒也。”

4. 外邪内侵

外感风、寒、湿、热之邪均可引起本病，其中以湿邪为主。《素问·阴阳应象大论》曰：“风胜则动，热胜则肿，燥胜则干，寒胜则浮，湿胜则濡泻。”泄泻从湿立论，如《儒门事亲》云：“泄注者，土主湿，湿主脾，湿下注，故泄注也。”“天之气一也。一之用为风、火、燥、湿、寒、暑。故湿之气，一之一也，相乘而为五变，其化在天为雨，在地为泥，在人为脾，甚则为泄。故风而湿其泄也，胃暑而湿其泄也，脾燥而湿其泄也，大肠热而湿其泄也，小肠寒而湿其泄也。”此指出湿是五变之根源。或伤于风，《素问·气交变大论》曰：“岁土不及，风乃大行，化气不令，草木茂荣，飘扬而甚，秀而不实，上应岁星。民病飧泄霍乱、体重腹痛。”指出风邪侵袭人体亦可致腹痛、泄泻。或伤于寒，《素问·举痛论》云：“寒气客于厥阴之脉，厥阴之脉者，络阴器系于肝，寒气客于脉中，则血泣脉急，故胁肋与少腹相引痛矣。厥气客于阴股，寒气上及少腹，血泣在下相引，故腹痛引阴股。”指出寒邪客于脉中所致的气血凝滞，不通则痛。《素问·举痛论》曰：“寒气客于小肠，小肠不得成聚，故后泄腹痛矣。”《素问·至真要大论》曰：“太阳之胜……寒入下焦，传为濡泄”。寒邪克脾，伤于脾阳，水谷无以运化，发而泄泻。或伤于热，热气之邪，乘虚而入，攻于肠胃，则下泄黄赤汁。《灵枢·百病始生》曰：“多热则溏出糜”。《诸病源候论·时气病诸候》云：“时气热利候，此由热气在于肠胃，挟毒则下黄赤汁也。”

5. 劳倦内伤

久病内伤，劳倦伤脾，病程长绵难愈，导致脾胃虚弱，水谷受纳运化无能，湿浊内生而下，或湿浊停滞，发为泄泻、腹痛。《脾胃论·脾胃胜衰论》云：“形体劳役则脾病，脾病则怠惰嗜卧，四肢不收，大便泄泻。脾既病，则其胃不能独行津液，故亦从而病焉。”

6. 先天不足

先天禀赋不足，素体脾胃虚弱，或年老体衰，命门火衰，皆可致中阳不健，运化无权，湿滞内生，运化失常。《明医杂著·枳术丸论》曰：“若元气素弱，饮食难化，食多即腹内不和，疼痛，泄泻，此虚寒也。”《医宗已任编》曰：“凡见脾胃衰弱，饮食不思，大便泄泻，总属君火不旺所致。”《景岳全书·泄泻》云：“盖肾为胃关，开窍于二阴，所以二便之开闭，皆肾脏之所主。今肾中阳气不足，则命门火衰，而阴寒独盛……阴气盛极之时，即令人洞泄不止也。”

二、腹泻型肠易激综合征的中医病机

腹泻型肠易激综合征的病位在肠，主要与脾胃、肝、心、肾诸脏腑功能有关。其病理性质有虚实夹杂。本病的病理因素为湿热、水湿、痰瘀、食积等。其主要病机为肝郁脾虚，心神不宁。

1. 脏腑失调

（1）脾胃虚弱为致病之本：脾居中焦，为五脏之至阴，喜燥而恶湿，体阴而用阳，以升为健；胃为燥土，喜润而恶燥，体阳而用阴，宜降则和。叶天士的《临证指南医案·脾胃》所谓：“太阴湿土，得阳始运，阳明燥土，得阴自安”。脾胃为仓廪之官，刚柔相济，燥湿相合，阴阳互制，为后天之本，气血生化之源，共司受纳腐熟、运化水谷之职。脾胃中气健旺，则水谷精微善消能运，气血化源充足，周身得以充养。正如仲景所言：“四季脾旺不受邪。”《脾胃论》亦强调：“胃者，十二经之源，万物之海也。平则万物安，病则万化危。”“内伤脾胃，百病由生。”脾主运化，以升为健；胃主受纳，以降为和，大小肠亦以通降为顺，此张景岳所谓“大小肠皆属于胃”。小肠之受盛化物和泌别清浊功能，实际上是脾胃升清降浊功能的具体体现；而大肠之传化糟粕功能，实际上是胃降浊功能的延伸。若脾胃虚弱，健运通降失职，则可影响大小肠的功能，致肠腑传导失司、通降不利，而出现多种肠道病症，如腹痛、腹胀、泄泻、便秘等。长期饮食不节、饥饱失调，或劳倦内伤，或久病体虚，或素体脾胃虚弱，导致脾胃不能受纳水谷、运化精微，则水反为湿，谷反为滞，清浊相混，水走肠间而为泄泻。如《素问·阴阳应象大论》所云：“清气在下，则生飧泄。”《素问·脏气法时论》曰：“脾病者，身重，善肌肉痿，足不收行，行善瘈，脚下痛；虚则腹满肠鸣，飧泄食不化，取其经，太阴阳明少阴血者。”《圣济总录》云：“脾胃怯弱，水谷不分，湿饮留滞，水走肠间，禁固不能，故令人腹胀下利”。《症因脉治》云：“脾气素虚，或大病后，过服寒冷，或饮食不节，劳伤脾胃，皆成脾虚泄”。《景岳全书·泄泻》亦称：“泄泻之本，无不由于脾胃”。

（2）肝郁为发病之标：肝气郁滞，易伤情志。《素问·天元纪大论》曰：“人有五脏化五气，以生喜怒思忧恐。”喜、怒、忧、思、悲、恐、惊是人类情志活动所产生的七种不同的感情变化，是机体随环境的改变而发生相应变化的一种生理适应性活动，它与脏腑气血密切相关，系五脏精气所化生，过度的七情变化，会引起脏腑气血的功能紊乱。肝为将军之官，不受遏郁，主疏泄气机，易为情志所伤。肝病，则气机拂郁，脾运化受制。如叶天士的《临证指南医案·木乘土》所云：“肝病必犯土，是侮其所胜也……克脾则腹胀，便或溏或不爽。”《素问·举病论》即有“百病皆生于气也，怒则气上，喜则气缓，悲则气消，恐则气下……惊则气乱，劳则气耗，思则气结”的记载。又如《灵枢·本神》曰：“肝气虚则恐，实则怒。”《丹溪心法·六郁》曰：“气血冲和，万病不生；一有怫郁，诸病生焉。故人生诸病，多生于郁。”

肠易激综合征的发生与情志失调密切相关，是典型的身心疾病。社会、心理、行为因素通过脑肠互动影响患者的认知功能，并且是其临床症状的重要调节因素。患者存在性格内向和情绪不稳定的特点，这些个性特征和情绪反应可以直接影响其身心健康。其一，情志失常影响人体气机，如《三因极一病证方论·七气叙论》云："喜伤心，其气散；怒伤肝，其气去；忧伤肺，其气聚；思伤脾，其气结；悲伤心胞，其气急；恐伤肾，其气怯；惊伤胆，其气乱。虽七诊自殊，无逾于气。"说明七情对人体气机的影响。其二，亦可直接伤及内脏，《灵枢·百病始生》云："喜怒不节则伤脏，脏伤则病起于阴也。"《三因极一病证方论·三因论》云："七情，人之常性，动之，则先自脏腑郁发，外形于肢体。"

（3）肝郁脾虚为基本病机：泻责之脾。脾主运化，升清气，浊气糟粕则直降小大肠而出。若脾虚运化失职，气机失调，清气不升，浊气不降，则致水谷精微不能正常输布，肠道气化不力，食物糟粕不能正常排出，故见腹满、泄泻等症。《古今医鉴·泄泻》曰："夫泄泻者，注下之症也。盖大肠为传送之官，脾胃为水谷之海，或为饮食生冷之所伤，或为暑湿风寒之所感，脾胃停滞，以致阑门清浊不分，发注于下而为泄泻也。"可见泄泻与脾虚相关，痛责之肝。从肝的生理病理来看，肝血虚，血液充盈量减少，可导致腹部所属脏器失于濡养，不荣则痛。肝郁则气滞，气机不行，血运不畅，不通则痛。从经脉循行来看，足厥阴肝经循行于腹部两侧，衔接足少阳胆经；足厥阴肝经绕阴器、抵小腹。若肝经气虚血少，或经气不畅则可致阴脉失充，经脉循行之处的腹部脏器出现失养而痛或滞涩而痛。在肠易激综合征的发病过程中，肝脾两脏是相互作用、相互影响的。脾在志为思，肝在志为怒。《素问·阴阳应象大论》有"怒伤肝，思伤脾"之说，情志的改变易伤及肝脾两脏。《景岳全书·泄泻》指出："凡遇怒气便作泄泻者，必先以怒时挟食，致伤脾胃，故但有所犯，即随触而发，此肝脾二脏之病也。盖以肝木克土，脾气受伤而然。"在本病的发病过程中，不论是先有肝郁，还是先有脾虚，或是两者同时发生，相互影响。肝郁克脾太过，可导致脾虚；素体脾胃虚弱，肝木又会反侮。所以，肝郁、脾虚两者相互影响，互为因果，共成致病之本，正如《医方考》所言："泻责之脾，痛责之肝；肝责之实，脾责之虚。脾虚肝实，故令痛泻。"肝郁脾虚在其病机演变过程中居核心地位。

（4）心神不宁是重要的病机演化：现代社会工作、生活及学习压力大，加上现代人饮食、睡眠等不规律，久之则产生焦虑、抑郁等不良情绪，而持续的不良情绪又可致心神不宁。心神失于调摄，情绪烦躁不安，加重不寐、抑郁、焦虑等。《灵枢·口问》曰："悲哀愁忧则心动，心动则五脏六腑皆摇"。心为五脏六腑之首，正是由于心神不宁，导致肝脾功能不能正常发挥，肝疏泄失常，脾运化失司，情志不畅，气血生化乏源，才导致疾病的发生和反复发作。若久病不愈，不仅损伤肝脾之气，更影响心主藏神功能。心藏神，可以主宰人体的精神心理活动，心属火，脾属土，心脾为相互资生的母子关系。《素问·玉机真脏论》提出："肝受气于心，传之于脾。"久之形成恶性循环，疾病缠绵难愈。故金代医家张洁古《保婴撮要》云："脾主湿，自病则泄泻多睡，体重昏倦。若肝乘脾为贼邪，心乘脾为虚邪，肺乘脾为实邪，肾乘脾为微邪。凡脾之得病，必先察其肝心二脏。盖肝是脾之鬼，心是脾之母，肝气盛则鬼邪有余，心气亏则生气不足，当用平肝气益心气。若诊其脉，肝心俱和，则脾家自病，察其虚实而治之"。

（5）脾肾阳虚为久病的关键：肾阳不足，脾失温养，运化失常，而致泄泻。正如《景岳全书·泄泻》所云："肾为胃关，开窍于二阴，所以二便之开闭，皆肾脏所主。今肾中阳气不足，则命门火衰，而阴寒独盛……阴气盛极之时，即令人洞泄不止也"。《类证治裁·

泄泻论治》对肾泄(五更泻)论述详尽，指出："肾中真阳虚而泄泻者，每于五更时，或天将明，即洞泄数次。此由丹田不暖，所以尾闾不固，或先肠鸣，或脐下痛，或经月不止，或暂愈复作，此为肾泄。盖肾为胃关，二便开闭，皆肾脏所主，今肾阳衰，则阴寒盛，故于五更后，阳气未复，即洞泄难忍。"

2. 病理因素

本病的病理因素为湿热、水湿、痰瘀、食积等。其中湿邪是本病最主要的病理因素。湿为本病的中心，泄泻以湿为本，脾伤于湿，土不制水则成湿泻，如《秘传证治要诀及类方》云："湿泻，由坐卧湿处，以致湿气伤脾，土不克水。梅雨阴久，多有此病。"如《金匮钩玄·附录·泄泻从湿治有多法》云："夫泄有五，飧泄者，水谷不化而完出，湿兼风也；溏泄者，所下汁积枯垢，湿兼热也；鹜泄者，所下澄澈清冷，小便清白，湿兼寒也；濡泄者，体重软弱，泄下多水，湿自甚也；滑泄者，久下不能禁固，湿胜气脱也。"故湿可夹寒、夹热等，而痰瘀阻于脉络，泄泻日久难治。《医学入门》云："人知气血为病，而不知痰病尤多。生于脾，多四肢倦怠，或腹痛肿胀泄泻，名曰湿痰。"《医林改错》云："不知总提上有瘀血，卧则将津门挡严，水不能由津门出，由幽门入小肠，与粪合成一处，粪稀溏，故清晨泻三五次。"而食积内停，阻伤脾胃，也可导致泄泻。《金匮钩玄·泄泻》云："腹痛甚而泻，泻后痛减者，是食积也。"

3. 病机转归

此病初期，多肝郁为标，肝气郁结，失于疏泄，肝气横逆乘脾；脾虚为本，脾失健运，湿从中生；脾虚日久而致脾阳不足，继则肾阳受累。因此，此病以湿为中心，以肝气郁结而贯穿始终，气机失调为标，而脾肾阳虚为本。在整个发病过程中，多由湿盛为主、因湿伤脾，或食滞内停中焦，脾失健运为实证；或因素体脾虚，或肝木克脾，命木火衰以致脾阳虚，湿浊内生，水谷不化，发为虚证。虚实之间，往往相互转化，如本病失治、迁延日久、反复发作，伤于脾阳肾阳，病则由实转虚；或久泄脾虚，复感外邪；或饮食所伤，亦可由虚转实。最终导致肠易激综合征的病机转归实中转虚、虚中转实、虚实夹杂。

第二节　便秘型肠易激综合征的病因病机

便秘型肠易激综合征是肠易激综合征的亚型之一，以其排便不畅、腹痛或腹胀等临床症状，可归属为中医学"大便难""大便秘涩""便秘""便闭""脾约""阴结""阳结"等范畴。中医古籍对便秘的描述，最早是作为症状被记载于《阴阳十一脉灸经》。该书提出了"闭"的称谓，其后经过多年演变，逐渐成为一个独立的病名。多数医家认为感受外邪、情志失调、饮食不节、禀赋不足、失治误治为本病的主要病因，其病位在大肠，与胃、脾、肝、肾、肺等脏腑密切相关，尤以肝、脾为甚，核心病机为肝脾功能失调，气机升降失司，大肠传导功能失常。

一、便秘型肠易激综合征的中医病因

肝脾功能失调引起大肠传导功能改变是本病的发病基础，感受外邪、情志失调、饮

食不节、禀赋不足及失治误治为诱发本病的主要因素。

1. 肝脾功能失调

肝气郁结，脾气虚弱，肝脾不和，气机郁滞不能畅达，则通降功能失常，大肠传导失司，糟粕内停，发为本病。《灵枢·杂病》曰："心痛引小腹满，上下无常处，便溲难，刺足厥阴"提示便秘与肝相关。《难经·十六难》曰："假令得肝脉，其外证：善洁，面青，善怒；其内证：脐左有动气，按之牢若痛；其病：四肢满，闭淋（癃），溲便难，转筋。有是者肝也，无是者非也。"在《黄帝内经》的基础上进一步阐释了肝失疏泄可致便秘。《素问·厥论》曰："太阴之厥，则腹满膜胀，后不利，不欲食，食则呕，不得卧。"论述了太阴脾土气机失常所致的便秘。或年老体弱，脏腑功能渐衰，脾胃气虚，无以运化水谷，气血生成不足，肝血亏虚，肝脾两虚，肠道失濡，而致大便不通。

2. 感受外邪

感受风、寒、热、燥、湿之邪均可发为本病。《圣济总录·大便秘涩》云："若风气壅滞，肠胃干涩，是谓风秘。"认为风邪阻碍肠道气机可致便秘。《素问·气厥论》云："膀胱移热于小肠，隔肠不便，上为口糜"。《诸病源候论·解散病诸候》云："将适失宜，犯温过度，散势不宣，热气积在肠胃，故大便秘难也。"认为外热入里，积于小肠，可致便秘。《儒门事亲·大便燥结》提到："燥于下则便溺结闭。"风、热、燥之邪亦可相兼为病，如《医门法律·秋燥论》提到："若风热燥并郁甚于里，则必为烦满，必为闷结。"或外感寒邪，或嗜食生冷，或过服寒凉，阴寒内结胃肠，均可导致胃肠气机凝滞，传导失常，糟粕不行，而成冷秘。《金匮翼·便秘》描述冷秘为："冷秘者，寒冷之气，横于肠胃，凝阴固结，阳气不行，津液不通。"亦有寒热之气与肠中糟粕并结而致大便不通，如《诸病源候论·大便病诸候》提出："其肠胃本实，而又为冷热之气所并，结聚不宣，故令大便难也。"关于湿邪，《素问·至真要大论》认为："太阴司天，湿淫所胜，则沉阴且布，雨变枯槁，胕肿骨痛阴痹。阴痹者，按之不得，腰脊头项痛、时眩、大便难"，论述了湿与便秘的关系。

3. 情志失调

情志失调，扰乱脏腑气机。《素问·通评虚实论》曰："隔塞闭绝，上下不通，则暴忧之病也。"指出忧虑可致气机不畅，发生便秘。情志抑郁，郁怒则伤肝，忧思则伤脾，肝气失于疏泄，横逆乘脾犯胃，脾土郁滞，运化失常，水谷难化，水湿内停，气机受阻，传导失司，发为便秘。

4. 饮食不节

饮食因素是导致本病的重要原因。饮食不节，嗜食肥甘之品，损伤脾胃，湿热痰饮留滞中焦，糟粕不能下行，或酿生湿热，蕴结大肠，传导失司，发为便秘。李东垣认为，便秘是因饮食失节所致，《兰室秘藏·大便结燥论》云："若饥饱失节，劳役过度，损伤胃气，及食辛热味厚之物，而助火邪，伏于血中，耗散真阴，津液亏少，故大便结燥。"孙思邈在《备急千金要方·卷十五》中描述巴豆丸方时提出了宿食可致便秘的观点："巴豆丸，主寒澼宿食，久饮饱不消，大便不通方。"

5. 禀赋不足

先天禀赋不足而致脾肾虚弱者易发病。肾为先天之本，脏腑阴阳之本，主水司二便，沈金鳌认为"大便秘结，肾病也"。《杂病源流犀烛·大便秘结源流》云："北方黑水，入通于肾，开窍于二阴，盖以肾主五液，津液盛则大便调和。"如肾阴亏虚，津液不足，则大肠失于濡润，推动无力，传导失常，糟粕停积，发为阴虚便秘；或肾阳不足则温煦功能减弱，寒凝肠道，大肠失于温运，发为阳虚便秘；先天禀赋不足，素体脾胃虚弱，脾气不足，运化功能失常，清气不升，浊阴不降，糟粕不能下行，则为气虚便秘。

6. 失治误治

失治误治损伤正气，耗伤人体津液，大肠失于濡养，则出现便秘的症状。张从正在《儒门事亲·七方十剂绳墨订》提到："所谓燥剂者……此为大寒之故……非积寒之病，不可用也。若久服，则变血溢、血泄、大枯大涸、溲便癃闭、聋瞽痿弱之疾"，指出便秘可因误用热治之法所致。张仲景认为误汗、误下、误利小便者可致津液耗伤，均可发为便秘。《伤寒论·辨阳明病脉证并治》曰："太阳病，若发汗，若下、若利小便，此亡津液，胃中干燥，因转属阳明。不更衣，内实，大便难者，此名阳明也。"

二、便秘型肠易激综合征的中医病机

便秘型肠易激综合征病位在大肠，与胃、脾、肝、肾、肺等脏腑密切相关，尤以肝、脾为甚，核心病机为肝脾功能失调，气机升降失司，大肠传导功能失常。

1. 脏腑功能失调

(1) 肝脾功能失调为发病基础：肝主疏泄，分泌胆汁，输入肠道，助脾胃消化饮食。脾主运化，为后天之本，气血生化之源，脾得肝之疏泄，则升降协调，运化功能健旺，故"木赖土而荣"。若肝藏血不足，肝失所养，调畅气机功能下降，则脾胃升降失常，继而影响大肠传导功能而致便秘；若脾胃生化气血及肝藏血不足，肝失于濡养，亦可加重脾胃气机郁滞，脾胃运化功能失健，津液无法布散，肠道缺少津液的滋润，传导不能，糟粕内停，亦发为便秘。与此同时，《医碥·五脏生克说》云："木能疏土而脾滞以行"，脾胃乃气机升降枢纽，而肝主疏泄与脾、胃气机升降关系密切，故"土得木而达"。《丹溪心法·六郁》亦言："气血冲和，万病不生，一有怫郁，诸病生焉。故人身诸病，多生于郁。"百病生于气，肝气条达有助于六腑通降，若肝气郁结，则腑气不通，气滞不行，大肠传导不畅而致便秘。正如唐宗海在《金匮要略浅注补正》云："肝主疏泄大便，肝气既逆，则不疏泄，故大便难。"《灵枢微蕴·噎膈解》亦述："饮食消腐，其权在脾；粪溺疏泄，其职在肝。"明代医家秦景明《症因脉治·大便秘结论》也认为："诸气怫郁，则气壅于大肠，而大便乃结。"肝脾相关理论在便秘型肠易激综合征的病因病机中起到提纲挈领的作用，应用"肝脾相关"理论可有效指导便秘型肠易激综合征的辨治施治过程。

(2) 心神不宁是重要病机演化：精神心理可以影响脏腑功能，情志失调导致肝气郁结，横逆乘脾，或素体脾胃虚弱、形体劳役、思虑过度损伤脾胃，脾胃升降之枢失职，肠道传导失司而发为本病。黄绍刚教授提出以心、肝、脾作为有机整体的"血三脏"理论，认为心主神明，情志失调首先影响心神，心神功能失常，则全身脏腑功能失调，导致肝主疏泄功能、脾主运化功能相应失常，且心与小肠相表里，在生理、病理上相互为用，由表里经相合关系影响小肠泌别清浊功能，均可致肠易激综合征的发生。

(3) 久治难愈与肾相关：《素问·金匮真言论》曰："入通于肾，开窍于二阴"，认为肾主大小二便，司开阖。《素问·至真要大论》曰："太阴司天，湿淫所胜，则沉阴且布，雨变枯槁，胕肿骨痛阴痹。阴痹者，按之不得，腰脊头项痛，时眩，大便难，阴气不用，饥不欲食，咳唾则有血，心如悬。病本于肾，太溪绝，死不治"，认为大便难当责之于肾。

2. 病理因素

感受外邪、情志失调、饮食不节、禀赋不足及失治误治等均可直接或间接引起大肠气机失调，传导功能失常，糟粕无以下行，导致便秘。或“风搏肺经，传于大肠”，或“热耗津液，而大肠燥涩紧敛”，或“寒冷之气，横于肠胃”，或“阴痹者……大便难”，或燥邪直中胃肠，均为外感邪气客于大肠，阻碍大肠气机，而致便秘。《仁斋直指方·大便秘涩方论》云：“大肠与肺为表里，大肠者，诸气之道路关焉。”外感邪气侵袭肺脏，壅塞肺气，肺气不降则腑气不通，亦为发病机制。饮食因素则多因暴饮暴食或恣食生冷甜腻之品，损伤脾胃之气，脾胃运化功能失常，水湿痰浊或宿舍等蕴结中焦，妨碍气机升降，或湿浊化热，下传肠道，或辛辣之品耗伤阴津，使肠道失濡，糟粕难行，产生便秘。先天禀赋不足对便秘的发生机制主要表现在肾阴不足和肾阳虚衰，肾阴亏虚则津液不足，肠失濡润；肾阳不足则推动无力，肠失温运，皆可导致便秘的发生。失治误治者，多因误汗、误下、误利小便、误用热治等使大肠津液损伤而致便秘。情志失调之病机如上所述，便不予以赘述。

3. 病机转归

本病初期多由肝气郁滞，脾运不及，木旺乘土而发腹胀、腹痛、便秘之症；因肝郁横犯胃，胃气上逆还可出现嗳气、吐酸等症状。肝郁脾虚，长期运化失常而气血生成不足则导致肝失濡养，肝脾气血两虚；或脾虚日久而致脾阳虚衰，甚则演变为脾肾阳虚之证。年老者脏腑功能衰退，肠道蠕动功能下降，若妄用泻下通便之品，更伤机体正气，最终发展为难治性便秘。

第八章 肠易激综合征的辨证论治

肠易激综合征是中医诊治的优势病种。中医药的辨证施治对改善肠易激综合征的临床症状和缩短疾病病程方面具有优势。中华中医药学会脾胃病分会、中国中西医结合学会消化系统疾病专业委员会等制定和更新了肠易激综合征的中医诊疗方案和共识意见,对于规范临床诊疗具有重要指导意义。本章将主要介绍肠易激综合征的治疗原则和辨证论治、肠易激综合征重叠其他功能性胃肠病的辨证施治、肠易激综合征伴精神心理异常的辨证施治、中成药的辨证应用和中药治疗的作用机制研究。

临床诊治肠易激综合征确定中医治疗方案时,需要重点关注以下注意事项:①肠易激综合征的自然史;②重点关注的是分型,根据腹泻型、便秘型、混合型及不定型的特点结合证型变化适当佐以通便或止泻法进行治疗;③患者的症状,如腹痛、腹泻、便秘发作频率及严重程度;④是否有重叠症状及伴焦虑抑郁障碍等精神心理异常和睡眠障碍;⑤患者的疾病治疗经过;⑥中医证型;⑦西药的效果、副作用,其中西药如匹维溴铵、蒙脱石散、洛哌丁胺、帕罗西汀、乳果糖口服液等;⑧中药、西药的联合应用;⑨药物口服、灌肠、针灸、穴位敷贴的联合应用;⑩饮食、情志、生活习惯指导。

第一节 腹泻型肠易激综合征的治疗原则和辨证施治

一、治疗原则

腹泻型肠易激综合征在中医学上属于“腹痛”“泄泻”等范畴,腹泻型肠易激综合征的病位在肠,主要与脾、胃、肝、心、肾诸脏腑功能有关。其病理性质为本虚标实,虚实夹杂。本病的病理因素为水湿、湿热、痰瘀、食积等。素体脾胃虚弱是腹泻型肠易激综合征的发病基础,肝失疏泄是腹痛、腹泻发作的关键,肝郁脾虚是本病的核心病机。疾病初期,多为肝气郁结,失于疏泄,肝气横逆乘脾;继则脾失健运,湿从中生;脾虚日久而致脾阳不足,继则肾阳受累。腹泻型肠易激综合征以湿为中心,以肝气郁结、脾失健运而贯穿始终,气机失调为标,而脾肾阳虚为本。因此,腹泻型肠易激综合征的治疗原则是补泻兼施,标本兼治。初期,重在疏肝理气,佐以健脾益气;后期,则重在健脾化湿、温补脾肾,佐以调理气机。

1. 参照腹痛的治疗方法

明代龚信《古今医鉴》[1]针对腹痛的各种病因提出不同的治疗法则,指出“是寒则温之,是热则清之,是痰则化之,是血则散之,是气则顺之,是虫则杀之,庶乎临证不眩惑也”。唐宗海《血证论·腹痛》[2]曰:“血家腹痛,多是瘀血”,并指出瘀血在中焦,可用血府逐瘀汤;瘀血在下焦,应以膈下逐瘀汤治疗,对腹痛辨治提出新的创见。朱丹溪在《丹溪心法·腹痛》[3]中说:"初得时,元气未虚,必推荡之,此通因通用之法。久必难,壮实与初病宜下。虚弱衰与久病,宜升之消之。"《寿世保元·腹痛》[4]曰:"治之皆当辨其寒热虚实。随其所得之证施治,若外邪者散之,内积者逐之,寒者温之,热者清之,虚者补之,实者泻之,泄则调之,闭则通之,血则消之,气则顺之,虫则追之,积则消之,加以健理脾胃,调养气血,斯治之要也。"治疗腹痛多以"通"字立法,但"通"并不仅指通下之法,在临床上应根据辨证的寒热虚实,在气在血,确立相应治法。如清代高世栻《医学真传》[5]曰:"夫通则不痛,理也,但通之之法,各有不同。调气以和血,调血以和气,通也;下逆者使之上行,中结者使之旁达,亦通也。虚者助之使通,寒者温之使通,无非通之之法也。若必以下泄为通,则妄矣。"在通法的基础上,审证求因,标本兼治。实证者,祛邪疏导;虚证者,温中补气,益气养血;久痛入络,绵绵不愈者,可采取辛润活血通络法。对于虚实夹杂及寒热错杂证,应随病机兼夹变化,或寒热并用,或攻补兼施,灵活运用。

2. 参照泄泻的治疗方法

明代张介宾提出分利之法是治疗泄泻的原则,《景岳全书·泄泻》[6]云:"凡泄泻之病,多由水谷不分,故以利水为上策。"李中梓在《医宗必读·泄泻》[7]中提出:"治法有九:一曰淡渗。使湿从小便而去,如农人治涝,导其下流,虽处卑监,不忧巨浸。《经》云:'治湿不利小便,非其治也。'又云:'在下者,引而竭之'是也。一曰升提。气属于阳,性本上升,胃气注迫,辄尔下陷,升、柴、羌、葛之类,鼓舞胃气上腾,则注下自止。又如地上淖泽,风之即干,故风药多燥,且湿为土病,风为木药,木可胜土,风亦胜湿,所谓下者举之是也。一曰清凉。热淫所至,暴注下迫,苦寒诸剂,用涤燔蒸,犹当溽暑伊郁之时,而商飚飒然倏动,则炎熇如失矣。所谓热者清之是也。一曰疏利。痰凝气滞,食积水停,皆令人泻,随证祛逐,勿使稽留。《经》云:'实者泻之',又云'通因通用'是也。一曰甘缓。泻利不已,急而下趋,愈趋愈下,泄何由止?甘能缓中,善禁急速,且稼穑作甘,甘为土味,所谓'急者缓之'是也。一曰酸收。泻下有日,则气散而不收,无能统摄,注泄何时而已?酸之一味,能助收肃之权,《经》云:'散者收之'是也。一曰燥脾。土德无惭,水邪不滥,故泻皆成于土湿,湿皆本于脾虚,仓廪得职,水谷善分,虚而不培,湿淫转甚,《经》云:'虚者补之'是也。一曰温肾。肾主二便,封藏之本,况虽属水,真阳寓焉,少火生气,火为土母,此火一衰,何以运行三焦、熟腐五谷乎?故积虚者必挟寒,脾虚者必补母。《经》云:"'寒者温之'是也。一曰固涩。注泄日久,幽门道滑,虽投温补,未克奏功,须行涩剂,则变化不愆,揆度合节,所谓'滑者涩之'是也。"他认为"夫此九者,治泻之大法,业无遗蕴,至如先后缓急之权,岂能预设?须临证之顷,圆机灵变"。清代叶天士在《临证指南医案·泄泻》[8]中提出久患泄泻,"阳明胃土已虚,厥阴肝风振动内起",需以甘养胃,以酸制肝。泄泻的治疗大法为运脾化湿,根据轻重缓急、寒热虚实确立治疗原则。暴泻重在祛邪,或疏散外邪,或消导食积,或分利水湿,不可骤用补涩,以免关门留寇;久泻重在扶正,或健脾益气,或温肾固涩,或抑肝扶脾,不可纯用甘温,不可分利太过,以防劫其阴液,并注意化瘀之法的应用;虚实夹杂者,寒热并用,攻补兼施。

总的来说,腹泻型肠易激综合征的中医治疗要抓主症,区分是因腹痛还是腹泻就诊,同时重视整体辨证,因人制宜,调理情志。采用具有中医治疗特色的医疗技术,包括口服汤药配合灌肠、针灸、穴位敷贴、穴位埋线、穴位注射、耳穴压豆、五音疗法等,多种方法综合治疗,可以获得更好的临床疗效。

二、辨证施治

中医治疗腹泻型肠易激综合征的主要方法是辨证论治。中华中医药学会脾胃病分会的《肠易激综合征中医诊疗专家共识意见(2017)》[9]将腹泻型肠易激综合征分为5个证型:肝郁脾虚证、脾虚湿盛证、脾肾阳虚证、脾胃湿热证、寒热错杂证。中国中西医结合学会消化系统疾病专业委员会的《肠易激综合征中西医结合诊疗共识意见(2017年)》[10]将腹泻型肠易激综合征分为4个证型:肝气乘脾证、脾胃虚弱证、脾肾阳虚证、大肠湿热证。结合以上专家共识意见,本书将腹泻型肠易激综合征分为5个证型:肝郁脾虚证、脾虚湿盛证、脾肾阳虚证、脾胃湿热证、寒热错杂证。

1. 肝郁脾虚证

临床表现:腹痛即泻,泻后痛减;伴胸胁胀满窜痛,腹胀不适,嗳气食少,肠鸣矢气,身倦乏力。平时心情抑郁,或急躁易怒,每因抑郁恼怒,或情绪紧张而发病。舌淡胖或淡暗,也可有齿痕,苔薄白,脉弦细。

证候分析:肝气不舒,横逆犯脾,脾虚失运。肝气郁结,气机失畅,则腹痛即泻,泻后痛减,胸胁胀满窜痛;肝气犯胃,胃气不降,则腹胀不适,嗳气;肝脾不和,脾被湿困,运化失职,则肠鸣矢气,身倦乏力,食少;肝郁化热,而见性情急躁易怒。舌淡胖或淡暗,边有齿痕,苔薄白,脉弦细为肝郁脾虚之象。

治法:抑肝扶脾。

主方:痛泻要方(《丹溪心法》)。药物:白术、白芍、防风、陈皮。

方药分析:方中白术苦甘而温,补脾燥湿以培土,为君药;白芍酸甘而寒,柔肝缓急以止痛,为臣药,二药配伍,可于土中泻木。陈皮辛苦而温,理气燥湿,醒脾和胃,为佐药。防风辛温,归肝、脾经,具有升散之性,合白芍以助疏散肝郁,伍白术以鼓舞脾之清阳,并可祛湿以助止泻,又为脾经引经药,兼具佐使之用。四药相合,脾健肝柔,痛泻自止。

加减:腹痛甚者,加延胡索、香附;嗳气频繁者,加柿蒂、豆蔻;泻甚者,加党参、乌梅、木瓜;腹胀明显者,加槟榔、大腹皮;烦躁易怒者,加牡丹皮、栀子;脾虚明显,神疲食少者,加黄芪、党参、扁豆;久泻不止,加乌梅、诃子、石榴皮等酸收之品。

2. 脾虚湿盛证

临床表现:每于受凉或生冷饮食后发作或加重,便质稀溏,便次增加,伴腹痛隐隐,脘闷不舒,食少纳呆,形体消瘦,面色萎黄,神疲倦怠。舌淡,边可有齿痕,苔白腻,脉细弱。

证候分析:脾胃虚弱,运化失司,湿浊内盛。脾主运化水湿,脾虚水湿不运,阻滞中焦,气机不畅,则腹痛隐隐,脘闷不舒;湿邪下迫大肠则便质稀溏,便次增加。脾主肌肉,脾虚则肌肉失养,见形体消瘦,面色萎黄;脾胃虚弱,气血生化乏源,水湿困滞,则见神疲倦怠。舌质淡、边有齿痕,苔白腻,脉细弱为脾虚湿盛之象。

治法:健脾益气,化湿止泻。

主方:参苓白术散(《太平惠民和剂局方》)。药物:莲子肉、薏苡仁、砂仁、桔梗、白扁豆、茯苓、人参、甘草、白术、山药。

方药分析:本方以四君子汤(人参、茯苓、白术、炙甘草)为基础,甘温补脾益气。山药益气补脾，莲子肉补脾涩肠，二药协助人参、白术健脾益气，厚肠止泻。扁豆健脾化湿，薏苡仁健脾渗湿，二药协助茯苓、白术健脾助运，渗湿止泻。脾胃喜通而恶滞，脾胃气虚，运化功能薄弱，而补气之品易于碍胃，故配伍砂仁芳香行气，化湿和胃，寓行气于补益之中，使诸甘温补益之品补而不滞。桔梗开宣肺气，通利水道，并载诸药上行，与补脾诸药合用，有"培土生金"之意。大枣煎汤，助补益脾胃之功。全方诸药配伍，补中焦之虚，助脾气之运，渗停聚之湿，行气机之滞，恢复脾胃受纳与健运之职，则诸症自除，正如《太平惠民和剂局方》所云："其药中和不热，久服养气育神，醒脾悦色，顺正辟邪。"

加减：舌白腻者，加厚朴、藿香；泻下稀便者，加苍术、泽泻；夜寐差者，加炒酸枣仁、首乌藤。

3. 脾肾阳虚证

临床表现：多于黎明前腹部作痛，腹痛即泻，泻后痛减，或完谷不化；腹部冷痛，得温痛减，喜暖喜按。伴有腰膝酸软，形寒肢冷，不思饮食。舌质淡胖，边有齿痕，苔白滑，脉沉细。

证候分析：脾肾阳虚，寒湿阻滞。黎明前是阴气极盛，阳气萌发生长之时，此时阳气当至未至，阴寒内盛，寒性收引，则腹痛；火不暖土，脾阳不升，肠失固涩则泄泻；脾肾阳虚，不能腐熟和运化水谷则可夹有不消化食物；腹痛喜暖喜按，形寒肢冷，不思饮食等为久病正虚，脾胃虚寒阻滞肠中所致；腰膝酸软，为脾病及肾，命门火衰所致。舌淡胖，边有齿痕，苔白滑，脉沉细，皆为脾肾阳虚不足之象。

治法：温补脾肾。

主方：附子理中汤(《太平惠民和剂局方》)合四神丸(《内科摘要》)。药物：附子、人参、干姜、甘草、白术、补骨脂、肉豆蔻、吴茱萸、五味子。

方药分析：方中以附子为主药，附子历来被称为"百药之长""回阳第一要药"。《本草正义》形容说："其性善走，故为通行十二经纯阳之要药，外则达皮毛而除表寒，里则达下元而温痼冷，彻内彻外，凡三焦经络，诸脏诸腑，果有真寒，无不可治。"其性大辛大热，具有补肾助阳、驱散中寒的作用。"附子无姜不热"，附子和干姜两者相须为用，温热之性更甚，干姜还具有降胃气、止呕吐的作用。清代名医郑钦安在《医理真传》中云："余谓先后并补之方，因附子之功在先天，理中之功在后天也……非附子不能挽欲绝之真阳，非姜、术不足以培中宫之气。"补骨脂温补命门之火以养脾土；肉豆蔻温中涩肠，助干姜、附子温暖脾肾；阳虚则兼气弱，气旺亦可助阳，故臣以甘温之人参，益气健脾，补虚助阳。君臣配伍，健脾补肾，治病之本。脾为中土，喜燥恶湿，脾虚则湿浊内生，反困脾胃，故佐以甘温苦燥之白术，既健脾补虚以助阳，又燥湿运脾以助生化；吴茱萸温暖脾肾以散阴寒；五味子温敛固肾，涩肠以止泻。大枣、甘草补脾养胃，共为佐使药。

加减：忧郁寡欢者，加合欢花、玫瑰花；腹痛喜按、怯寒便溏者，加重干姜用量，另加肉桂。年老体弱，久泻不止，中气下陷，加黄芪、党参、白术、升麻、柴胡。

4. 脾胃湿热证

临床表现：泄泻腹痛，泻下急迫，或泻而不爽，粪色黄褐臭秽，肛门灼热，烦热口渴，口苦、口臭或口黏，脘闷不舒，小便短黄。舌红，苔黄腻，脉濡数或滑数。

证候分析：湿热积滞，阻滞中焦。湿热壅滞，损伤脾胃，传化失常，则见泄泻腹痛，泻下急迫，或泻而不爽；邪热内迫，则肛门灼热、烦热口渴、口苦口臭、小便短黄，清阳不升，大肠传导失司，则粪便臭秽；湿阻气机则脘闷不舒。舌红，苔黄腻，脉濡数或滑数均为脾胃湿热之象。

治法：清热利湿。

主方：葛根黄芩黄连汤(《伤寒论》)。药物：葛根、甘草、黄芩、黄连。

方药分析：葛根甘辛而凉，清热升清而止泻，汪昂赞其"能升阳明清气，又为治泻圣药"，重用为君药；黄芩、黄连苦寒清热，厚肠止利，为臣药；甘草甘缓和中，调和诸药，为佐使药。四药合用，共奏清热利湿之功。

加减：苔厚者，加石菖蒲、藿香、豆蔻；口甜、苔厚腻者，加佩兰；腹胀者，加厚朴、陈皮；脘腹痛者，加枳壳、大腹皮。若偏湿重宜加薏苡仁、厚朴；夹食滞者加神曲、山楂、麦芽。

5. 寒热错杂证

临床表现：大便时溏时泻，或腹泻便秘交替发作；便下黏冻或夹泡沫；便前腹痛，便后减轻；伴腹胀肠鸣，口苦或口臭，肛门下坠，排便不爽；畏寒怕冷，受凉则发。舌质红或淡红，苔薄黄，脉弦细或弦滑。

证候分析：虚实夹杂，寒热错杂。脾虚失运，清阳不升，故见大便时溏时泻，便下黏冻或夹泡沫；畏寒怕冷、受凉则发乃是阳气不足。因湿热之邪仍滞留，故见肛门下坠，口苦口臭。舌质红或淡红，苔薄黄，脉弦细或弦滑，均为寒热错杂之象。

治法：平调寒热，益气温中。

主方：乌梅丸(《伤寒论》)。药物：乌梅、细辛、干姜、黄连、附子、当归、黄柏、桂枝、人参、花椒。

方药分析：乌梅酸涩为君药，有涩肠止泻之功。蜀椒、细辛味辛性温为臣药，温肾暖脾化湿。黄连、黄柏味苦性寒，清热燥湿止泻；附子、桂枝、干姜为辛热之品助蜀椒、细辛温肾暖脾；人参、当归味甘性温，益气补血而扶正而为佐药。炙甘草甘缓和中为使药。从药性上讲，乌梅酸涩，蜀椒、细辛、附子、桂枝、干姜辛热，黄连、黄柏苦寒，人参、当归、炙甘草甘温。全方集酸苦甘辛于一体，辛开苦降，寒热并用，温清敛补，攻补兼施，药性刚柔相济，既能调和肝脾，又能调和寒热虚实[11]。此方实由数方组成。蜀椒、干姜、人参乃大建中汤之主药，大建中脏之阳；附子、干姜，乃四逆汤之主药，功能回阳救逆。肝肾乃相生关系，子寒未有母不寒者，故方含四逆汤，母虚则补其母；当归、桂枝、细辛是当归四逆汤主药，以养血散寒、温通经脉；黄芩、黄连、人参、干姜、附子，寓泻心之意，调其寒热复中州斡旋之功，升降之职。

加减：少腹冷痛者，去黄连，加小茴香、荔枝核；胃脘灼热或口苦者，去花椒、干姜、附子，加栀子、吴茱萸；大便黏腻不爽、里急后重者，加槟榔、厚朴、山楂炭。

第二节　便秘型肠易激综合征治疗原则

便秘型肠易激综合征以排便困难，粪便干结为主证，中医病名属"便秘""大便难""脾约"等范畴。便秘的病因主要有外感寒热之邪，内伤饮食情志，病后体虚，阴阳气血不足等。本病病位在大肠，并与脾、胃、肺、肝、肾密切相关。便秘的基本病机分为虚实两端,实证是邪滞大肠,腑气闭塞不通;虚证是肠失温润,推动无力。虚证和实证均可导致大肠传导功能失常,引起排便困难。其治疗当分虚实而治,原则是实证以祛邪为主,据病因气、热之不同,分别施以理气、泻热之法,辅以导滞之品,标本兼治,邪去便通;虚证以养正为先,依阴、阳、气亏虚的不同,主用滋阴益气、温阳之法,酌用甘温润肠之药,标本兼治,正盛便通。六腑以通为用,大便干结,解便困难,可用下法,但应在辨证论治基础上以润下为基础,个别证型虽可暂用攻下之药,也可以缓下为宜,以大便软为度,不得一见大便难,便用大黄、芒硝、巴豆、牵牛之属。

本病的治疗方法可参照"便秘"。唐代孙思邈《备急千金要方·秘涩第六》曰:"凡大便不通,皆用滑腻之物也。"主要治法为清热通腑润肠,擅长常用苦寒柔润药。宋代严用和《济生方》曰"燥则润之、湿则滑之、秘则通之、寒则温之"总结了便秘四个治疗原则。《谢映庐医案·便闭门》载:"治大便不通,仅用大黄、巴霜之药,奚难之有?但攻法颇多,古人有通气之法,有逐血之法,有疏风润燥之法,有流行肺气之法,气虚多汗,则有补中益气之法;阴气凝结,则有开冰解冻之法,且有导法、熨法。无往而非通也,岂仅大黄、巴霜已哉。"故应根据病症的寒热虚实确定治疗原则。虚者补之,实则泻之。重视整体与局部相结合的辨证治疗。在整体上辨明脏腑气血阴阳的盛衰,治疗以通便为主,根据病机不同分别予疏肝理气、泄热清肠、滋阴泻热、润肠通便、益气润肠等治疗。可采用综合治疗方法,在辨证论治的基础上可服用中药汤剂,或中成药,或采用针灸、推拿、穴位埋线、耳穴贴压、中药贴敷、中药灌肠等中医特色治疗;结合西药、生物反馈、心理等治疗可取得较好疗效。利用中医治疗特色的医疗技术,内外合治,身心同调,可以取得更好的疗效。

临床上治疗便秘型肠易激综合征的主要方法是辨证论治。中华中医药学会脾胃病分会的《肠易激综合征中医诊疗专家共识意见(2017)》[9]将便秘型肠易激综合征分为5个证型:肝郁气滞证、胃肠积热证、阴虚肠燥证、脾肾阳虚证、肺脾气虚证。中国中西医结合学会消化系统疾病专业委员会的《肠易激综合征中西医结合诊疗共识意见(2017年)》[10]也将便秘型肠易激综合征分为2个证型:肝郁气滞证、大肠燥热证。结合以上专家共识意见,本书将便秘型肠易激综合征分为5个证型。

1. 肝郁气滞证

临床表现:排便不畅,腹痛或腹胀,胸闷不舒,嗳气频发,两胁胀痛,舌暗红,脉弦。

证候分析:肝气郁结,气机失畅,可导致腑气郁滞,通降失常,传导失司,糟粕内停,不得下行而排便不畅。气机阻滞中焦则腹胀;六腑以通为用,不通则痛。肝气犯胃,胃气不降则嗳气不舒,肝经循行于胁肋,肝气郁滞则两胁胀痛,胸闷不适。舌暗红,脉弦为肝郁气滞之象。

治法:通腑开闭,顺气行滞。

主方:六磨汤(《证治准绳》)加味。药物:沉香、木香、槟榔、乌药、枳实、生大黄等。

方药分析:六磨汤为四磨汤加木香、大黄、枳实,去人参。方中乌药辛温香窜,善理气机,能行气疏肝解郁,为君药。沉香温中行气,为臣药。佐以槟榔辛温降泄,破积下气,协助君药,则行气之中寓有降气之功,疏肝畅中而消痞满;木香行气消食;大黄苦寒泄下,枳实下气破结,六药磨服,力强而专。诸药配伍,共奏通腑开闭,顺气行滞之效。

加减:腹痛明显者,加延胡索、白芍;肝郁化热见口苦或咽干者,加黄芩、菊花、夏枯草;大便硬结者,加麻仁、杏仁、桃仁。

2. 胃肠积热证

临床表现:排便艰难,数日一行,便如羊粪,外裹黏液,少腹或胀或痛;口干或口臭,头晕或头胀,形体消瘦。舌质红,苔黄少津,脉细数。

证候分析:胃肠积热,灼伤阴津。津液不足则大便燥结,便如羊粪,热邪迫津下行,则大便外裹黏液。实热内结,胃肠气滞,腑气不通,则少腹或胀或痛。胃火上攻则口干口臭。邪热熏蒸,气血运行不畅不能上达清窍则头晕头胀。舌质红,苔黄少津,脉细数为胃肠积热之象。

治法:泄热清肠,润肠通便。

主方:麻子仁丸(《伤寒论》)。药物:火麻仁、白芍、枳实、大黄、厚朴、杏仁。

方药分析:方中重用麻子仁质润多脂,滋脾润肠,润燥通便为君药。大黄苦寒泄热,攻积通便;杏仁上利肺降气,下润燥通便;白芍养阴敛津,柔肝理脾,共为臣药。枳实下气破结,厚朴行气除满,以加强降泄通便之力,用以为佐药。使以蜂蜜润燥滑肠,调和诸药。诸药配伍,共奏泄热清肠,润肠通便之效。

加减:便秘重者,加玄参、生地黄、麦冬;腹痛明显者,加延胡索,原方重用白芍。

3. 阴虚肠燥证

临床表现:大便硬结难下,便如羊粪,少腹疼痛或按之胀痛,口干。舌红,少津,苔少根黄,脉弱。

证候分析:阴虚之体,复感燥邪,耗伤阴血,可致阴虚肠燥。肠燥失濡则大便秘结难下,状如羊粪。实邪阻滞少腹气机则少腹疼痛,或按之胀痛,燥邪伤津则口干。舌红,苔少根黄,脉弱是阴虚肠燥之象。

治法:滋阴泻热,润肠通便。

主方:增液汤(《温病条辨》)。药物:玄参、麦冬、生地黄。

方药分析:方中重用玄参,苦咸而凉,滋阴润燥,壮水制火,启肾水以滋肠燥,为君药。生地黄甘苦而寒,清热养阴,壮水生津,以增玄参滋阴润燥之力;因肺与大肠相表里,故用甘寒之麦冬,滋养肺胃阴津以润肠燥,共为臣药。三药合用,养阴增液,以补药之体为泻药之用,使肠燥得润、大便得下。诸药配伍,共奏滋阴泻热,润肠通便之效。

加减:烦热或口干或舌红少津者,加知母;头晕脑胀者,加枳壳、当归。

4. 脾肾阳虚证

临床表现:大便干或不干,排出困难,腹中冷痛,得热则减,小便清长,四肢不温,面色白。舌淡,苔白,脉沉迟。

证候分析:气虚阳衰,肠道失于温煦,大肠传导无力,排便困难。阳虚则寒,寒主痛,故腹中冷痛,得热则减。肾与膀胱相表里,肾阳不足,膀胱气化失司,津液不布,小便清长。脾主四肢,脾阳不足则四肢不温。舌淡,苔白,脉沉迟是脾肾阳虚之象。

治法:温润通便。

主方:济川煎(《景岳全书》)。药物:当归、牛膝、肉苁蓉、泽泻、升麻、枳壳。

方药分析:方中肉苁蓉味甘咸性温,功能温肾益精,暖腰润肠,为君药。当归补血润燥,润肠通便;牛膝补益肝肾,壮腰膝,性善下行,共为臣药。枳壳下气宽肠而助通便;泽泻渗利小便而泄肾浊;妙用升麻以升清阳,清阳升则浊阴自降,相反相成,以助通便之效，共为佐药。诸药合用，既可温肾益精治其本，又能润肠通便以治标。

加减：舌边有齿痕、舌体胖大者，加炒白术、炒苍术；四肢冷或小腹冷痛者，加补骨脂、肉豆蔻。

5. 肺脾气虚证

临床表现：大便并不干硬，虽有便意，但排便困难，便前腹痛，神疲气怯，懒言，便后乏力。舌淡，苔白，脉弱。

证候分析：肺与大肠互为表里，肺气虚，肺失宣降则水液不行；脾为后天之本，脾虚则气血生化乏源，肠津涩少而传导无力，故虽有便意但排便困难，便后乏力；脾虚精微物质不能上荣脑窍则神疲气怯，懒言。舌淡，苔白，脉弱是肺脾气虚之象。

治法：益气润肠。

主方：黄芪汤(《金匮翼》)。药物：黄芪、陈皮、白蜜、火麻仁。

方药分析：方中黄芪性温味甘，大补肺脾之气，为君药。火麻仁、白蜜质缓，润肠通便不伤正气；陈皮辛温理气健脾以防补气太过，补而过滞。诸药配伍，共奏益气润肠之效。

加减：气虚明显者，可加党参、白术；久泻不止、中气不足者，加升麻、柴胡、黄芪；腹痛喜按、畏寒便溏者，加炮姜、肉桂；脾虚湿盛者，加苍术、藿香、泽泻。

第三节 肠易激综合征重叠其他胃肠病的辨证施治

肠易激综合征与其他胃肠病的重叠具有慢性和复发性的特点，主要与功能性消化不良、功能性便秘、胃食管反流病等疾病症状重叠为主。在医学领域，对疾病的诊断往往倾向于一元论，即希望以一种疾病来解释所有病理变化。然而在以症状学为基础的功能性疾病中，由于单一诊断不能完全解释疾病的病理生理变化，故出现了依据主要症状进行诊断的不同疾病重叠[12]。

有关肠易激综合征重叠其他胃肠病的系统认知在最近才兴起发展，因整体起步较晚，故全球对本病的内在机制、治疗评价等仍在探索阶段[13]。临床上重叠症患者除了消化道症状表现之外，通常伴有胃肠道以外的症状，如呼吸困难、心悸、慢性头痛和肌肉痛等。中医对肠易激综合征重叠其他胃肠病及伴随的肠道外表现，没有特定的命名，通常根据其临床症状归属于中医“痞满”“腹胀”“嘈杂”“反酸”“胃痛”“腹痛”“久泻”“便秘”等脾胃病范畴[14]。在临床诊治过程中主张辨证论治，强调把握疾病发生发展中的关键病机，从病机入手，执简驭繁，实现对复杂疾病和多种疾病重叠状态“异病同治”效果。在肠易激综合征重叠其他胃肠病中，也尤应重视以关键病机解读患者临床表现，即肠易激综合征重叠其他胃肠病或肠道外表现可采取“异病同证同治”的方法。

对于重叠状态的“异病同证同治”强调四诊合参，应善于抓主症，辨主证，而不是广泛辨证。可参照以下共识包括《肠易激综合征中西医结合诊疗共识意见(2017年)》《功能性便秘中西医结合诊疗共识意见(2017年)》《功能性消化不良中西医结合诊疗共识意见(2017年)》进行辨证论治。以上共识强调，肠易激综合征临床上应先区分临床亚型，在临床亚型中进一步进行辨证论治。共识列出各亚型常见证型，为临床提供参考。需要说明的是，这些常见证型并不是临床的全部，临床诊治过程中应注重灵活运用中医学基本理论。本章将着重介绍肠易激综合征重叠其他胃肠病辨证施治的特色理念和治法。

唐旭东教授等在继承董建华院士“通降论”学术思想的基础上，结合长期脾胃病临证经验，创建脏腑、虚实、气血、寒热之脾胃病辨证新八纲，是脾胃病临床中医辨证的具体抓手和操作技术路线[15]。

辨证新八纲以辨脏腑明确发病病位为辨证基础，主张脾胃系疾病在病位上层次有三：一为胃本腑自病、胃病及脾，二为胃(脾)病及它脏，三为它脏及胃(脾)。基于五脏五行生克制化体系，胃(脾)病及它脏的证型常见有土虚木乘、土虚水侮、土不生金。它脏及胃(脾)的证候常表现为心火及胃、肺金及胃、肝木及胃等。以胃脘痛为例，临证时需辨明病位之单纯在胃，还是在肝、在脾。受寒、冒暑、伤食、积热易于伤胃，胃气壅滞，不降反逆；情志不遂易于伤肝，肝气郁结，横逆犯胃，致肝胃气滞、肝胃郁热。日久或郁而化热或久病入络或耗伤胃阴。久病及脾，可见脾气虚弱，中气下陷，或见脾阳不振。

辨证新八纲以辨虚实、明确病证特性为辨证要点。《素问·调经论》云：“百病之生，皆有虚实”。或饮食不节，或外感受邪，或情志不畅，造成食积、湿邪、气滞等实邪内阻，日久可致脾失健运，气血精微化生不足，出现乏力、畏寒等虚象；中气不足，气机升降失司，又可出现气机阻滞，化痰生湿。由于脾与胃不同的生理特性及病理特点，胃病多实，脾病多虚。同时因虚致实，因实致虚，虚实夹杂证在脾胃系疾病中尤为常见。故临证时当以明辨虚实、明确邪正盛衰为要点。通过虚实辨证，可以为治疗的补泻提供基本依据。虚实辨证准确，补泻方能无误，轻重恰当、平衡补泻才不致犯“实实”“虚虚”之诫。

辨证新八纲以辨气血明确在气、在血为辨证中心。《医林改错·气血合脉说》认为：“治病之要诀，在明白气血，无论外感内伤，要知初病伤人何物，不能伤脏腑，不能伤筋骨，不能伤皮肉，所伤者无非气血。”指出气血为致病之起因，百病始生皆伤气血。胃为多气多血之腑，以气血调畅为贵，其病证亦有一个由气及血的演变过程，临证当明辨病症之在气、在血。以气血辨证运用于临床，对于气病、血病、气血同病而见气虚血瘀或气滞血瘀证候者，治疗时均需注重调气活血。调畅气机以复其通降，既能使气滞消而免生血瘀之变，又可因气行则血行而助血瘀消散。同时，应视证情决定调气与活血的孰轻孰重，或调气以和血，或调血以和气。

辨证新八纲以辨寒热明确机体状态为辨证要素。脾为太阴，其气易虚，虚则生寒；胃为阳明，其性易实，实则生热。寒与热之间常相互影响，相互转化。如脾胃运化不及，水湿不化，日久湿蕴生热，或进食辛辣厚重之味使湿热内生，而各种热证失治误治，迁延日久耗气，可转变为寒证；同样，各种寒证迁延不愈，气机不畅，郁而化热，可表现为寒热错杂证。面对寒热错杂之病证，寒热药物同处一方时，当审寒热之主次、辨寒热之部位、察寒热之真假，以指导处方用药。

对于肠易激综合征重叠功能性消化不良的诊治，马伟明教授认为应从肝脾着手，调肝理脾为要，兼顾胃肠。临床常见证素为肝郁、肝旺、脾虚、气滞、湿热，主要证型有肝脾不和、脾胃(肠)湿热、寒热错杂等。以花类轻灵平淡之药物调脾胃之气，寒热并用以斡旋中焦肝脾胃之气化。健运中焦，寒温补清并用，可为常法。脾为阴脏，易虚易寒，宜补宜温宜燥；胃为阳腑，易实易热，宜泄宜清宜润。中焦之病虽有寒热虚实之分，但久之虚实夹杂、寒热互结，故调中焦之气病，常以寒温并用、补泻共施。若病以脾虚为主，则重以辛温补益为重，稍佐苦寒泄降为辅。若病以胃实为重，以苦寒泄降为主，稍佐辛温补益为辅。常用药对有玫瑰花配佛手花以疏肝健脾、理气解郁，马齿苋配败酱草以清利肠道湿热，合黄芩、黄连配桂枝、干姜、半夏以平调寒热。

对于肠易激综合征重叠胃食管反流病的诊治，孙志广教授[16]认为两病虽具体病位不同，症状各异，但其发生主在“肝脾”，不离“气机”。胃食管反流病与肠易激综合征重叠病机复杂，但以肝脾失和为基本病机，故治疗当肝脾同治，以“调肝理脾”为治疗大法，主以疏肝、柔肝、运脾、温脾。孙志广教授疏肝常取意柴胡疏肝散、逍遥散用药柔润平和，常用木香、防风、陈皮、柴胡、香附、佛手、香橼、合欢皮、玫瑰花、郁金、枳壳等疏理肝脾气机，且疏肝时不忘柔肝，常用白芍、当归、酸枣仁、生地黄、麦冬、枸杞子等酸甘、敛阴柔肝之药物。理脾方面，孙志广教授善运脾、温脾，认为“脾贵在运而不在补”，治疗时选用健脾助运的药物，如白术、薏苡仁、茯苓、山药、焦建曲、扁豆等，并在此基础上加用补益脾气的药物，如党参、黄芪、太子参等，同时配合理气药如陈皮、木香、佛手、升麻等，使补而不滞，补而不腻。又因“太阴湿土得阳始运”。在“余知百病生于气也”(《素问·举痛论》)的指导下，孙志广教授认为气是上下消化道重叠症发生发展的关键因素，理气复运是本病的治疗关键，需灵活运用通降，调气贯穿始终。孙志广教授认为在调肝理脾的基础上，治疗应以调气贯穿始终，胃与大肠气机同调，方能效如桴鼓。灵活调节脾胃、肝、肺等脏腑气机升降是本病的治疗重点，正如古人所云，“病之生也，不离乎气；而医之治病也，亦不离乎气”。所谓通降，即调畅胃肠气机，使脾升胃降、肠腑蠕动下承，则机体推陈出新。

肠易激综合征与其他胃肠病重叠目前尚无统一的辨证施治体系，多数医家是在共识的基础上结合各自学术传承思想进行辨证治疗。辨证新八纲是其中的代表，能很好地指导多种脾胃病重叠下的辨证施治。

第四节 肠易激综合征伴精神心理异常的辨证施治

随着医学模式从传统生物医学模式向生物-心理-社会医学模式转变后，现代医学越来越重视精神心理因素与功能性疾病的关系，特别是与胃肠功能性疾病之间的关系。目前许多研究认为，精神心理因素对于肠易激综合征发生的作用主要是通过脑-肠轴实现的。脑-肠轴是将认知和情感中心与神经内分泌系统、肠神经系统、免疫系统相联系的双向交通通路，胃肠道活动的信息经脑-肠轴传入到中枢神经系统并由中枢神经系统经此途径调控[17]。许多研究发现肠易激综合征患者肠道痛觉感受与大脑皮质的区域活动有关，为肠易激综合征患者脑肠相互作用提供了客观证据[18-19]。更有人发现，肠易激综合征患者与正常人相比均存在明显的焦虑、抑郁症状[20]，肠易激综合征患者在精神心理上的异常共同表现为不同程度的焦虑、抑郁[21]。

这些与情志致病的中医理论极其相似。情志是中医学对情绪的特有称谓，是人体对内外环境变化进行认知评价而产生的涉及心理、生理两大系统的复杂反应，具有内心体验、外在表情，以及相应的生理和行为的变化。它是对包括七情在内的所有情志特征与属性的抽象和概括[22]。中医理论中的七情是人的精神情志一部分，七情指“喜、怒、忧、思、悲、恐、惊”，是7类具有一定代表性和特殊性的情志。而关于情志与脏腑的关系，早在《黄帝内经》中就有记载，《素问・天元纪大论》云：“人有五脏化五气，以生喜怒悲忧恐。”中医将七情按五行配属关系分属于五脏，即心在志为喜，肝在志为怒，脾在志为思，肺在志为忧（悲），肾在志为恐（惊）。《素问・阴阳应象大论》有“怒伤肝，思伤脾”之说，情志的改变易于伤及肝、脾两脏。

对于肠易激综合征患者伴有精神心理的异常，中医学认为与肝密切相关。肝为刚脏，将军之官，主疏泄气机，体阴而用阳，其性条达。而肝与脾之间的乘克关系，早在东汉张仲景就指出“见肝之病，知肝传脾，当先实脾”；清代叶天士在《临证指南医案》中强调“肝为起病之源，胃为传病之所”。情志怫郁，忧思恼怒，精神紧张，以致肝气郁结，气血郁滞或横逆乘脾，脾胃不和，气机不畅，运化失常，而致腹痛、泄泻；或气机郁滞，不能宣达，通降失常，传导失司，糟粕内停，不得下行而致大便秘结。正如《景岳全书》的叙述：“凡遇怒气便做泄泻者，必先以怒夹食，致伤脾胃，故但有所犯，即随触而发，此肝脾二脏致病也。盖以肝木克土，脾气受伤而然。”在肠易激综合征的发病过程中，不论是先有肝郁还是脾虚，两者总是相互影响。肝郁克土太过可导致脾虚，素体脾胃虚弱、运化不力、土虚木贼，最终形成肝郁脾虚共存现象。

情志的改变除了易于伤及肝脾外，还易伤及心。《素问・灵兰秘典》曰：“心者君主之官也，神明出焉”，主司精神、意识、思维、情志等心理活动，故情志所伤，首伤心神，即《灵枢》所云“愁忧恐惧则伤心”。而心与小肠相表里，手少阴经属心络小肠，手太阳属小肠络心。生理上两者互相为用，心阳之温煦，心血之濡养，有助于小肠化物泌别清浊，吸收水谷精微和水液；而小肠所吸收的营养物质又可化血以养心。病理上，两者相互影响，当心为七情所伤，心阳不能温煦小肠，小肠泌别清浊功能失常，清浊不分，水液归于糟粕，导致水谷混杂，而出现泄泻；或心火下移肠道，津液蒸化，而出现便秘[17]。因此，肠易激综合征伴有精神心理异常除了与肝、脾密切相关外，还与心有关。例如，归脾汤益气补血、健脾养心，临床可用于肠易激综合征心脾气血两虚证[23]，并且归脾汤还有抗抑郁作用[24]。还有学者经研究后，提出心胃相关理论，并以此为指导应用于临床，取得良好疗效[25-26]。因此，有学者提出肠易激综合征的治疗应充分认识“心-脾-肝”三脏一体的系统性，重视“心-脾-肝”三脏同治[27]。若治疗过程中只注重疏肝健脾，而忽略心在肠易激综合征发病过程中的作用，临床疗效则会大打折扣。张介宾在《类经》中云：“心动则五脏六腑皆摇，可见心为五脏六腑之大主，……思动于心则脾应，怒动于心则肝应”。目前研究表明中枢神经系统与内脏高敏感性相关。患者在情绪改变或者精神紧张的情况下，肠道动力的反应性更强，且反应强度与心理紊乱的严重程度相关。精神心理因素与肠道动力失调和内脏敏感机制密切相关，与肠易激综合征可能存在联系。

中医因其辨病与辨证相结合，整体调整，可弥补现代医学对肠易激综合征伴焦虑、抑郁障碍患者等治疗方案的不足，减少长期服用抗焦虑、抑郁药物的不良反应。有学者在临床观察中发现，肠易激综合征患者多易怒、忧思或易受惊恐，又因怒伤肝、思伤脾、恐伤肾，故辨证多为肝气郁结、脾湿不运、脾肾阳衰。还有学者认为情志不遂忧郁恼怒伤肝，肝失疏泄，肝郁气滞侮脾，脾失健运而致诸症，故临床多辨证为肝郁侮脾、气机不畅、脾虚湿盛。也有学者认为七情不畅均能引起肠易激综合征的发病，故怒伤肝则发为肝郁脾虚证，喜伤心则发为心脾两虚或心肝血虚证，思伤脾则发为脾虚湿盛证，悲（忧）伤肺则发为肠燥津伤证（因肺与大肠相表里），恐（惊）伤肾则发为肾阳虚衰证。更有研究表明，七情中"忧"对肝郁脾虚证、肝郁气滞证、脾胃虚弱证、脾肾阳虚证、寒湿困脾证、肠燥津伤证均有显著影响，是影响肠易激综合征证候最为广泛的情志因素；"恐"对寒湿困脾证有显著影响；"怒"对脾肾阳虚证有显著影响；情绪低落、多疑对肠燥津伤证有显著影响。故中医治疗肠易激综合征伴有精神心理异常的患者有独特优势，积累了许多宝贵经验，值得广大临床和科研工作者深入研究。

第五节 中成药在肠易激综合征中的辨证应用

中成药具有简、便、效、廉的特点，参考中华中医药学会脾胃病分会的《肠易激综合征中医诊疗专家共识意见（2017年）》[9]、中国中西医结合学会消化系统疾病专业委员会的《肠易激综合征中西医结合诊疗共识意见（2017年）》[10]和中华中医药学会脾胃病分会的《消化系统常见病肠易激综合征中医诊疗指南（基层医生版）》[28]，可在辨证准确的前提下选择合适的中成药治疗肠易激综合征，亦能收到良好的治疗效果。

一、腹泻型肠易激综合征

1. 肝气乘脾证

（1）痛泻宁颗粒

药物组成：白芍、青皮、薤白、白术。

功效：柔肝缓急、疏肝行气、理脾运湿。

主治：肝气犯脾所致的腹痛、腹泻、腹胀、腹部不适等症，腹泻型肠易激综合征等见上述证候者。

用法用量：口服，每次5 g，一日3次。

（2）固肠止泻丸

药物组成：乌梅、黄连、干姜、罂粟壳、延胡索。

功效：调和肝脾，涩肠止痛。

主治：肝脾不和，泻痢腹痛。

用法用量：口服，一次4 g（36粒），一日3次。

2. 脾虚湿盛证

（1）参苓白术颗粒

药物组成：人参、茯苓、白术、山药、白扁豆、莲子、薏苡仁、砂仁、桔梗、甘草。

功效：健脾益气。

主治：体倦乏力，食少便溏。

用法用量：开水冲服，每次6 g，一日3次。

（2）人参健脾丸

药物组成：人参、白术、茯苓、山药、陈皮、木香、砂仁、黄芪、当归、酸枣仁、远志。

功效:健脾益气,和胃止泻。

主治:脾胃虚弱所致的饮食不化、脘闷嘈杂、恶心呕吐、腹痛便溏、不思饮食、体弱倦怠。

用法用量:口服,水蜜丸每次 8 g,大蜜丸每次 2 丸,一日 2 次。

3. 脾肾阳虚证

(1) 补脾益肠丸

药物组成:黄芪、党参、砂仁、白芍、当归、白术、肉桂、延胡索、荔枝核、干姜、甘草、防风、木香、补骨脂、赤石脂。

功效:益气养血,温阳行气,涩肠止泻。

主治:脾虚气滞所致的泄泻,症见腹胀疼痛、肠鸣泄泻。

用法用量:口服,每次 6 g,一日 3 次。

(2) 四神丸

药物组成:肉豆蔻、补骨脂、五味子、吴茱萸、大枣。

功效:温肾散寒,涩肠止泻。

主治:肾阳不足所致的泄泻,症见肠鸣腹胀、五更溏泻、食少不化、久泻不止、面黄肢冷。

用法用量:口服,每次 9 g,一日 1～2 次。

(3) 肉蔻四神丸

组成:补骨脂(盐水制)、木香、肉豆蔻(面粉煨)、罂粟壳、诃子肉、白芍、干姜、白术(麸炒)、吴茱萸。

功效:温中散寒,补脾止泻。

主治:大便失调,黎明泄泻,肠泻腹痛,不思饮食,面黄体瘦,腰酸腿软。

用法用量:口服。一次 1 袋,一日 2 次。

(4) 固本益肠片

药物组成:党参、白术、补骨脂、山药、黄芪、炮姜、当归、白芍、延胡索、木香、地榆炭、赤石脂、儿茶、甘草。

功效:健脾温肾、涩肠止泻。

主治:脾肾阳虚所致的泄泻,症见腹痛绵绵、大便清稀或有黏液、食少腹胀、腰酸乏力、形寒肢冷,舌淡苔白,脉虚;慢性肠炎见上述证候者。

用法用量:口服,每次 4 片,一日 3 次。

(5) 附子理中丸

药物组成:附子(炮,去皮脐)、人参(去芦)、干姜(炮)、甘草(炙)、白术。

功效:温脾散寒,止泻止痛。

主治:脾胃虚寒所致脘腹冷痛、呕吐泄泻、手足不温。

用法用量:大蜜丸一次 1 丸,水蜜丸一次 6 g,一日 2～3 次。

(6) 参倍固肠胶囊

药物组成:五倍子、肉豆蔻(煨)、诃子肉(煨)、乌梅、木香、苍术、茯苓、鹿角霜、红参。

功效:固肠止泻,健脾温肾。

主治:脾肾阳虚所致的慢性腹泻,腹痛,肢体倦怠,神疲懒言,形寒肢冷,食少,腰膝酸软。

用法用量:口服。一次 4 粒,一日 3 次。

4. 大肠湿热证

(1) 葛根芩连丸

药物组成:葛根、黄连、黄芩、炙甘草。

功效:解肌透表,清热解毒,利湿止泻。

主治:湿热蕴结所致的泄泻腹痛、便黄而黏、肛门灼热。

用法用量:口服,每次 3 g,一日 3 次。

(2) 香连丸

药物组成:木香、黄连(吴茱萸制)。

功效:清热燥湿,行气止痛。

主治:泄泻腹痛,便黄而黏。

用法用量:口服,每次 3～6 g,一日 2～3 次。

(3) 克痢痧胶囊

药物组成:白芷、苍术、石菖蒲、细辛、荜茇、鹅不食草、猪牙皂、丁香、硝石、白矾、雄黄、冰片。

功效:解毒辟秽,理气止泻。

主治:泄泻和痧气(中暑)。

用法用量:口服,每次 2 粒,一日 3～4 次。

(4) 胃肠安丸

药物组成:木香、沉香、枳壳(麸炒)、檀香、大黄、厚朴(姜炙)、人工麝香、巴豆霜、大枣(去核)、川芎。

功效:芳香化浊,理气止痛,健胃导滞。

主治:湿浊中阻、食滞不化所致的腹泻、纳差、恶心、呕吐、腹胀、腹痛;消化不良、肠炎、痢疾见上述证候者。

用法用量:口服,成人一次 4 丸,一日 3 次。

(5) 枫蓼肠胃康颗粒

药物组成:牛耳枫、辣蓼。

功效:清热除湿化滞。

主治:伤食泄泻型及湿热泄泻型者,症见腹痛腹满、泄泻臭秽、恶心呕腐或有发热恶寒,苔黄,脉数等;亦可用于食滞胃痛而症见胃脘痛、拒按、恶食欲吐、嗳腐吞酸、舌苔厚腻或黄腻,脉滑数者。

用法用量:开水冲服,一次 8 g(1 袋),一日 3 次。

5. 脾胃虚弱证

补中益气颗粒

药物组成:炙黄芪、党参、炙甘草、当归、白术(炒)、升麻、柴胡、陈皮、生姜、大枣。辅料为糊精。

功效:补中益气,升阳举陷。

主治：脾胃虚弱，中气下陷，体倦乏力，食少腹胀，久泻。

用法用量：口服。一次 3 g，一日 2～3 次。

二、便秘型肠易激综合征

1. 肝郁气滞证

四磨汤口服液

药物组成：木香、枳壳、槟榔、乌药。

功效：顺气降逆，消积止痛。

主治：中老年气滞、食积证，症见脘腹胀满、腹痛、便秘。

用法用量：口服，每次 20 mL，一日 3 次。

2. 大肠燥热证

(1) 麻仁润肠丸

药物组成：火麻仁、苦杏仁、大黄、木香、陈皮、白芍。

功效：润肠通便。

主治：肠胃积热，胸腹胀满，大便秘结。

用法用量：口服，一次 1～2 丸，一日 2 次。

(2) 六味能消胶囊

药物组成：大黄、诃子、干姜、藏木香、碱花、寒水石。

功效：宽中理气，润肠通便，调节血脂。

主治：胃脘胀痛、厌食、纳差及大便秘结。

用法用量：口服，每次 2 粒，一日 3 次。

(3) 麻仁软胶囊

药物组成：火麻仁、苦杏仁、大黄、枳实(炒)、厚朴(姜制)、白勺(炒)。辅料为棕榈油、氢化棕榈油、蜂蜡、磷脂、色拉油。

功效：润肠通便。

主治：肠胃积热所致胸腹胀满、大便秘结。

用法用量：口服，平时一次 1～2 粒，一日 1 次；急用时一次 2 粒，一日 3 次。

(4) 清肠通便胶

方药组成：洗碗叶、地蜈蚣(多羽节肢蕨)、钩藤、马蹄香、草果。

功效：清热通便，行气止痛。

主治：热结气滞所致的大便秘结。

用法用量：口服，一次 2～4 粒，一日 2～3 次。

3. 脾胃虚弱证

便秘通

药物组成：白术、肉苁蓉、枳壳。

功效：健脾益气，润肠通便。

主治：脾虚及脾肾两虚型便秘患者，症见大便秘结，面色无华，腹胀，神疲气短，头晕耳鸣，腰膝酸软。

用法用量：口服，每次 20 mL，每日早晚各一次。

4. 阴虚内热证

(1) 滋阴润肠口服液

药物组成:生地黄。

功效:养阴清热、润肠通便。

主治:阴虚内热所致大便干结、排便不畅、口干舌燥、舌红少津等。

用法用量:口服,一次 10～20 mL,一日 2 次。

(2) 芪蓉润肠口服

药物组成:黄芪(炙)、肉苁蓉、白术、太子参、地黄、玄参、麦冬、当归、黄精(制)、桑椹、黑芝麻、火麻仁、郁李仁、枳壳(麸炒)、蜂蜜。

功效:益气养阴,健脾滋肾,润肠通便。

主治:气阴两虚,脾肾不足,大肠失于濡润而致的虚证便秘。

用法用量:口服,一次 20 mL(1 支),一日 3 次。

三、混合型肠易激综合征

肠易激综合征混合型即寒热夹杂证。治疗的中成药主要是乌梅丸。

药物组成:乌梅肉、花椒、细辛、黄连、黄柏、干姜、附子、桂枝、当归、人参。

功效:缓肝调中,清上温下。

主治;蛔厥、久痢、厥阴头痛,症见腹痛下痢、巅顶头痛、时发时止、躁烦呕吐、手足厥冷。

用法用量:口服。水丸一次 3 g,一日 2～3 次;大蜜丸一次 2 丸,一日 2～3 次。

第六节 中医药治疗肠易激综合征的作用机制研究

中医药因其具有多系统、多维度、多靶点调控等特点,在肠易激综合征的治疗中具有自身的优势。目前肠易激综合征的确切发病机制仍不明确,因此中医药确切作用机制仍有待深入研究。本节将基于现有证据介绍中药治疗肠易激综合征的主要作用机制。

一、调节肠道运动

胃肠运动障碍被认为是肠易激综合征的主要病理生理机制之一,但它与症状性肠紊乱并不完全相关。健康受试者的结肠运动活动主要包括非传导性和散发性收缩,以及通过被称为高振幅传导性收缩(high-amplitude propagation contraction,HAPC)的传播运动推进肠道内容物。研究表明频繁的高振幅收缩可能是腹泻型肠易激综合征患者大便次数增多、粪便稀薄的原因,而便秘型肠易激综合征患者中高振幅传导性收缩较为罕见。根据几项研究,结肠转运在腹泻型肠易激综合征中通常加速,在便秘型肠易激综合征中延迟。然而,关于结肠运动与肠易激综合征亚型之间关系的报道并不一致。肠易激综合征患者与健康志愿者餐后空肠收缩特征的定量差异已被证实。在腹泻和便秘为主的两类患者中,收缩频率都高于正常水平,而在以便秘为主的患者中收缩幅度较低。中药对胃肠道动力有较好的调节作用，研究发现用蛋白质印迹法和RT-PCT技术检测了痛泻要方对正常大鼠和内脏高敏感性肠易激综合征模型大鼠结肠和下丘脑组织中5-HT和SP表达、结肠转运功能和平滑肌收缩的影响。痛泻要方可调节肠神经系统活性，改变5-HT和SP活性，可能与肠易激综合征症状有关[29-30]；袁建业等[31]研究表明，痛泻要方主要通过抑制胞外Ca^{2+}内流来抑制大鼠结肠平滑肌的收缩，可能涉及阻断电压门控钙通道、钙库调控性钙通道和受体操纵性钙通道，但不影响ACh引起的胞内Ca^{2+}释放。

二、调节脑-肠轴

脑-肠轴是肠道与大脑之间的双向通信系统。沿着这个通道，大脑通过中枢神经系统、自主神经系统、内分泌系统（肾上腺轴）、免疫系统、肠神经系统相连接。其中，肠神经系统一方面通过神经递质、神经元、神经纤维和中枢神经系统相联系，把肠道汇总收集的感觉信息上传至大脑，使得中枢神经系统能进一步调控肠道运动；另一方面，肠神经系统又有自身独立的调控功能，如肠道的分泌活动和运动、胃肠免疫反应、肠道血流量的分配等，故肠神经系统被称为机体的第二脑或肠脑。李军华等[32]认为外周神经系统与中枢神经系统的“相互对话”，不仅影响消化道的功能，也对个体的情绪和行为发挥着急性和慢性的影响。早在20世纪，研究人员就发现原来认为仅存在脑组织的肽在胃肠道中也存在，这些肽被称为食欲刺激素。食欲刺激素主要是由胃肠道内分泌细胞分泌，具有激素和神经递质双重功能的小分子多肽类。目前发现有60余种，主要包括5-HT、SP、VIP、CRH、CCK、CGRP等。食欲刺激素的功能主要体现在以下方面：①对分布在肠道感觉神经末梢及平滑肌细胞的有关受体直接作用，对肠道运动与感觉功能进行调控；②作为肠道中起调节作用的神经递质，参与中枢神经系统对胃肠动力的调节过程，人对外界应激时下丘脑释放CRH，引起下丘脑-垂体-肾上腺功能亢进，不断上调CRH。CRH经由结合各类G蛋白偶联受体来介导胃肠道应激作用，具体症状为结肠收缩性提升，传输时间减少，导致腹泻与腹痛的发生；同时，促进剂肠道肥大细胞脱颗粒，改变了结肠黏膜的通透性，使大分子通过增加，加重腹泻。研究表明，神经内分泌系统对胃肠道的调节作用主要由下丘脑-垂体-肾上腺轴来完成。研究发现逍遥散合四磨汤加减内服治疗便秘型肠易激综合征肝郁气滞证可显著改善便秘型肠易激综合征症状，并能减轻不良情绪，提高患者生活质量，还能调节多种食欲刺激素因子，改善脑-肠轴紊乱情况[33]。逍遥散可降低肠易激综合征大鼠的内脏敏感性，降低血清5-HT，缓解肠易激综合征症状，而能升高脑内升高5-HT等单胺类神经递质含量，起到改善抑郁、焦虑等不良情绪，实现对脑-肠轴的调节效应[34]。

三、减少肠道黏膜的免疫与炎症反应

肠道感染是腹泻型肠易激综合征的危险因子之一，腹泻型肠易激综合征的发病与肠道黏膜的免疫失衡及低度炎症在肠易激综合征的发生发展中起了关键的作用。TNF-α、IL-6、IL-8等炎症因子的高表达在腹泻型肠易激综合征的发生、发展过程中发挥重要作用，它们通过神经、内分泌等途径影响肠道动力作用于肠道黏膜层和平滑肌层的神经纤维，从而产生腹痛、腹胀及大便性状的改变等症状。研究发现腹泻型肠易激综合征大鼠表现出免疫失调的状态，表现为 T 淋巴细胞 $CD45^+$ 和 $CD3^+$ 亚群表达增加，$CD4^+/CD8^+$ 比例下调。中药温肾健脾方可下调 $CD45^+$ 和 $CD3^+$ 细胞表达，上调 $CD4^+/CD8^+$ 比例，对失衡的免疫进行调节[35]。痛泻要方可降低腹泻型肠易激综合征肝郁脾虚证模型大鼠的内脏敏感性，改善其抑郁、焦虑样行为，降低血清 5-HT 水平，减少肠组织中 EC 和 MC 的数量[36]。乌梅丸对腹泻型肠易激综合征具有显著的治疗作用，其作用机制可能与调节肠道菌群和降低血清 TNF-α、IL-6 含量有关[37]。附子理中汤合四神丸治疗腹泻型肠易激综合征（脾肾阳虚证）的疗效确切且安全，能够改善临床症状，提高患者生活质量，减轻炎症反应，并能降低患者血清中 TNF-α、IL-6 和 IL-8 水平[38]。因此，在常规治疗的基础上，采用中医药治疗，可更有效地减轻腹泻型肠易激综合征炎症反应，对腹痛、排便性状、排便次数等症状的改善明显。

四、调节肠道菌群

腹泻型肠易激综合征与肠道菌群失调密切相关，大多数研究评估了不同肠易激综合征亚型的成年人与健康人作为对比。肠杆菌科（变形菌门）、乳酸菌科和拟杆菌属在肠易激综合征患者中与健康对照组相比增加，而未培养的梭状芽孢杆菌Ⅰ、粪杆菌属（包括普鲁斯尼氏粪杆菌）和双歧杆菌属在肠易激综合征患者中减少。粪杆菌属可产生丁酸盐和抗炎物质，在大鼠模型中通过调节 IL-17 的表达来减轻肠易激综合征症状，并维持肠道黏膜屏障的完整性，双歧杆菌属可以通过降低 4-甲酚硫酸盐水平来降低抑郁评分，改善受影响患者的生活质量，肠道中的梭状芽孢杆菌可以在结肠中诱导 5-HT 的产生，从而导致腹泻型肠易激综合征。痛泻要方处理影响了肠道菌群的多样性和相对丰度，经痛泻要方处理后大鼠的粪便移植可以缓解腹泻型肠易激综合征模型大鼠的症状表现，调节结肠组织中的 5-HT 水平，表明痛泻要方通过对肠道菌群中微生物群的有利影响来减轻腹泻型肠易激综合征症状[39]。四神丸能有效降低腹泻型肠易激综合征大鼠腹泻指数及肠道高敏感性，以复合因素制备脾肾阳虚型腹泻型肠易激综合征大鼠模型。与模型组小鼠相比，四神丸组变形菌门和支原体属显著减少，梭菌属、苏黎世杆菌科和罗姆布茨菌属显著增加。四神丸可能是部分通过调节肠道菌群的结构而发挥治疗腹泻型肠易激综合征的作用[40]。在健脾疏肝法指导下的健脾疏肝方联合针灸对缓解肝郁脾虚证腹泻型肠易激综合征患者的临床症状有较好疗效，能调节肠道菌群丰度，增加有益菌肠道定植力，可能是健脾疏肝法治疗肝郁脾虚证腹泻型肠易激综合征的有效机制[41]。

五、调节机体代谢

在肠易激综合征代谢组学研究中，从尿液中鉴定出 L-丝氨酸、4-甲基没食子酸、L-苏氨酸、琥珀酰丙酮、脯氨酸-羟脯氨酸、缬氨酸-丝氨酸、柠檬酸乙酰、芦丁苷和 5-羟基-L-色氨酸等 9 种潜在生物标志物，并将其归属于氨基酸、有机酸、琥珀酰和糖苷。此外，在《京都基因与基因组百科全书》中发现了 L-丝氨酸、L-苏氨酸和 5-羟基-L-色氨酸的代谢途径，主要涉及半胱氨酸和蛋氨酸代谢、维生素 B_6 代谢、血清素突触、色氨酸代谢、鞘脂代谢、蛋白质消化吸收和氨基酸代谢。这些通路与肠功能障碍、炎症综合征、神经系统功能障碍等疾病有关。痛泻要方对肠易激综合征有药理作用，其机制可能与尿中上述 9 种潜在生物标志物的代谢有关[42]。检测肠易激综合征小鼠粪便代谢物产物，以中药炒白术作为干预药物，观察药物对肠道菌群代谢的影响。肠易激综合征小鼠存在粪便代谢产物及代谢通路改变，提示肠道菌群代谢紊乱。经中药炒白术治疗后的肠易激综合征小鼠，其内脏高敏感性及粪便性状均较模型组改善，其最相关代谢途径为苯丙氨酸代谢通路、泛酸和 CoA 生物合成代谢通路、烟酸和烟酰胺代谢通路，中药炒白术可通过影响肠道菌群代谢而产生治疗效果[43]。

六、保护黏膜

痛泻要方通过缓解行为痛觉过敏和抗腹泻来改善感染后肠易激综合征症状，其潜在机制与痛泻要方抑制激活黏膜肥大细胞、下调胰蛋白酶和 c-fos 表达、降低 TNF-α 和组胺水平有关。组织学检测发现，腹泻型肠易激综合征大鼠的结肠上皮细胞表现出明显的水肿，肠黏膜完整性受损，炎性细胞流入增加；与模型组相比，痛泻要方治疗组和利福昔明治疗组大鼠粒细胞和结肠上皮细胞水肿均有明显减轻[44]。感染后肠易激综合征组大鼠结肠组织明显充血水肿，可见浆膜增厚，结缔组织疏松水肿，淋巴细胞浸润，乌梅丸可改善充血水肿程度[37]。

综上所述，肠易激综合征因其病因和发病机制复杂，现代医学对其的治疗以对症治疗为主，不能从根本上对致病因素进行针对性治疗。中医药在改善肠易激综合征的综合症状方面展现了良好的效果，具有显著优势。中药复方药物组成多样，作用成分复杂，并且药物之间的配伍存在着协同和制约作用，因此中药治疗肠易激综合征的确切机制仍在研究中。现在有的证据表明，中药具有广泛而复杂的多靶点调节作用，能够调节胃肠动力、脑肠互动异常、肠黏膜免疫和炎症反应、机体代谢、肠道菌群等环节进而达到治疗疾病的目的。

参考文献

[1] 龚信. 古今医鉴[M]. 南昌：江西科学技术出版社，1990.
[2] 唐宗海. 血证论[M]. 上海：第二军医大学出版社，2012.
[3] 朱丹溪. 丹溪心法[M]. 北京：人民卫生出版社，2005.
[4] 龚廷贤. 寿世保元[M]. 北京：人民卫生出版社，2006.
[5] 高士栻. 医学真传[M]. 天津：天津科学技术出版社，2000.
[6] 张介宾. 景岳全书[M]. 北京：人民卫生出版社，2007.
[7] 李中梓. 医宗必读[M]. 北京：人民卫生出版社社，2006.
[8] 叶天士. 临证指南医案[M]. 北京：人民卫生出版社，2006.
[9] 张声生，魏玮，杨俭勤. 肠易激综合征中医诊疗专家共识意见(2017)[J]. 中医杂志，2017，58(18)：1614-1620.
[10] 李军祥，陈誩，唐旭东，等. 肠易激综合征中西医结合诊疗共识意见(2017 年)[J]. 中国中西医结合消化杂志，2018，26(3)：227-232.
[11] 丁晓洁，杨毅，于东林，等. 以乌梅丸为主的干预措施治疗腹泻型肠易激综合征的 Meta 分析[J]. 世界科学技术：中医药现代化，2019，21(4)：596-602.
[12] 吴珺玮，诸琦. 肠易激综合征重叠症的研究进展[J]. 胃肠病学，2010，15(5)：

302-304.

[13] HOU Z K, HU W, LIU F B, et al. Inspirations of Rome on clinical evaluation of traditional Chinese medicine for functional gastrointestinal disease [J]. Zhongguo Zhong Yao Za Zhi, 2018,43(10):2168-2176.

[14] 沈会,李吉彦,朱炜楷,等.功能性胃肠病中医临床研究进展[J].世界科学技术-中医药现代化,2020,22(4):1054-1059.

[15] 唐旭东,马祥雪.传承董建华“通降论”学术思想,创建脾胃病辨证新八纲[J].中国中西医结合消化杂志,2018,26(11):893-896.

[16] 刘姣姣,严晶,孙志广.孙志广教授调和肝脾气机治疗胃食管反流病与肠易激综合征重叠症经验[J].浙江中医药大学学报,2017,41(3):219-222.

[17] 陈宏宇,杨倩,杜朋丽,等.肠易激综合征从情志论治的研究进展[J].现代中西医结合杂志,2017,26(14):1594-1596.

[18] MERTZ H, MORGAN V, TANNER G, et al. Regional cerebral activation in irritable bowel syndrome and control subjects with painful and nonpainful rectal distention[J]. Gastroenterology, 2000,118(5):842-848.

[19] RINGEL Y, DROSSMAN D A, TURKINGTON T G, et al. Regional brain activation in response to rectal distension in patients with irritable bowel syndrome and the effect of a history of abuse[J]. Dig Dis, 2003,48(9):1774-1781.

[20] KOVÁCS Z, KOVÁCS F. Depressive and anxiety symptoms, dysfunctional attitudes and social aspects in irritable bowel syndrome and inflammatory bowel disease[J]. Int J Psychiatry Med, 2007,37(3):245-255.

[21] CHO H S, PARK J M, LIM C H, et al. Anxiety, depression and quality of life in patients with irritable bowel syndrome[J]. Gut and Liver, 2011,5(1):29-36.

[22] 孙广仁,郑洪新.中医基础理论[M].3版.北京:中国中医药出版社,2012.

[23] 周正华,马玲玲.从“心与小肠相表里”探讨肠易激综合征[J].中国中医基础医学杂志,2014,20(6):731-733.

[24] 陈宝忠,王璐,刘春秋,等.归脾汤对抑郁模型大鼠脑内5-HT及NE含量的影响[J].中医药信息,2014,31(5):14-15.

[25] 黄绍刚.基于名中医周福生教授“心胃相关”理论辨治肠易激综合征学术思想研究[J].新中医,2015,47(9):19-20.

[26] 罗琦,韩棉梅,纪云西,等.心胃相关理论在肠易激综合征中的应用[J].江西中医学院学报,2010,22(4):5-7.

[27] 吴皓萌,秦书敏,郑欢,等.从心肝脾论治腹泻型肠易激综合征伴焦虑或抑郁状态[J].中华中医药杂志,2021,36(8):4494-4497.

[28] 温艳东,李保双,王彦刚,等.消化系统常见病肠易激综合征中医诊疗指南(基层医生版)[J].中华中医药杂志,2020,35(7):3518-3523.

[29] 刘倩,毛心勇,张涛,等.肠易激综合征的中医药多维度治疗机制[J].辽宁中医杂志,2021,48(11):206-210.

[30] YIN Y, ZHONG L, WANG J W, et al. Tong Xie Yao Fang relieves irritable bowel syndrome in rats via mechanisms involving regulation of 5-hydroxytryptamine and substance P[J]. World J Gastroenterol, 2015,21(15):4536-4546.

[31] 袁建业,谢建群,吴大正,等.痛泻要方抑制大鼠离体结肠平滑肌收缩的钙动员机制[J].中西医结合学报,2009,7(10):958-962.

[32] 李军华,段睿,李俍,等.特立独行的第二脑——肠神经系统[J].生理学报,2020,72(3):382-390.

[33] 郑和平,张智彬,魏先鹏,等.逍遥散合四磨汤加减对便秘型肠易激综合征肝郁气滞证脑-肠轴的影响[J].中国实验方剂学杂志,2020,26(22):53-58.

[34] 冯文林,伍海涛,罗超华,等.逍遥散治疗肠易激综合征与肠局部5-羟色胺信号系统相关性研究[J].时珍国医国药,2014,25(5):1184-1186.

[35] 苏晓兰,魏茹涵,魏玮,等.温肾健脾法对腹泻型肠易激综合征大鼠血清T细胞亚群表达的影响[J].中国中西医结合杂志,2015,35(4):457-460.

[36] 张北华,王微,王凤云,等.痛泻要方干预腹泻型肠易激综合征肝郁脾虚证模型大鼠的效应评价[J].中华中医药杂志,2018,33(10):4341-4346.

[37] 丁晓洁,孙喜灵,于晓飞,等.乌梅丸对腹泻型肠易激综合征模型大鼠肠道菌群和炎症因子的影响[J].辽宁中医杂志,2019,46(6):1296-1299,345.

[38] 罗诗雨,税典奎,陈峭,等.附子理中汤合四神丸治疗腹泻型肠易激综合征(脾肾阳虚证)的临床疗效及对患者血清TNF-α、IL-6、IL-8的影响[J].辽宁中医杂志,2019,46(9):1915-1918.

[39] LI J, CUI H, CAI Y, et al. Tong-Xie-Yao-Fang regulates 5-ht level in diarrhea predominant irritable bowel syndrome through gut microbiota modulation[J]. Front Pharmacol, 2018,9:1110.

[40] 刘佳星,王彦礼,李彧,等.四神丸对腹泻型肠易激综合征大鼠肠道菌群影响的实验研究[J].药学学报,2019,54(4):670-677.

[41] 张星星,吴坚,裴丽霞,等.健脾疏肝法对腹泻型肠易激综合征患者疗效观察及对肠道菌群的影响[J].中国实验方剂学杂志,2019,25(13):79-86.

[42] ZHAO X Y, WANG J W, YIN Y, et al. Effect of Tong Xie Yao Fang on endogenous metabolites in urine of irritable bowel syndrome model rats[J]. World J Gastroenterol, 2019,25(34):5134-5151.

[43] 俞蕾敏,刘庆生,赵珂佳,等.肠易激综合征小鼠粪便代谢组学及炒白术干预作用研究[J].中国中西医结合杂志,2019,39(6):708-715.

[44] Ma X, Wang X, Kang N, et al. The effect of Tong-Xie-Yao-Fang on intestinal mucosal mast cells in postinfectious irritable bowel syndrome rats[J]. Evid Based Complement Alternat Med, 2017,2017:9086034.

第九章 肠易激综合征的中医外治疗法

外治法是中医的一大特色，主要通过刺激皮肤、穴位、经络、筋骨来达到防病治病的治疗方法。《素问·至真要大论》指出“内者外治，外者外治”，为外治法的运用奠定了理论基础。大量系统评价、Meta 分析和 RCT 研究结果显示中医外治法治疗肠易激综合征具有疗效显著、作用迅速、疗效显著、不良反应少、使用方便、降低复发率等多种优点，具有良好的应用前景，其中以针刺、艾灸、推拿、穴位贴敷、导引等中医特色外治法的研究居多。

第一节　肠易激综合征的针刺治疗

目前临床针刺治疗肠易激综合征选穴主要侧重于局部取穴、循经取穴、俞募配穴、合募配穴等，结合中医基础理论辨证施治，疗效显著。

一、常用穴位

在针刺疗法治疗肠易激综合征的组穴中，主要是以足阳明胃经、足太阴脾经及足厥阴肝经腧穴上的穴位为主，包括天枢、足三里、太冲、三阴交、上巨虚、中脘、大肠俞、百会、印堂及脾俞等穴位。

1. 天枢

天枢位于腹部，横平脐内，前正中线一侧 2 寸处。此穴属足阳明胃经，为手阳明大肠经募穴，主治腹痛、痢疾、腹胀、腹泻、便秘等。“天枢-足三里”“合募配穴”，具有理气和胃健脾，涩肠止泻之功效。

2. 足三里

足三里位于小腿外侧，犊鼻下 3 寸，犊鼻与解溪连线上，是足阳明胃经合穴，常被用作主穴或配穴使用，是保健强身的要穴，主治胃肠病证、虚劳诸证。

3. 太冲

太冲穴位于足背侧，当第 1 跖骨间隙的后方凹陷处。此穴属足厥阴肝经原穴，配与三阴交、上巨虚可达疏肝健脾、息风宁神、通经活络的作用，主治黄疸、胁痛、呕逆、腹胀等肝胃病证。

4. 三阴交

三阴交位于小腿内侧，足内踝尖上 3 寸及胫骨内侧缘后端。此穴属足太阴脾经，为足太阴、足厥阴与足少阴此三经的交会穴，故其不但可发挥调理胃肠功能，而且可发挥疏利肝胆、调理肝肾、调畅情志作用，能够使精神状态得到改善，主治肠鸣、腹胀、腹泻等脾胃虚弱诸证。

5. 上巨虚

上巨虚位于小腿前外侧，当犊鼻下 6 寸，距胫骨前缘一横指。此穴属足阳明胃经，为手阳明大肠经下合穴，主治下肢痿痹、膝痛、泄泻、痢疾、肠鸣、便秘等。

6. 中脘

中脘位于上腹部，前正中线上，当脐中上 4 寸。此穴属任脉，为手太阳经与少阳经、足阳明经之会，胃之募穴，八会穴之腑会，主治胃痛、呕吐、呃逆、反胃、腹痛、腹胀、泄泻、痢疾等。

7. 大肠俞

大肠俞位于腰部，当第 4 腰椎棘突下，旁开 1.5 寸。该穴归足太阳膀胱经，为大肠之背俞穴，大肠腑中的水湿之气由此外输膀胱经之处，具有理气和胃止泻之功效，主治疾病有腹胀、泄泻、便秘、腰痛。

8. 百会

百会位于头顶正中，后发际正中上 7 寸，当两耳尖直上。此穴属督脉，具有升阳举陷、益气温阳作用，主治久泻久痢、头痛、目眩、耳鸣、脱肛等，配合谷、足三里、天枢，可补中益气、升阳举陷，可使久泻久痢自止。

9. 印堂

印堂位于在人体前额部，两眉头间连线与前正中线之交点处。此穴属于经外奇穴，具有明目通鼻、疏风清热、宁心安神功效，主治头痛、眩晕、失眠及小儿惊风等，配伍百会穴，可调神、定神，舒缓患者情绪压力及精神紧张。

10. 脾俞

脾俞位于人体背部，第 11 胸椎棘突下，旁开 1.5 寸。本穴为脾之背俞穴，归属于足太阳膀胱经，主治背痛、腹胀、腹泻、痢疾、呕吐、纳呆、水肿等。

二、常用针刺方法

1. 局部选穴

近治作用是穴位的主治作用之一，治疗肠易激综合征的局部穴位主要有足阳明胃经经穴天枢，任脉在腹部的腧穴中脘、气海、关元，以及足太阳膀胱经的背俞穴大肠俞、脾俞[1]。

2. 俞募配穴

俞募配穴是前后配穴法的一种，常用于治疗脏腑疾患。在治疗肠易激综合征中，俞募配穴频次最高的组合依次为大肠俞-天枢、中脘-胃俞、章门-脾俞、小肠俞-关元等[2]。

3. 辨证与辨病结合

对于肠易激综合征脾胃虚弱者多加用胃俞、脾俞；肝脾不调者多配以太冲、肝俞、期门；脾肾阳虚者多取肾俞、太溪、命门、神阙；胃肠湿热者多用阴陵泉、曲池、合谷；肝郁气滞者多配合肝俞、行间、太冲[1]。另外，根据肠易激综合征亚型不同针刺穴位所有加减，以腹泻为主者多加用脾俞、阴陵泉；以便秘为主者多加用支沟、丰隆；失眠或伴有精神症状如抑郁、焦虑等多配以神门、内关、太冲、四神聪、印堂等；伴有腹痛者多加用合谷、行间、公孙。

4. 上下配穴

将腰部以上穴位与腰部以下穴位相配合，如中脘-足三里、中脘-上巨虚等。

5. 左右配穴

将人体左右两侧穴位配合使用，如治疗便秘型肠易激综合征时采用针刺双侧天枢、双侧足三里、双侧上巨虚、双侧太冲，疗效显著[3]。

三、针刺治疗肠易激综合征作用机制

1. 减轻内脏高敏感性

研究表明，针刺能够显著降低腹泻型肠易激综合征患者结肠黏膜及血清中 5-HT 的浓度，增强 5-HT 受体和 5-HT 重吸收转运体表达[4]，从而降低内脏敏感性。以百会，印堂，双侧太冲、足三里、三阴交、天枢、上巨虚为主要针刺穴位治疗肠易激综合征，太冲采用泻法，足三里、三阴交采用补法，其他穴位平补平泻，电针 30 分钟，每 10 分钟行针一次。疗程：隔日 1 次，每周 3 次，治疗 6 周，共计 18 次。结果显示，该针刺方法能够改善不同频段下肠易激综合征患者的脑部神经活动，其中以 slow-4、slow-5 为主，并且伴随焦虑症状的肠易激综合征患者的发病可能与左侧额中回、颞叶、前扣带回等脑区异常的功能活动有关，针刺可能是通过脑部神经活动影响中枢神经系统和胃肠神经系统的功能，从而起到治疗作用[5]。动物实验证实，针刺大鼠足三里、内关、百会或足三里可改善结肠的运动功能紊乱和内脏高敏感性，5-HT 为其调节中的中间介质[6]。从外周敏化层面研究显示，针刺大肠俞和上巨虚穴后，PAR4 和 TRPV1 蛋白在肠易激综合征内脏高敏感大鼠模型结肠组织中的高表达下降，由此推测，针刺降低肠易激综合征内脏高敏感的作用可能和下调结肠中 PAR4 和 TRPV1 的表达有关[7]。从中枢敏化层面研究显示，针刺对足三里和上巨虚穴可以降低内脏高敏感大鼠模型脊髓背角 c-fos 基因的表达水平[8]；而针刺大肠俞和上巨虚穴降低便秘型肠易激综合征大鼠的血浆 CGRP 和 SP 含量，以及结肠中 CGRP 和 SP mRNA 的表达量从而缓解内脏高敏感性[7]。

2. 调节肠道菌群

针刺可以改变肠道菌群各个群落菌种的丰富度和均匀度，增加有益菌的数量，减少致病菌，使得机体的代谢功能恢复正常[9]。陈璐等[10]发现“调神健脾”针法可以明显减少菌群中厚壁菌门和增加拟杆菌门、变形菌门的相对丰度，从而改善肠易激综合征患者临床症状。龙泽荣等[11]研究发现针刺联合微生态制剂可提高便秘型肠易激综合征患者肠道有益菌（双歧杆菌、乳酸杆菌）的相对丰度，降低大肠埃希菌相对丰度。动物实验表明，针刺腹泻型肠易激综合征大鼠天枢、大横、足三里、上巨虚、太冲及百会穴，其腹泻症状改善，菌群多样性升高（$P<0.05$），乳酸杆菌科（Lactobacillaceae）和双歧杆菌科（Bifidobacteriaceae）丰度上升（$P<0.01$）。结果显示，针刺可调节腹泻型肠易激综合征肠道菌群结构，增加菌群多样性及上调肠屏障相关益生菌丰度，改善腹泻型肠易激综合征肠道黏膜屏障功能[12]。另外，研究发现针刺可以调节主要菌门构成比，使腹泻型肠易激综合征模型大鼠肠紧密连接蛋白膜周蛋白 ZO-1 和跨膜蛋白 Occludin 表达量显著增高，揭示针刺可增加菌群多样性及上调肠屏障相关益生菌丰度，从而纠正肠道菌群紊乱[4]。

3. 调节胃肠动力

王一凡等[13]观察比较了电针印堂与大肠俞穴对肠易激综合征大鼠结肠动力的影响，探讨其相关机制。将 40 只 Wistar 新生大鼠随机分为空白组、模型组、印堂组和大肠俞组。应用母子分离、醋酸灌肠和结直肠扩张法联合制备肠易激综合征大鼠模型。印堂组和大肠俞组分别予电针相应穴位干预，每次 20 min，隔日 1 次，共 5 次。记录 Bristol 粪便评分、腹部回撤反射（AWR）的潜伏期、90 s 内收缩波个数、峰值、免疫组化法检测迷走神经背核（dorsal motor nucleus of vagus nerve，DMV）和结肠肌层多巴胺 D2 受体（D2R）的表达。结果显示，与空白组比较，模型组 Bristol 评分显著升高、AWR 的潜伏期显著缩短、收缩波个数显著增多、峰值显著上升、DMV 和结肠肌层 D2R 阳性表达显著降低（$P<0.01$）；与模型组比较，印堂组、大肠俞组的 Bristol 评分均显著下降（$P<0.05$，$P<0.01$），DMV 及结肠肌层中 D2R 阳性表达显著升高（$P<0.01$，$P<0.05$）；大肠俞组潜伏期显著上升，收缩波个数和峰值均显著降低（$P<0.01$），且大肠俞组优于印堂穴组（$P<0.01$，$P<0.05$）。结论表明，电针印堂与大肠俞穴均可缓解肠易激综合征模型大鼠腹泻症状，但电针大肠俞穴作用更强，证实了经穴效应特异性存在且具有相对性。近年来研究表明，胃肠平滑肌细胞的异常收缩是引起胃肠动力紊乱的重要因素之一，调控相关骨架蛋白，可达到调控胃肠收缩的目的。杨大业等[14]发现电针足三里穴可下调腹泻型肠易激综合征模型大鼠结肠组织平滑肌细胞收缩骨架蛋白——波形蛋白（vimentin）的表达水平，以调节胃肠收缩机制。

4. 改善精神心理因素

腹泻型肠易激综合征常伴随心理疾病，表现为焦虑、抑郁、躯体化及偏执状态等。有学者通过功能性磁共振成像研究，发现肠易激综合征患者直肠扩张时，直肠感觉阈值没有改变，但肠易激综合征患者与焦虑症状、疼痛相关的前中扣带皮层血流活动明显增强[15]。在针刺治疗后肠易激综合征患者的右侧岛叶，以及丘脑的髓核和内侧核的活跃度明显增强，认为针刺可通过下丘脑和内侧核的上升通路调节皮质中枢，改善肠易激综合征患者负性情绪[16]。杨敏等[17]将 90 例肝郁脾虚型腹泻型肠易激综合征患者分为针刺组、针＋灸组、药物组，每组 30 例。针刺组采用针灸治疗，针＋灸组在针刺组基础上加隔姜灸神阙穴，药物组口服蒙脱石散和氟哌噻吨美利曲辛片。结果提示针灸可能通过 HPA 减少 CRH 释放和 ACTH、CORT、SP 的产生，调节 HPA 和脑-肠轴的动态平衡，可能改善肝郁脾虚型腹泻型肠易激综合征患者胃肠道及焦虑抑郁症状。

第二节　肠易激综合征的艾灸治疗

《医学入门》云："凡药之不及，针之不到，必须灸之"，提示灸法有其独特的疗效，艾灸具有温里散寒、理气化滞、健脾安胃的作用。

一、常用灸法

1. 艾炷灸

（1）瘢痕灸：瘢痕灸是中医学古老灸法中的一种，可有效改善机体免疫功能。研究人员将腹泻型肠易激综合征患者 40 例随机分为瘢痕灸治疗组与针刺对照组各 20 例进行治疗观察，结果瘢痕灸组的应答率为 65%，比针刺组（45%）高（$P<0.05$），表明瘢痕灸足三里治疗腹泻型肠易激综合征效果较明显[18]。

（2）隔物灸：隔姜灸、隔药饼灸为代表的隔物灸在肠易激综合征的治疗中应用广泛，具有显著疗效。Meta 分析显示，目前临床上隔物灸主要以隔药饼灸（其中包含脐灸）、隔姜灸为主，在药物组成、艾灸时间及灸量上对肠易激综合征不同证型进行治疗，选穴多样，神阙穴是必选要穴，尤其在腹痛、腹胀等腹部不适症状的改善上具有共性，无论单纯隔物灸组还是隔物灸结合药物组，疗效均优于西药对照组[19]。

2. 艾条灸

（1）温和灸：张狄等[20]认为脾虚为腹泻型肠易激综合征的发病基础，临床上采用温和灸大肠俞及天枢穴治疗腹泻型肠易激综合征患者 48 例，并与口服西药治疗 49 例作比较。结果愈显率观察组为 64.58%，对照组为 32.65%，两组比较，差异有统计学意义（$P<0.05$），表明温和灸大肠俞募穴治疗腹泻型肠易激综合征疗效显著。

（2）热敏灸：热敏化腧穴与腹泻型肠易激综合征具有高度相关性，主要包括天枢穴区、命门穴区、大肠俞穴区、足三里穴区及关元穴区等[21]。苏强等[22]采用热敏悬灸辅助治疗肝郁脾虚型腹泻型肠易激综合征患者 40 例，并与口服西药治疗 40 例作对照，结果总有效率治疗组为 85.0%，对照组为 67.5%，两组比较，差异有统计学意义（$P<0.05$）；同时发现治疗后观察组患者血清 SP、VIP、ACh 水平低于对照组（$P<0.05$）。孙令军等[23]采用热敏灸治疗脾胃虚弱型腹泻型肠易激综合征患者 80 例，结果总有效率为 85.0%，且无任何副作用。

二、灸法治疗肠易激综合征作用机制

1. 减轻内脏高敏感性

研究人员采用母子分离＋醋酸刺激＋慢性束缚法制备腹泻型肠易激综合征大鼠模型，艾灸双侧天枢、上巨虚 20 min，连续 7 天，可显著改善腹泻型肠易激综合征大鼠内脏高敏感性，其机制可能与下调 miR-24 表达，促进 SERT 对 5-HT 的重摄取，降低 5-HT 水平有关[24]。

2. 调节炎症和免疫

史先芳等[25]研究证实艾灸可通过调节炎症因子 IL-1β、IL-10 和 CGRP 的表达，降低小肠推进率，从而改善肠易激综合征患者的症状。另外，以艾灸天枢、上巨虚作为治疗腹泻型肠易激综合征模型大鼠的主要疗法，能明显改善模型大鼠食欲下降、情绪异常、腹泻和内脏高敏感性等症状，缓解结肠的轻度炎症，降低血清中 IL-1β、IL-6、TNF-α 含量和结肠组织中 TLR4、NF-κB（P65）蛋白及 mRNA 的表达水平，表明艾灸对腹泻型肠易激综合征治疗作用可能与艾灸对 TLR4/NF-κB 通路及下游促炎因子的调节作用有关[26]。与此同时，王宇等[27]采用慢性束缚联合番泻叶灌胃方法建立腹泻型肠易激综合征大鼠模型，艾灸天枢、上巨虚，治疗 7 天，与模型组比较，艾灸组海马和结肠组织中 TNF-α 蛋白和 mRNA 表达显著降低（$P<0.01$）；Person 分析结果显示，空白组、模型组和艾灸组海马与结肠组织中的 TNF-α 蛋白和 mRNA 表达量呈正相关（$P<0.05$）。结果提示艾灸天枢、上巨虚改善腹泻型肠易激综合征大鼠腹泻症状和内脏高敏感性，可能与艾灸抑制海马和结肠组织中细胞因子 TNF-α 的表达，调节肠道黏膜免疫功能有关。

3. 调节 HPA

章海凤等[28]采用慢性不可预见性刺激法建立肠易激综合征模型，艾灸组灸命门穴，每日 1 次，每次 40 min，共 14 天。结果显示与模型组相比，热敏灸组、非热敏灸组 CRH 和肾上腺糖皮质激素受体表达均明显偏低，表明热敏灸可能通过改善肾上腺糖皮质激素受体表达，恢复对 HPA 的负反馈作用，从而达到治疗肠易激综合征的目的。付勇等[29]则证实热敏灸治疗肠易激综合征的作用机制可能与改善 iGRmRNA 表达，降低皮质醇含量，改善 HPA 负反馈调节有关。

4. 增强结肠黏膜屏障功能

研究人员用束缚应激联合冰水游泳和番泻叶灌胃制备脾胃虚寒型肠易激综合征大鼠模型，每日给予足三里、神阙穴艾灸干预。结果发现与模型组比较，艾灸组大鼠在 AWR 评分为 4 分时，球囊扩张值显著增加，血清和组织中的 5-HT、5-HIAA 含量减少，occludin、claudin-1 含量增加，两组比较差异有统计学意义（$P<0.05$），表明艾灸可通过减少 5-HT、5-HIAA 神经递质含量来有效增加大鼠肠道敏感性，增加 occludin、claudin-1 表达水平以增加肠黏膜的稳定性，促进肠道超微结构的修复，缓解临床症状[30]。

第三节　肠易激综合征的推拿治疗

腹部居于人体之中，为上下联结之枢组，故腹部与五脏六腑关系密切。其中，以胃肠在腹部推拿中尤为重要，如《理瀹骈文》所谓："后天之本在脾，调中者摩腹"。因此，以中焦脾胃为核心，调理上、中、下三焦气机成为了治疗肠易激综合征的关键。

一、肠易激综合征推拿治疗的种类

1. 腹部推拿法

张玮等[31]采用随机安慰剂对照的方法将便秘型肠易激综合征患者分为推拿组、安慰剂组，每组各 30 例，疗程 15 天，并纳入与便秘型肠易激综合征患者一般资料相匹配的健康人群 30 例。结果显示：腹部推拿组患者血浆的食欲刺激素指标 CGRP、SP、VIP 及 CCK 的含量与健康人群无差异，与安慰剂组差异显著。另外，临床研究也显示腹部推拿不仅可以改善腹泻型肠易激综合征患者腹痛、腹泻、腹胀等胃肠道症状，还能在一定程度上提高患者的生活质量水平，但腹部推拿在焦虑不安、健康焦虑、行为障碍、饮食限制方面的改善程度高于针刺组，而针刺组在躯体意念、家庭功能方面的改善优于腹部推拿组。由此可知，腹部推拿治疗腹泻型肠易激综合征疗效较好，安全无不良反应，容易被患者接受，值得临床适用及推广[32]。

2. 调气通腑推拿法

调气通腑推拿法是指在调理人身气机，疏肝理肠的中医理论的指导下，采取运腹、摩腹及按弦走搓摩的推拿手法结合在理气、补气作用的腧穴上施以推拿手法，以及采用某些具有固本培元的推拿手法作用于施术部位上以治疗便秘型肠易激综合征的中医外治法。裴建卫[33]观察了调气通腑推拿法治疗便秘型肠易激综合征患者 30 例的临床疗效，并设口服西药组 30 例作对照。通过对 60 例便秘型肠易激综合征患者进行治疗并统计分析，结果显示：两组治疗前后均存在差异（$P<0.05$）。治疗组的总体疗效

(96.67%)高于对照组(76.67%),但经卡方检验无明显统计学意义($P>0.05$)。且调气通腑推拿手法治疗组治疗后临床症状、体征改善指数均优于口服西药组。

3. 和术推拿法

黄锦军教授以“开督脉,疏肝胆,运脾、通腑(重局部),通三焦”为施术纲领,于身体的前、后、左、右、上、下施行不同的推拿手法,重视经络与脏腑之间的关系,疏肝解郁,调畅气机,理气通便,使人体恢复“阴平阳秘”的健康状态。研究显示该方法能改善便秘型肠易激综合征(肝郁气滞证)患者的临床症状,降低 IBS-SSS 评分、中医症状评分等,值得推广。

4. 津沽脏腑推拿法

津沽脏腑推拿以中医整体观作为基础,以调畅气机为基本治疗方法。并将腹泻型肠易激综合征分为3个阶段:土虚湿困、肝木乘之阶段,寒热错杂、厥阴枢机不利阶段,火不暖土、寒水交迫阶段。第一阶段首先以层按法作用于中脘,泻中带补以泻肝扶脾;由上向下捋肝经,收敛肝木,以升脾土,助中轴运转;迎住巨阙穴,捺补建里,调畅气机,运化水湿;逆时针运行方向迭揉全腹,促使大肠禀肺金收敛之气,降浊气以升清气,涩肠固脱。第二阶段首先施以层按法,以补中带泻作用于神阙,温虚寒之脾土,运胃脘之食积,推轴运轮;重提带脉,清阳明经实火而解郁热;以神阙为中心施以迭揉法,引肾阳温寒水,并借以上承阳气以滋肝木,肝木调达疏泄有职可散肠中水气;掌运法施于带脉、大横、天枢、膏肓、神阙一线,通过约束带脉,敛金涩肠以止泻。第三阶段首先以层按法之提法作用关元,温肾纳气,防阳气下泄;继而以神阙为中心,逆大肠方向施以迭揉法,一方面引脾土升阳、升清之机,另一方面协大肠庚金之气由下向上,增加收敛的力量;最后,自上向下捋双侧肝经侧腹部循行区域,通过敛肝木以增收涩,助收敛以缓急泻[34]。

二、肠易激综合征推拿治疗的作用机制

研究[35]表明,腹部推拿可能是通过调整 CGRP、SP、VIP、CCK 含量来达到治疗便秘型肠易激综合征的目的。骆雄飞[36]等则认为腹部推拿对肠易激综合征家兔胃肠动力障碍具有调节作用,其作用机制可能与其对肠 ENS-ICC-SMC 结构的影响有关。与此同时,研究人员认为腹部推拿干预便秘型肠易激综合征的机制可能与其调节结肠组织中L型 Ca^{2+} 通道 mRNA 表达,改善结肠平滑肌细胞 Ca^{2+} 浓度有关,血中的神经递质 SP、VIP 可能是脑-肠轴的中间介质反馈腹部推拿的良性刺激[37]。

第四节 肠易激综合征的穴位贴敷

穴位贴敷作为中医传统外治法代表之一,将特定药物贴敷于体表相关穴位,通过药物经皮渗透吸收和穴位刺激双重作用,调整人体脏腑经络、气血阴阳平衡,从而阴平阳秘,其病自愈。临床研究表明,穴位贴敷治疗肠易激综合征疗效明确,患者治疗无痛苦,接受度高,鲜有不良反应,利于患者日常防治需要。

金月琴等[38]评价针刺配合穴位贴敷治疗腹泻型肠易激综合征的临床疗效。将60例患者随机分为针刺穴位贴敷组和西药用药组,每组30例。针刺穴位贴敷组采用针刺

内关、中脘、足三里等穴，加用白介子散敷气海、关元、天枢等；西药用药组口服给药马来酸曲美布汀胶囊(每次 0.2 g,每天 3 次)。以 4 周为一个疗程。治疗前后对症状评分和生活质量(quality of life,QOL)进行量表评价。结果显示，针刺穴位贴敷组临床症状明显改善，总有效率为 89.3%，明显高于西药用药组 63.0%($P<0.05$)。治疗 4 周后，采用秩和检验分析两组临床症状评分，两组间差异有显著性意义($Z=-19.627, P<0.05$)，说明针刺穴位贴敷组临床症状改善比西药用药组更显著。采用秩和检验对两组患者的 QOL 评分进行检验，发现两组间有显著性差异($Z=-10.039, P<0.05$)，说明对 QOL 的改善效果针刺穴位贴敷组优于西药用药组，结论表明针刺配合穴位敷贴能明显减轻腹泻型肠易激综合征的腹痛不适。

李建稳观察[39]了针灸联合穴位贴敷疗法治疗腹泻型肠易激综合征的临床疗效，纳入了 90 例符合标准的肠易激综合征患者，随机分为针灸组、针灸联合穴位贴敷组、西药组。针灸组选穴天枢、足三里、上巨虚穴，平补平泻法，留针 30 分钟，每日 1 次，10 次为一个疗程。针灸联合穴位贴敷组：先给予针灸治疗，再给予穴位贴敷治疗，针灸选穴同针灸组，穴位贴敷时，取黄芪等药物研磨，拌成糊状，贴敷神阙、天枢，4～6 小时后取下，疗程同上。西药组：口服匹维溴铵片，每日 3 次，每次 50 mg，进餐时用水吞服，疗程同上。结果表明，针灸组总有效率为 56.67%，针灸联合穴位贴敷组总有效率为 93.33%，西药组总有效率为 60%；针灸联合穴位贴敷组患者总有效率高于针灸组及西药组，差异有统计学意义($P<0.05$)，针灸组与西药组比较总有效率差异无统计学意义($P>0.05$)。

罗钦等[40]通过检索中国知网、维普、万方、PubMed 等数据库发表的穴位贴敷治疗肠易激综合征的临床研究文献，对纳入文献的用药及选穴进行规律分析。结果表明，最常用贴敷药物为肉桂、吴茱萸、丁香、白术、白芥子、白芍，高频药物主要归属温里药、理气药和补益药；最常用腧穴为神阙、天枢、脾俞、中脘、足三里、关元，高频腧穴主要归属任脉、足太阳膀胱经和足阳明胃经，多属特定穴之背俞穴、募穴。结论说明中医临床运用穴位贴敷治疗肠易激综合征常用温补、理气之中药，贴敷于神阙、俞募穴，从肝脾肾论治。

第五节　肠易激综合征的导引治疗

导引术是一种以身心并练，内外兼修，调和气血，防治疾病，具有调身、调息、调心三调融为一体的身心锻炼技能，其是通过肢体运动、呼吸运动和自我按摩三大技术结合而成的一类中国传统养生术和体疗方法。北京中医药大学张海波教授等[41]以《诸病源候论》中的导引法为基础，针对肠易激综合征的发病机制，从舒畅肝气、培补阳气、助益运化着手，编创了肠易激综合征的导引功法，具体如下。

1. 第一节(开天辟地真气鼓)

导引操作：本节为起式，双足开立，与肩同宽。五趾抓地，双膝微屈，伸腰沉胯，掌心相对，双手握固，腋下虚空。头正颈松，眉心舒展。自然呼吸，或逆腹式呼吸。想象自己立于天地之间，与天地同高。

作用意义：正如《诸病源候论》所说，握固可以“拘魂门，制魄户”，具有安定情志的功效。再配合逆腹式呼吸或者自然呼吸，意守于下丹田，有培补元气、安神定志的功效。

2. 第二节(仰头观日阳气固)

导引操作:从起式,随吸气,伸膝仰头,双手握固;呼气,屈膝,伸颈,恢复起式。吸气仰头时,想象太阳被吞入腹中,溶于下丹田,全身发热。

作用意义:太阳为阳气的象征,通过导引操作,将太阳吸入腹中,有助阳之功效。双手握固,双足抓地,配合仰头,可以使气血更多集中于下丹田而增强补阳的效果。

3. 第三节(拽手搓胁理肝路)

导引操作:吸气,双手沿体侧上举,至头顶;呼气,双手枕后相扣;吸气,双手相互对拉;呼气,松指,伸肘,沿体前搓摩胁肋,下落至起式,手不握固。

作用意义:外展肩关节,双手对拉,具有舒畅肝胆气机的效果;从上向下搓摩胁肋部同样可以舒畅肝胆气机。两相配合,共奏舒畅肝胆气机之效。

4. 第四节(叉手背后上下舒)

导引操作:吸气,双手沿体侧上举,至平肩;呼气,双手下落,体后十指反向交叉,置于命门;吸气,配合提肛,沿督脉尽力上推;呼气,双手下落回至体侧,屈膝。

作用意义:大便不正常,病位在肠,是肛门约束功能失常所致。提肛呼吸,一则能够助阳敛阳;二则也可以直接针对病位达到补阳的功效。上推的线路可由命门上至脾俞、胃俞处,也有引元气、提升清气、调整脾胃功能之效。

5. 第五节(筑腹转身运肠腑)

导引操作:吸气,松拳转掌,肘部伸直,两臂从体前上举至上肢平肩;呼气,握拳,收肩屈肘,拳放于肩头;吸气,转拳置于心口窝处,左转腰同时,拳沿正中线向下推至小腹;呼气,松拳屈膝,落掌至体侧。右侧转腰,重复同样的动作。

作用意义:转腰有舒畅肝胆气机功效;下推腹部,可以调理脾胃功能。《素问·阴阳应象大论篇》记载:"清气在下,则生飧泄;浊气在上,则生䐜胀。"意注双拳,下推腹部,一可以缓解腹胀,二可以通腑气而除便秘,三可以借助元气使清气上行而除泄泻。

6. 第六节(不息行气真元补)

导引操作:恢复至起式,观想气从头顶流至脚底涌泉,以脚底有麻胀感为度。

作用意义:引气归原,进一步加强对于自身气机的调控能力。

参考文献

[1] 韩光研,孙建华.针灸治疗肠易激综合征取穴规律初探[J].辽宁中医药大学学报,2011,13(5):213-216.

[2] 陈玮.针灸治疗腹泻型肠易激综合征的文献分析和临床研究[D].广州:广州中医药大学,2016.

[3] 窦宝峰,王威,徐日.针刺治疗便秘型肠易激综合征对照研究[J].实用中医内科杂志,2012,26(18):80-81.

[4] 韩名媛,吕晓琳,牟若楠,等.基于症状探讨针刺治疗肠易激综合征机制研究[J].时珍国医国药,2021,32(7):1727-1730.

[5] 司鹤华.针刺对肠易激综合征患者大脑相关情绪调控区域脑功能磁共振成像影响的研究[D].南京:南京中医药大学,2017.

[6] 刘涛,刘霞,张驰,等.基于脑-肠-菌轴阐述针刺与肠易激综合征的关系[J].中国

中医药现代远程教育,2018,16(8):152-155.

[7] 陈颖,李瑛,周思远.论针刺缓解 IBS 内脏高敏感的机制研究概况[C]//中国针灸学会.新时代　新思维　新跨越　新发展——2019 中国针灸学会年会暨 40 周年回顾论文集,2009: 1042-1046.

[8] QI D B, LI W M. Effects of electroacupuncture on expression of c-fos protein in the spinal dorsal horn of rats with chronic visceral hyperalgesia[J]. Zhong Xi Yi Jie He Xue Bao, 2012,10(12):1490-1496.

[9] 庄晓君,陈旻湖,熊理守.肠道微生态参与肠易激综合征发病的相关机制[J].胃肠病学,2017,22(3):181-183.

[10] 陈璐,徐万里,裴丽霞,等."调神健脾"针法对腹泻型肠易激综合征患者肠道菌群及粪便短链脂肪酸含量的影响[J].中国针灸,2021,41(2):137-141.

[11] 龙泽荣,于存海,于洋,等.针刺加微生态制剂治疗便秘型肠易激综合征临床观察[J].中国针灸,2006(6):403-405.

[12] 李湘力,蔡敬宙,林泳,等.针刺疗法调节 IBS-D 大鼠肠道菌群结构和促进肠紧密连接的作用研究[J].广州中医药大学学报,2019,36(7):1022-1028.

[13] 王一凡,郭孟玮,覃颖,等.电针印堂与大肠俞穴对肠易激综合征模型大鼠结肠动力的影响[J].中华中医药杂志,2020,35(7):3379-3382.

[14] 杨大业,王华,李佳,等.电针"足三里"穴对腹泻型肠易激综合征大鼠平滑肌收缩骨架蛋白——波形蛋白的影响[J].针刺研究,2017,42(5):402-406.

[15] ELSENBRUCH S, ROSENBERGER C, ENCK P, et al. Affective disturbances modulate the neural processing of visceral pain stimuli in irritable bowel syndrome:an fMRI study[J]. Gut, 2010,59(4):489-495.

[16] CHU W C, WU J C, YEW D T, et al. Does acupuncture therapy alter activation of neural pathway for pain perception in irritable bowel syndrome?: a comparative study of true and sham acupuncture using functional magnetic resonance imaging[J]. J Neurogastroenterol Motil, 2012,18(3):305-316.

[17] 杨敏,邹燃,张艺,等.基于 HPA 轴中枢调控分析针灸对 IBS-D 患者精神心理影响的作用机制[J].重庆医学,2022,51(14):2362-2365.

[18] 王国英,孟振,许钦燕,等.瘢痕灸足三里治疗腹泻型肠易激综合征 20 例[J].现代中医药,2013,33(3):79-80.

[19] 李浩,韦春香,夏星,等.隔物灸治疗肠易激综合征 Meta 分析[J].中国中医急症,2018,27(6):946-949.

[20] 张狄,吴华军,李鹏,等.温和灸大肠俞募穴治疗腹泻型肠易激综合征临床观察[J].浙江中西医结合杂志,2016,26(12):1096-1098.

[21] 王茜,余安胜.热敏灸治疗肠易激综合征的研究进展与展望[J].上海中医药杂志,2017,51(S1):253-256.

[22] 苏强,冯丽丽,钱薇,等.腧穴热敏化悬灸辅助治疗腹泻型肠易激综合征效果观察[J].山东医药,2017,57(10):49-51.

[23] 孙令军,杨文,郭彦层,等.腧穴热敏化悬灸治疗腹泻型肠易激综合征临床研究

[J]. 广州中医药大学学报,2016,33(3):338-341.
[24] 廖路敏,王娇娇,储浩然,等. 艾灸干预腹泻型肠易激综合征大鼠 miR-24/SERT/5-HT 通路改善内脏高敏感状态实验观察[J]. 安徽中医药大学学报,2022,41(5):59-66.
[25] 史先芳,尚精娟,徐晖. 艾灸对肠易激综合征模型大鼠 IL-1β、IL-10 和 CGRP 表达的影响[J]. 哈尔滨医科大学学报,2021,55(5):462-465.
[26] 仝理. 艾灸对腹泻型肠易激综合征大鼠血清炎性因子和结肠 TLR4、NF-κB 的影响[D]. 合肥:安徽中医药大学,2020.
[27] 王宇,储浩然. 艾灸对 IBS-D 模型大鼠海马与结肠组织中 TNF-α 表达的影响[J]. 上海针灸杂志,2020,39(11):1449-1456.
[28] 章海凤,谢芳深,龚红斌,等. 热敏灸对肠易激综合征模型大鼠下丘脑 CRH、CRF 及肾上腺 GR 的影响[J]. 辽宁中医杂志,2018,45(5):1076-1079.
[29] 付勇,黄辉,宣逸尘,等. 热敏灸对肠易激综合征模型大鼠 iGR、CORT 的影响[J]. 中华中医药学刊,2018,36(7):1543-1547.
[30] 李丹,李佳,吴松. 艾灸对脾胃虚寒型肠易激综合征大鼠肠黏膜机械屏障的影响及机制研究[J]. 针灸临床杂志,2021,37(3):68-72.
[31] 张玮,李华南,海兴华,等. 腹部推拿对便秘型肠易激综合征血浆脑肠肽含量干预作用的临床研究[J]. 四川中医,2015,33(11):164-166.
[32] 周艳. 腹部推拿治疗腹泻型肠易激综合征的临床研究[D]. 广州:广州中医药大学,2018.
[33] 裴建卫. 调气通腑推拿法治疗便秘型肠易激综合征的临床研究[D]. 济南:山东中医药大学,2012.
[34] 王毓岩,李华南,张小凡,等."圆运动"理论在津沽脏腑推拿治疗腹泻型肠易激综合征中的应用[J]. 天津中医药,2020,37(9):1027-1030.
[35] 姜庆宇,李华南,张玮,等. 腹部推拿对便秘型肠易激综合征患者组织中脑肠肽 CGRP、SP、VIP、CCK 的影响[J]. 辽宁中医药大学学报,2014,16(12):70-72.
[36] 骆雄飞,赵娜,刘斯文,等. 腹部推拿对便秘型肠易激综合征家兔 ENS-ICC-SMC 结构的影响[J]. 中国中医基础医学杂志,2020,26(6):777-780,811.
[37] 李华南,王金贵,张玮,等. 腹部推拿疗法对便秘型肠易激综合征家兔模型结肠动力调控机制的研究[J]. 辽宁中医杂志,2022,49(3):210-213.
[38] 金月琴,占道伟,罗开涛,等. 针刺配合穴位贴敷治疗腹泻型肠易激综合征随机对照研究[J]. 上海针灸杂志,2017,36(6):684-687.
[39] 李建稳. 针灸联合穴位贴敷治疗腹泻型肠易激综合征的临床疗效观察[J]. 中西医结合心血管病电子杂志,2020,8(26):153,171.
[40] 罗钦,汤善宏,马鑫,等. 穴位贴敷治疗肠易激综合征用药及选穴规律分析[J]. 西南军医,2021,23(3):266-270.
[41] 张海波,刘峰,刘天君.《诸病源候论》肠易激综合征导引法研究[J]. 北京中医药大学学报(中医临床版),2011,18(6):7-9.

第十章　中药治疗肠易激综合征的临床研究证据

近年来，肠易激综合征逐渐成为中医药治疗的优势病种，已有许多关于中医药治疗肠易激综合征的临床研究，研究中多采用经方、改良的经方或是老中医的经验方来进行治疗。本章主要通过对既往关于中医药治疗肠易激综合征的临床研究进行系统评价，从而整体分析中药治疗肠易激综合征的临床研究的疗效及安全性证据。

第一节　临床研究文献筛选

一、文献检索及筛选策略

(一) 文献检索

参考 Cochrane 系统评价手册[1]中的方法全面检索中英文数据库。英文数据库包括 PubMed、Embase、CINAHL、CENTRAL(包括 Cochrane 图书馆)、AMED；中文数据库包括中国生物医学文献数据库(CBM)、中国知网(CNKI)、维普中文生物医学期刊(CQVIP)和万方医学网。检索数据库自收录起始时间至 2022 年 12 月止的肠易激综合征的临床研究相关文献。为全面检索文献，检索未设任何限定条件，主题词及关键词(如适用)均作为检索词进行检索。

(二) 文献纳入标准

1. 研究对象

试验研究的对象均为根据罗马Ⅱ～Ⅳ标准诊断为肠易激综合征的患者，并清晰地给出了肠易激综合征的亚型，所有亚型均纳入[2-6]。

2. 干预措施

口服中草药、常用中药外治法(如中药灌肠)及中西医结合疗法治疗肠易激综合征。

3. 对照措施

对照措施包括空白对照、安慰剂及临床指南推荐使用的疗法[7-11]。推荐疗法包括解痉药、抗胆碱类药、益生菌、止泻药(如蒙脱石散、洛哌丁胺)、泻药(如甲基纤维素、聚卡波非钙、乳果糖、聚乙二醇、氢氧化镁)、5-HT_3 受体拮抗剂(如阿洛司琼)、5-HT_4 受体激动剂(如替加色罗、莫沙必利)、三环类抗抑郁药(TCA)、SNRI、SSRI、考来烯胺、胃肠道黏膜保护剂、认知行为疗法、心理治疗、催眠疗法、正念疗法、运动疗法、低 FODMAP 饮食、补充纤维素及抗过敏药。

4. 结局指标

临床研究至少报道了一项表 10-1 所列的结局指标。

表 10-1 纳入的疗效评价指标

评价内容		结局指标	评价标准
IBS临床症状评价指标	总体情况	应答率(adequate relief，AR)[12]	根据问题回答是/否，数值越高越好
		IBS症状严重程度量表(IBS severity scoring system，IBS-SSS)[13]	5条目，总分为0～500分，分值越低，总体情况越好。评价有效率时为有效人数，数值越高越好
		伯明翰肠易激综合征症状问卷(Birmingham IBS symptom questionnaire)[14]	11条目，总分0～55分，分值越低，症状越轻
	大便性状	Bristol分型[15]	1～7型，根据文献自拟分值判断，评价有效率时为有效人数，数值越高越好
	大便习惯改变(包括性状及频率)	根据临床指南所拟定的评价标准[16]	各级自拟得分，计算总分，分值越低越好，评价有效率时为有效人数，数值越高越好
	大便频率	CSBMs(仅适用于便秘型肠易激综合征)	次/周，数值高较好
		每周或每天排便次数	次/周或次/天，对便秘型肠易激综合征来说，数值高较好；对腹泻型肠易激综合征来说，数值低较好
		根据临床指南所拟定的评价标准[17-18]	各级自拟得分，计算总分，分值越低越好。评价有效率时为有效人数，数值越高越好
	腹痛/腹部不适/腹胀	视觉模拟评分法(Visual Analogue Scale，VAS)[19]	0～100 mm，分值越低越好
		数字分级法(Numerical rating scale，NRS)[20]	0～10，分值越低越好
		有效率	有效人数，数值越高越好
生存质量评价指标		健康调查简表(SF-36)[21]	8个分维度，2个总维度，各维度总分均为0～100分，分值越高越好
		IBS生活质量量表(irritable bowel syndrome-quality of life，IBS-QOL)[22]	34条目，总分为0～100分，积分方向有两种，需要根据文献评分标准判断
		IBS生活质量量表(irritable bowel syndrome quality of life questionaire，IBSQOL)[23]	总分0～100分，分值越高越好
		其他命名为IBS QOL的生存质量量表[24]	不同量表有不同的评分细则
心理状态评价指标		汉密尔顿焦虑量表(Hamilton anxiety rating scale，HAM-A)[25]	总分0～56分，分值越低越好
		汉密尔顿抑郁量表(Hamilton depression rating，HAM-D)[26]	不同版本得分范围不同，分值越低越好

续 表

评价内容	结局指标	评价标准
心理状态评价指标	Zung 氏焦虑自评量表(Zung self-rating anxiety scale, SAS)[27]	总分 25～100 分,分值越低越好
	Zung 氏抑郁自评量表(Zung self-rating depression scale, SDS)[28]	总分 25～100 分,分值越低越好
	医院焦虑抑郁量表(Hospital anxiety and depression scale, HADS)[29]	分两个分量表,每个得分均为 0～21 分,分值越低越好
复发率	复发人数	越低越好
不良反应	不良反应的性质、严重程度、人数等	

(三) 文献排除标准

1. 研究类型

流行病学研究、中医药与中医药的对比研究、重复发表的研究结果。

2. 研究对象

炎症性肠病、肠梗阻、慢性特发性便秘(chronic idiopathic constipation,CIC)、阿片类药物引起的便秘。

3. 干预措施

干预措施有针灸及中医外治法、不常用的中医治疗方法等。

4. 对照措施

国际临床实践指南中未常规推荐使用的药物,对照措施包括任何类型的中医药疗法,治疗组与对照组采用了不同的西医治疗方案。

(四) 疗效评价指标

结局指标是在设计研究时,根据最新的临床指南、高质量的系统评价文献所使用的结局指标及专家意见制定的。目前仍未有可用于评价肠易激综合征的严重程度的客观指标,故大多研究使用患者的主观感受或医师评价的方式来评价治疗的效果。专家们多次讨论制定一个多维度评价肠易激综合征量表的必要性[30],但至今仍未有一个广泛认同地评价肠易激综合征的结局指标,这导致了临床实践及临床研究上评价肠易激综合征的结局指标不一,这些指标一般会评价症状的改变及生活质量的改变[31-32]。

罗马委员会认为,肠易激综合征患者的心理和生理症状是相互联系的。肠易激综合征是一种生理-心理-社会综合征,生理与心理的变化互为影响[33],其严重程度反映了胃肠道症状、对生活的影响程度,以及与疾病相关的感觉和行为的变化[34]。这就要求在观察疗效时,需要观察包括肠易激综合征患者的身体症状、心理状态及生活质量方面。因此,肠易激综合征需要评价的内容包括临床症状、生存质量、心理状态、长期疗效、安全性。

1. 主要结局指标

①应答率:整体或单一症状;② IBS - SSS;③每周有效排便次数(complete spontaneous bowel moment, CSBM):仅针对便秘型肠易激综合征;④大便频率的改变;⑤大便性状的改变;⑥腹痛改善情况。

2. 次要结局指标

①伯明翰肠易激综合征症状问卷；②腹部不适/腹胀改善情况；③生活质量改善情况(基于生活质量量表，如 IBS-QOL、SF-36、IBS-36 等)；④心理状态改善情况(基于焦虑、抑郁量表，包括 HAM-A、HAM-D、HADS、SAS、SDS)；⑤复发率；⑥不良反应。

3. 其他结局指标

这类指标并非肠易激综合征专用指标，但可部分反映肠易激综合征的情况，故当临床研究同时使用至少一项以上主要结局指标或次要结局指标时方纳入评价。其中包括消化病生存质量指数量表(gastrointestinal quality of life index, GIQLI)和胃肠道症状自评量表(gastrointestinal symptom rating scale, GSRS)。

本节纳入的疗效指标具体标准详见表 10-1。

(五) 偏倚风险评估

偏倚是导致研究结果偏离真实值的现象，存在于临床试验的每个阶段，主要分为 5 种：选择性偏倚、实施偏倚、随访偏倚、测量偏倚和报告偏倚。纳入研究的方法学质量按照 Cochrane 协作网偏倚风险评估工具进行评价，主要分为以下几个部分：随机序列生成、分配方案隐藏、受试者设盲、研究人员设盲、结局评价者设盲、不完全结局数据和选择性报告。每个部分根据偏倚风险评估工具的评价标准作出“低风险”“高风险”“不清楚”的判断。其中，低风险代表存在偏倚的可能性很小；高风险则代表存在明显的偏倚可严重削弱对研究结果的信心；不清楚表示根据研究提供的信息，不能判断是否存在潜在偏倚，结果可能令人怀疑。偏倚风险评估分别由两名研究人员独立评价，不一致处通过讨论或咨询第三方解决。

(六) 统计分析

采用描述性分析对纳入研究的中医证候、中药方剂、单味中药进行分析。如果有两篇以上研究报告了中医证候，则进行频率分析；若有两篇以上的研究报告了中药方剂及组成中药，分析了使用频率最高的 10 个方剂及 20 种中药。二分类变量以相对危险度(relative risk, RR)的 95%可信区间(CI)表示，连续性变量以均数差(MD)或标准化均数差(SMD)的 95% CI 表示。对于二分类变量来说，当 RR>1 并且 95%CI 的上限和下限值均>1 时，表明可以确定该两组之间有 95%的可能性存在差异，并且试验的真实效果在这一个可信区间内。对于 RR<1 的值也是如此。如此则认为两组之间存在“显著差异”。对于连续性变量，当 MD>0 且 95%CI 的上限和下限值均>0 时，认为两组之间存在“显著差异”，对于负向性的表格的评价亦是如此[1]。RR 或 MD 及 95% CI 在所有的统计分析里均会报告，同时使用 I^2 统计法对异质性进行检验。I^2<50%则表明异质性高(Higgins, 2011)。为探索潜在异质性来源，对随机序列产生为低风险的研究进行了敏感性分析。并且，采用随机效应模型进行所有纳入研究进行分析，可为组间差异提供一个相对保守的估计，并对异质性资料进行统计学处理。

二、检索及筛选结果

经过对中英文数据库的全面检索，共检索了超过 45 000 篇文献，排除重复文献后，以及通过浏览文献题目和摘要排除不相关的文献后，通读剩下文献的全文，然后根据纳排标准进行筛选，最终筛选出 127 篇符合纳入标准的文献，并整理排序为 H1～H127，这些文献共报道了124个不同的临床随机对照研究。部分文献报道内容为同一临床研究，故将结果整合为一个临床研究（H3、H24、H119～H121）。下文中涉及该研究者，将以H3(H119)、H24(H120～H121)来描述。本章将主要针对常用中药方剂的随机对照研究进行系统评价及Meta分析。

第二节　腹泻型肠易激综合征

一、中药治疗腹泻型肠易激综合征的临床研究证据

共有109个关于中药治疗腹泻型肠易激综合征的临床随机对照研究符合纳入标准，包括112篇文献（H1～H103、H119～H127），观察的是口服中药及中药灌肠治疗腹泻型肠易激综合征。其中，共107个临床研究观察的是口服中药治疗腹泻型肠易激综合征的疗效，1个研究使用中药灌肠治疗，另1个研究使用中药口服联合灌肠治疗。有8个随机对照试验为多臂研究且治疗组均含口服中药治疗，其中3个研究有2个或以上中药口服治疗组（H1、H2、H3）；2个研究包括了1个中药口服治疗组及1个中西医结合治疗组（H4、H5）；2个研究有2个对照组，其中1个研究包括了1个安慰剂对照及1个常规药物对照（H6），另1个研究包括了1个安慰剂对照及1个常规药物＋安慰剂对照（H7）；还有1个研究为四臂研究：1臂为中药＋西药安慰剂、1臂为中药＋常规药物、1臂为中药安慰剂＋常规药物、1臂为中药安慰剂＋西药安慰剂（H8）。所有的多臂研究均会根据不同的干预措施或对照方式进行分析，但当不同的干预措施对照相同的对照组时，两个干预措施的数据将会进行合并。

（一）口服中药治疗腹泻型肠易激综合征的临床研究

在107个口服中药治疗腹泻型肠易激综合征的随机对照试验共纳入了9 353例患者。大多数纳入的研究都是在中国进行，其中一个研究是在韩国进行的（H8）、一个是在孟加拉国（H13）、一个在泰国（H14）。纳入RCT描述的大部分患者来自于门诊及病房。

27个RCT没有描述研究对象的性别或描述的人数有误，其他80个RCT共纳入了3 386例女性患者及3 076例男性患者。所有纳入RCT中的治疗组平均年龄最小为27岁（H13），最大为57.82岁（H15）；对照组的平均年龄最小为30.49岁（H13），最大为56.49岁（H15）。除了15个研究没有描述肠易激综合征的病程外，其他研究的治疗组病程范围为5.78个月（H16）至9.68年（H17），对照组为5.38个月（H16）至9.73年（H17）。

所有纳入的研究的疗程范围为2周至2个月，其中29个研究实施了随访，但有一个研究没有给出具体的随访时间（H9），另一个研究在随访过程中进行了第二次随机分配及用药（H12）。另外有6个试验有多个随访时间点（H18～H22、H122）。

研究中，有4个RCT研究纳入的患者是根据罗马Ⅳ标准进行诊断的、84个临床研究是根据罗马Ⅲ标准进行诊断的、19个是根据罗马Ⅱ标准进行诊断的。有78个研究描述了纳入患者的辨证分型，其中3个研究含有多个辨证分型，且治疗时根据不同的分型

给予不同的中药[H7、H23、H24(H120～H121)];另7个研究虽然含有多个辨证分型,但治疗的基础方是一样的(H11、H18、H39、H50、H65、H74、H80);其他68个试验纳入的均为单一的辨证分型。对这部分临床研究的辨证分型进行排序,结果见表10-2,可见肝郁脾虚是最常见的证型。

表10-2 口服中药治疗腹泻型肠易激综合征的随机对照试验中常见的辨证分型

辨证分型	研究数	辨证分型	研究数
肝郁脾虚	37	脾胃湿热	1
脾(肾)阳虚	9	寒热夹杂	1
脾虚湿困	6	脾虚痰湿	1
脾(胃)气虚	4	脾肾阳虚伴寒凝气滞	1
脾虚湿热	4	肝郁脾虚伴肠虚失摄	1
肝郁脾虚,心神失养	2	肝郁脾虚夹湿	1

纳入的107篇RCT中,共包含了85个不同的中药处方、107种不同的中药。对所有中药处方进行分析,这些中药处方中共包含了50个自拟方,其他的均为经方或中成药。其中有3个研究使用的是单味药或成分仅含一味中药的中成药,包括了薄荷油(H13)、辣椒(H14)及乌灵胶囊(H25)。共有21个临床试验研究了痛泻要方的疗效。此外,对自拟方的组成成分进行分析也发现,有很多自拟方是基于痛泻要方进行加减的(表10-3)。

表10-3 口服中药治疗腹泻型肠易激综合征的随机对照试验中的常用方剂

常用方剂	研究数	组成药物
痛泻要方(加减)	21	白术、白芍、陈皮、防风
参苓白术散(加减)	10	人参、茯苓、白术、白扁豆、山药、莲子、砂仁、薏苡仁、甘草、桔梗
四逆散(加减)	6	柴胡、白芍、枳实、甘草
肠吉泰	5	白术、防风、白芍、陈皮、乌梅、延胡索
半夏泻心汤	2	半夏、黄芩、干姜、人参、甘草、黄连、大枣
肠安Ⅰ号方	2	黄芪、白术、白芍、防风、生姜、肉豆蔻、半夏、木香、陈皮、黄连、炙甘草
肠激灵(加减)	2	白芍、白术、防风、陈皮、延胡索、合欢皮(H18) 白芍、白术、延胡索、茯苓、酸枣仁、素馨花(H19)
附子理中汤/附子理中丸(加减)	2	附子、人参、干姜、甘草、白术
加味黄芪建中汤(加减)	2	黄芪、桂枝、白芍、生姜、大枣、甘草、饴糖
理中汤/理中丸(加减)	2	人参、白术、干姜、甘草
四神丸	2	肉豆蔻、补骨脂、五味子、吴茱萸
痛泻宁颗粒	2	白芍、白术、青皮、薤白
温肾健脾方	2	补骨脂、肉豆蔻、五味子、吴茱萸、党参、白术、郁金、生姜、大枣

注:方剂的组成药物依据文献所描述的内容,如果使用同一方剂的不同文献中描述的组成药物不同,则依据《中医方剂大辞典》。

对方剂的组成进行分析发现,方剂平均含有9味药物,最大的方剂含有18味药物(H26)。常用的中药为白术(95个研究)、白芍(75个研究)、茯苓(68个研究)、陈皮

(64 个研究)和甘草(60 个研究)。将近有 90%的临床研究都使用了白术(表 10-4)。

表 10-4　口服中药治疗腹泻型肠易激综合征的随机对照试验中的常用中药

常用中药	拉丁学名	使用频次
白术	*Atractylodes macrocephala* Koidz.	95
白芍/赤芍	*Paeonia lactiflora* Pall.	75/1
茯苓	*Poria cocos* (Schw.) Wolf	68
陈皮/青皮	*Citrus reticulata* Blanco	64/2
甘草	*Glycyrrhiza uralensis* Fisch.	60
防风	*Saposhnikovia divaricata* (Turcz.) Schischk.	50
党参	*Codonopsis pilosula* (Franch.) Nannf.	43
柴胡	*Bupleurum chinense* DC.	33
薏苡仁	*Coix lacryma-jobi* L. var. *ma-yuen* (Roman.) Stapf	29
干姜/炮姜/生姜	*Zingiber officinale* (Willd.) Rosc.	13/8/5
山药	*Dioscorea opposita* Thunb.	23
黄连	*Coptis chinensis* Franch.	21
枳壳/枳实	*Citrus aurantium* L.	16/4
砂仁	*Amomum villosum* Lour.	19
乌梅/绿萼梅	*Prunus mume* (Sieb.) Sieb. & Zucc.	15/4
白扁豆	*Dolichos lablab* L.	19
木香	*Aucklandia lappa* Decne.	16
肉豆蔻	*Myristica fragrans* Houtt.	15
莲子/荷叶	*Nelumbo nucifera* Gaertn.	13/2
黄芪	*Astragalus membranaceus* (Fisch.) Bge. var. *mongholicus* (Bge.) Hsiao	15

注:某些药物在一些国家不能使用。

(二) 中药灌肠治疗腹泻型肠易激综合征的临床研究

纳入的研究中,有一个 RCT (H102)观察了中药水疗一号方(黄连、苍术、土茯苓、槐花、地榆、赤芍、牡丹皮、丹参、木香)灌肠与奥替溴铵治疗腹泻型肠易激综合征患者的疗效比较。该研究纳入的研究对象均采用罗马Ⅲ标准诊断,辨证为湿热证,有 17 例男性和 23 例女性,中药组的平均年龄为 43.4 岁,平均病程为 4.2 年;西药组平均年龄为 42.7 岁,平均病程为 3.9 年,疗程为 2 周,未设随访。研究采用 2002 中药新药[14]关于排便习惯的判断标准。结果显示,中药灌肠在改善排便习惯方面优于西药奥替溴铵(MD:−0.89[−1.08,−0.70])。

(三) 口服中药联合中药灌肠治疗腹泻型肠易激综合征的临床研究

纳入的研究中,有一个 RCT (H103)观察了痛泻要方口服联合肠泰合剂灌肠与匹维溴铵治疗腹泻型肠易激综合征患者的疗效比较。该研究纳入的研究对象均采用罗马Ⅲ诊断标准诊断,辨证为肝郁乘脾,脾虚湿盛,共 44 例男性和 34 例女性,年龄范围为 18～65 岁,病程为 1～15.5 年,疗程为 4 周,未设随访。该研究报道了 IBS-QOL 各维度积分的结果,但在使用该量表时,并未正确使用积分方式,故数据无法进行分析。

二、偏倚风险

所纳入的107个中药口服治疗腹泻型肠易激综合征的RCT及1个中药灌肠的研究均提及使用了随机方法进行分配，口服中药联合灌肠的研究则未具体描述随机方法，偏倚风险评估结果见表10-5。这些研究中约一半研究的随机方法被评为"低风险"，只有13个研究(11.9%)详细描述了分配方案的隐藏方法而被评为"低风险"。多数研究(85.3%)中的干预措施均可明显辨别分组情况，因此被评为"高风险"。在"对结局评价者设盲"方面，多数研究(85.3%)被评为"不清楚"。大多数研究(83.5%)没有数据的缺失或有失访的研究，其组间失访的人数及原因相似，被评为"低风险"。所有研究均未发表研究方案，故无法判定其是否报道了所有预设的结局指标而被评为"不清楚"。综上所述，纳入研究总体方法学质量水平处于低度，所有研究均在某些方面存在偏倚风险，因此使用者在解读研究结果时应谨慎。

表10-5 中药治疗腹泻型肠易激综合征的随机对照试验的偏倚风险

偏倚风险评估维度	低风险 n(%)	不清楚 n(%)	高风险 n(%)
随机序列的产生	56(51.4)	45(41.3)	8(7.3)
分配方案的隐藏	13(11.9)	1(0.9)	95(87.2)
对受试者实施盲法	16(14.7)	0(0)	93(85.3)
对试验人员实施盲法	16(14.7)	0(0)	93(85.3)
对结局评价者设盲	16(14.7)	93(85.3)	0(0)
不完全结局数据	91(83.5)	12(11.0)	6(5.5)
选择性结局报告	0(0)	109(100)	0(0)

注：n为临床研究数量。

第三节 便秘型肠易激综合征

一、中药治疗便秘型肠易激综合征的临床研究证据

共有15个关于中药治疗便秘型肠易激综合征的RCT临床研究符合纳入标准，包括了口服中药及中药灌肠治疗便秘型肠易激综合征。

(一) 口服中药治疗便秘型肠易激综合征的临床研究

纳入14个临床研究观察的是口服中药治疗便秘型肠易激综合征的疗效，均为两臂研究。口服中药治疗便秘型肠易激综合征的RCT中共纳入了1 148例患者(H104-H117)。关于基线信息，有1个研究给出的性别人数有误(H117)，其他13个RCT共纳入了662例女性患者及406例男性患者。所有纳入RCT的治疗组平均年龄最小为34.77岁(H105)，最大为53.16岁(H106)；对照组的平均年龄最小为34.93岁(H105)，最大为55.04岁(H106)。除了4个研究没有描述肠易激综合征的病程外(H104、H112、H113、H115)，其他试验的治疗组病程范围为2.2年(H107)至7.2年(H108)，对照组为2.53年(H106)至8.3年(H108)。

研究的疗程范围为4～12周，其中3个研究实施了随访(H104、H108、H109)，但有1个研究(H108)没有给出随访的结果，另2个研究分别随访了治疗后第8周(H104)、3个月(H109)的情况。

纳入的RCT中有11个临床研究(H104～H109、H112～H114、H116、H117)纳入的患者是根据罗马Ⅲ标准进行诊断的，另3个是根据罗马Ⅱ标准进行诊断的(H112、H111、H115)。5个研究(H109～H112、H117)描述纳入患者需要采用辨证分型，其中1个研究(H111)并未给出具体的证型，另4个研究纳入的证型分别为气滞肠燥、气秘(或兼阴虚有热)、肝郁脾虚、脾虚气滞。

纳入的14篇RCT所使用的中药处方各不相同，包括了9个自拟方及5个经方的加减方或中成药，其中只有一个研究使用了单方，为乌灵胶囊(H113)。由于所用方剂各不相同，无法对其使用频率进行进一步的分析。而对方剂的组成进行分析发现，所有方剂平均含有8味药物，最大的组方含有14味药物(H112)。常用的中药为枳实/枳壳、白芍、厚朴、白术、甘草和槟榔/大腹皮(表10-6)。

表10-6 口服中药治疗便秘型肠易激综合征的随机对照试验中的常用中药

常用中药	拉丁学名	频次
枳实/枳壳	*Citrus aurantium* L.	7/4
白芍	*Paeonia lactiflora* Pall.	7
厚朴	*Magnolia officinalis* Rehd. & Wils.	6
白术	*Atractylodes macrocephala* Koidz.	6
甘草	*Glycyrrhiza uralensis* Fisch.	6
槟榔/大腹皮	*Areca catechu* L.	5/1
柴胡	*Bupleurum chinense* DC.	5
陈皮/青皮	*Citrus reticulata* Blanco	4/1
党参	*Codonopsis pilosula* (Franch.) Nannf.	4
大黄	*Rheum palmatum* L.	4
木香	*Aucklandia lappa* Decne.	3
火麻仁	*Cannabis sativa* L.	3
茯苓/茯神	*Poria cocos* (Schw.) Wolf	2/1
生地黄/熟地黄	*Rehmannia glutinosa* Libosch.	2/1

(二) 中药灌肠治疗便秘型肠易激综合征的临床研究

纳入的研究中，有一个RCT观察了中药水疗2号方(大黄、枳实、木香、茯苓、黄连、槐花、地榆、冰片、赤芍药、丹参、牡丹皮)灌肠与替加色罗治疗便秘型肠易激综合征患者的疗效(H129)。该研究纳入的研究对象均采用罗马Ⅱ诊断标准，辨证为气机郁滞(夹湿热)，有22例男性和42例女性。中药组的平均年龄为38.1岁，平均病程为6.9年；西药组平均年龄为39.5岁，平均病程为6.5年。中药组疗程为2周，西药组疗程为4周。研究结果显示，中药灌肠在降低大便性状Bristol积分(低分优效型)方面优于西药组(MD：−1.60[−2.06，−1.14])。

二、偏倚风险

所纳入的15个中药治疗便秘型肠易激综合征的RCT的偏倚风险评估结果见表10-7，可见这些研究所报道的随机方法及实施盲法的偏倚风险并不低，不完全结局数据的风险大多评为“低风险”，而所有纳入的研究都没有发表研究方案，故无法判定是否报道了所有预计的结局指标。所纳入的研究方法学质量水平处于低度，所有研究均在某些方面存在偏倚风险，因此使用者在解读研究结果时应谨慎。

表 10-7 中药治疗便秘型肠易激综合征的随机对照试验的偏倚风险

偏倚风险评估维度	低风险 *n*(%)	不清楚 *n*(%)	高风险 *n*(%)
随机序列的产生	8(53.3)	7(46.7)	0(0)
分配方案的隐藏	1(6.7)	14(93.3)	0(0)
对受试者实施盲法	1(6.7)	0(0)	14(93.3)
对试验人员实施盲法	1(6.7)	0(0)	14(93.3)
对结局评价者设盲	1(6.7)	0(0)	14(93.3)
不完全结局数据	13(86.6)	1(6.7)	1(6.7)
选择性结局报告	0(0)	11(73.3)	4(26.7)

注：*n* 为临床研究数量。

第四节 Meta 分析

对已纳入的所有 RCT 进行分析发现，由于许多研究的对照设计或结局指标各有差异，难以整体分析。为了进一步了解高频方剂对肠易激综合征的疗效，我们拟对高频方剂进行 Meta 分析。对所有纳入 RCT 的高频方剂进行分类后发现，仅有使用其中 3 个方剂的临床研究有使用相同的对照设计及结局指标并能进行 Meta 分析，总结详见表 10-8。

表 10-8 常用中药复方的结果总结

干预措施	对照措施	诊断标准	研究数(研究人数)	结局指标	效应量[95% CI]	I^2	GRADE	纳入研究
痛泻要方	匹维溴铵	罗马Ⅲ	2(239)	IBS-SSS 有效率	RR:1.22[1.09,1.36]*	0%	⊕⊕○○ 低[1,2]	H3(H119)、H21
	西药	罗马Ⅲ	2(201)	大便性状积分(低分优效)	MD:−0.03[−0.15,0.09]	0%	/	H50、H101
	匹维溴铵	罗马Ⅲ	1(84)	大便性状积分(低分优效)	MD:−0.12[−0.47,0.23]	/	⊕⊕○○ 低[1,3]	H50
	益生菌	罗马Ⅲ	1(117)	大便性状积分(低分优效)	MD:−0.02[−0.15,0.11]	/	⊕⊕○○ 低[1,3]	H101
肠安Ⅰ号方	安慰剂	罗马Ⅲ	2(264)	IBS-SSS 有效率	RR:1.44[0.99,2.10]	54%	⊕⊕○○ 低[1,3]	H27、H29
肠吉泰	安慰剂	罗马Ⅲ	2(220)	IBS-SSS 有效率	RR:1.52[1.23,1.88]*	0%	⊕⊕○○ 低[1,3]	H12、H31
	匹维溴铵	罗马Ⅱ	2(106)	IBS-SSS 有效率	RR:1.15[0.91,1.44]	0%	/	H32、H33

续　表

干预措施	对照措施	诊断标准	研究数(研究人数)	结局指标	效应量[95% CI]	I^2	GRADE	纳入研究
肠吉泰	匹维溴铵	罗马Ⅱ	2(136)	IBS-SSS总积分	MD：−40.20[−58.47，−21.93]*	0%	/	H30、H33
		罗马Ⅱ	2(136)	每天排便次数(次/天)	MD：−0.42[−0.66，−0.17]*	0%	/	H30、H33

注：仅纳入有2个或以上研究使用且能进行Meta分析的中药方。
表中1.存在一定风险偏倚；2.可信区间宽；3.样本量不足。*具有统计学差异。

1. 痛泻要方

痛泻要方为临床上治疗腹泻型肠易激综合征最常用的方剂，其组成简单，包含白术、防风、白芍、陈皮四味药，有疏肝健脾之效。

4个研究[H21、H3(H119)、H50、H101]将痛泻要方与西药进行比较，其中3个研究与匹维溴铵比较、1个研究与益生菌比较。2个研究的结果显示痛泻要方比匹维溴铵更能提高IBS-SSS有效率，证据质量为低；但另2个研究的结果显示，痛泻要方对于降低大便性状积分、改善大便性状的效果与西药相比，差异无统计学意义，分别与不同的西药进行比较，其证据质量均为低。

2. 肠安Ⅰ号方

肠安Ⅰ号方为自拟方剂，可见于来自同一个研究团队的2个研究(H27、H29)，方剂的组成成分在2个研究中稍有不同，其基础方为痛泻要方。

2个研究的结果显示肠安Ⅰ号方在提高IBS-SSS有效率方面，与安慰剂相比，差异无统计学意义，其证据质量为低。

3. 肠吉泰

肠吉泰也是自拟方剂，同样为在痛泻要方基础上的改良方，可见于5个研究(H12、H30、H31、H32、H33)，方药的基础组成成分为白术、防风、白芍、陈皮、乌梅，各个研究中的成分稍有不同。

与安慰剂比较，肠吉泰能提高IBS-SSS的有效率，证据质量为低。

与匹维溴铵比较，肠吉泰对于提高IBS-SSS有效率的效果与匹维溴铵之间差异无统计学意义，但在降低IBS-SSS总积分及减少每天排便次数上优于匹维溴铵(未评价证据质量)。

第五节　常用方药临床研究证据汇总

临床上，中医药治疗肠易激综合征使用广泛，尤其是中药治疗腹泻型肠易激综合征的临床研究数量繁多。通过全面的综合检索，我们发现了大量相关的临床研究，大多数研究设计为随机对照试验，研究地区多集中在国内，并最终纳入了124个评价中药治疗肠易激综合征疗效的临床研究。其中，有2个研究为中药灌肠，1个研究为中药口服联合中药灌肠，其他研究均为口服给药，所采用的对照方式以口服中药 vs. 西药为主，采用的结局指标多样。多数研究会使用评价总体情况的 IBS-SSS 量表、评价单一症状的腹痛及相关症状、排便习惯（包括排便频率、大便性状），而这些研究的疗程从 2 周至 84 天不等。

纵观所有纳入的关于腹泻型肠易激综合征的随机对照临床研究，大部分研究描述了纳入患者的辨证分型，当中以肝郁脾虚型最多见，其次为脾（肾）阳虚型、脾虚湿困型、脾虚湿热型，与临床指南及教科书中描述的腹泻型肠易激综合征辨证分型基本一致。与肝郁脾虚型相对应，痛泻要方则是腹泻型肠易激综合征临床研究中最常用的中药复方，共有 21 个 RCT 使用该方，并且结果显示该方在联合西药使用时能更好地改善肠易激综合征的总体情况。此外，参苓白术散、四神丸、附子理中汤是临床指南推荐治疗腹泻型肠易激综合征的方药，也在多个临床研究中使用，然而，由于结局指标分散，仍有待进一步的临床研究以明确其临床疗效。

在纳入的 15 个便秘型肠易激综合征的临床研究中，有 6 个研究提到了中医辨证的信息，辨证分型有气滞肠燥、气秘（或兼阴虚有热）、肝郁脾虚、脾虚气滞等，以气滞最为常见，这与临床研究中最常用的中药治疗作用相一致。临床研究中用于治疗便秘型肠易激综合征的方药与临床指南推荐的多有不同，仅 1 个 RCT 采用麻子仁丸的加减方，故难以说明指南中推荐的方药在临床上哪个更为常用。

参考文献

[1] HIGGINS JPT, GREEN S, EDITORS. Cochrane handbook for systematic reviews of interventions version 5.1.0. www.cochrane-handbook.org[2011-03-10].

[2] DROSSMAN DA, THOMPSON WG, TALLEY NJ, et al. Identification of sub-groups of functional gastrointestinal disorders[J]. Gastroenterology Int, 1990,3(4):159-172.

[3] DROSSMAN DA, RICHTER JE, TALLEY NJ, et al. The functional gastrointestinal disorders: Diagnosis, pathophysiology and treatment[M]. McLean: Degnon Associates, 1994.

[4] DROSSMAN DA, CORAZZIARI E, TALLEY NJ, et al. Rome Ⅱ: The functional gastrointestinal disorders. Diagnosis, pathophysiology and treatment: A multinational consensus[M]. McLean: Degnon Associates, 2000.

[5] DROSSMAN DA, CORAZZIARI E, DELVAUX M, et al. Rome Ⅲ: The functional gastrointestinal disorders[M]. McLean: Degnon Associates, 2006.

[6] DROSSMAN D A. Functional gastrointestinal disorders: History, pathophysiology, clinical features and Rome Ⅳ[J]. Gastroenterology, 2016.150(6):1262-1279.

[7] Gastroenterological Society of Australia. Irritable bowel syndrome—clinical update. In: Digestive health foundation[M]. 2nd ed. Sydney: Digestive Health Foundation, 2006.

[8] SPILLER R, AZIZ Q, CREED F, et al. Guidelines on the irritable bowel syndrome: mechanisms and practical management[J]. Gut, 2007, 56(12):

1770-1798.

[9] NATIONAL INSTITUTE FOR HEALTH AND CARE EXCELLENCE (NICE). Addendum to NICE guideline CG61, Irritable bowel syndrome in adults: Diagnosis and management of irritable bowel syndrome in primary care [M]. London: National Institute for Health and Care Excellence (NICE),2015.

[10] WEINBERG D S, SMALLEY W, HEIDELBAUGH J J, et al. American Gastroenterological Association Institute Guideline on the pharmacological management of irritable bowel syndrome[J]. Gastroenterology, 2014,147(5):1146-1148.

[11] FUKUDO S, KANEKO H, AKIHO H, et al. Evidence-based clinical practice guidelines for irritable bowel syndrome[J]. J Gastroenterol, 2015, 50(1):11-30.

[12] SPIEGEL B, CAMILLERI M, BOLUS R, et al. Psychometric evaluation of patient-reported outcomes in irritable bowel syndrome randomized controlled trials: A Rome Foundation report[J]. Gastroenterology, 2009,137(6):1944-1953.

[13] FRANCIS C Y, MORRIS J, WHORWELL P J. The irritable bowel severity scoring system: A simple method of monitoring irritable bowel syndrome and its progress[J]. Aliment Pharmacol Ther, 1997,11(2):395-402.

[14] ROALFE A K, ROBERTS L M, WILSON S. Evaluation of the Birmingham IBS symptom questionnaire[J]. BMC Gastroenterol, 2008,8:30.

[15] LEWIS S J, HEATON K W. Stool form scale as a useful guide to intestinal transit time[J]. Scand J Gastroenterol, 1997,32(9):920-924.

[16] 李乾构,周学文,单兆伟. 中医消化病诊疗指南[M]. 北京:中国中医药出版社,2006.

[17] 张声生,李乾构,魏玮,等. 肠易激综合征中医诊疗共识意见[J]. 中华中医药杂志,2010,25(7):1062-1065.

[18] 国家中医药管理局. 22个专业95个病种中医诊疗方案[S]. 国家中医药管理局医政司,2010.

[19] OHNHAUS E E, ADLER R. Methodological problems in the measurement of pain: A comparison between the verbal rating scale and the visual analogue scale [J]. Pain, 1975,1(4):379-384.

[20] JENSEN M P, KAROLY P, BRAVER S. The measurement of clinical pain intensity: a comparison of six methods[J]. Pain, 1986,27(1):117-126.

[21] WARE J J, SHERBOURNE C D. The MOS 36-item short-form health survey (SF-36). I. Conceptual framework and item selection[J]. Med Care, 1992,30(6):473-483.

[22] PATRICK D L, DROSSMAN D A, FREDERICK I O, et al. Quality of life in persons with irritable bowel syndrome: development and validation of a new

measure[J]. Dig Dis Sci, 1998,43(2):400-411.
[23] HAHN B A, KIRCHDOERFER L J, FULLERTON S, et al. Evaluation of a new quality of life questionnaire for patients with irritable bowel syndrome[J]. Aliment Pharmacol Ther, 1997,11(3):547-552.
[24] LEE J, LEE E H, MOON S H. A systematic review of measurement properties of the instruments measuring health-related quality of life in patients with irritable bowel syndrome[J]. Qual Life Res, 2016,25(12):2985-2995.
[25] HAMILTON M. The assessment of anxiety states by rating[J]. Br J Med Psychol, 1959,32(1):50-55.
[26] HAMILTON M. A rating scale for depression [J]. J Neurol Neurosurg Psychiatry, 1960,23(1):56-62.
[27] ZUNG W W. A rating instrument for anxiety disorders[J]. Psychosomatics, 1971,12(6):371-379.
[28] ZUNG W W, RICHARDS C B, SHORT M J. Self-rating depression scale in an outpatient clinic further validation of the SDS[J]. Arch Gen Psychiatry, 1965,13(6):508-515.
[29] SNAITH R P. The hospital anxiety and depression Scale[J]. Health Qual Life Outcomes, 2003,1:29.
[30] SPIEGEL B, STRICKLAND A, NALIBOFF B D, et al. Predictors of patient-assessed illness severity in irritable bowel syndrome[J]. Am J Gastroenterol, 2008,103(10):2536-2543.
[31] CENTER FOR DRUG EVALUATION AND RESEARCH (CDER). Guidance for industry: Irritable bowel syndrome—clinical evaluation of drugs for treatment. www. fda. gov/regulatory-information [2023-08-22].
[32] WONG R K, DROSSMAN D A. Quality of life measures in irritable bowel syndrome[J]. Expert Rev Gastroenterol Hepatol, 2010,4(3):277-284.
[33] LEVY R L, OLDEN K W, NALIBOFF B D, et al. Psychosocial aspects of the functional gastrointestinal disorders [J]. Gastroenterology, 2006, 130 (5): 1447-1458.
[34] DROSSMAN D A, CHANG L, BELLAMY N, et al. Severity in irritable bowel syndrome: A Rome Foundation Working Team report[J]. Am J Gastroenterol, 2011,106(10):1749-1759,1760.

附 Meta分析纳入文献

文献编号	参考文献
H1	熊潭玮,江伟,范剑薇,等.疏肝健脾方加不同风药治疗腹泻型肠易激综合征临床观察[J].华夏医学,2016,29(4):28-32.
H2	吴皓萌.疏肝健脾法干预腹泻型肠易激综合征的临床和实验研究[J].广州:广州中医药大学,2016.
H3	张声生,许文君,陈贞,等.疏肝健脾法与健脾化湿法治疗腹泻型肠易激综合征对比疗效观察[J].中华中医药杂志,2010,25(1):127130.
H4	赵庆卫,吕道仙.痛泻宁颗粒联合金双歧治疗腹泻型肠易激综合征随机对照研究[J].中国医学创新,2015,12(26):68-71.
H5	梁枫,徐进康,李岩,等.固肠止泻汤治疗腹泻型肠易激综合征 68 例[J].江苏中医药,2006,27(12):29-30.
H6	骆天炯.健脾疏肝法对肠易激综合征血浆及黏膜 β 内啡肽的调节作用[J].中国中西医结合杂志,2003,23(8):616-618.
H7	蔡键锋.病症结合治疗腹泻型肠易激综合征有效性的临床观察[D].武汉:湖北中医药大学,2015.
H8	KO S J, HAN G, KIM S K, et al. Effect of korean herbal medicine combined with a probiotic mixture on diarrhea-dominant irritable bowel syndrome: a double-blind, randomized, placebo-controlled trial[J]. Evid Based Complement Alternat Med, 2013,2013:824605.
H9	张超贤,郭李柯,秦咏梅.针刺联合参苓健脾胃颗粒治疗肠易激综合征腹泻型的近远期疗效观察[J].中华中医药学刊,2016,34(4):854-859.
H10	李玲.参苓白术散配合耳穴按压治疗腹泻型肠易激综合征(脾虚湿阻证)的临床研究[D].长沙:湖南中医药大学,2015.
H11	刘启泉,王志坤,张纨,等.隔山逍遥方配合针刺疗法对肠易激综合征患者生活质量影响的临床观察[J].浙江中医药大学学报,2010,34(4):510-511.
H12	李熠萌,林江,蔡淦,等.肠吉泰联合经皮穴位电刺激法治疗腹泻型肠易激综合征的随机、双盲、安慰剂对照研究[J].中国中西医结合消化杂志,2014,22(1):1-4.
H13	ALAM M S, ROY P K, MIAH A R, et al. Efficacy of peppermint oil in diarrhea predominant IBS-a double blind randomized placebo-controlled study[J]. Mymensingh Med J, 2013,22(1):27-30.
H14	ANIWAN S, GONLACHANVIT S. Effects of chili treatment on gastrointestinal and rectal sensation in diarrhea-predominant irritable bowel syndrome: A randomized, double-blinded, crossover study [J]. J Neurogastroenterol Motil, 2014,20(3):400-406.
H15	文廷玉,曹砚杰.附子理中汤合四神丸加减治疗脾肾阳虚型腹泻型肠易激综合征[J].中国实验方剂学杂志,2016,22(9):177-180.
H16	钱潇,章静,张娅丽.痛泻要方加减治疗腹泻型肠易激综合征疗效及安全性观察[J].浙江中西医结合杂志,2016,26(10):941-943.
H17	刘倩,田洁,张海超,等.自拟运脾清肠方治疗腹泻型肠易激综合征 60 例[J].中国中西医结合消化杂志,2016,24(5):393-396.
H18	黎颖婷.基于肝脾辨证中医药治疗腹泻型肠易激综合征的临床研究[D].广州:广州中医药大学,2012.
H19	刘嘉梦.肠激灵治疗腹泻型肠易激综合征对生存质量影响的观察[D].广州:广州中医药大学,2016.
H20	闫丹丹.合欢苓术方治疗肝气郁滞心神失养型 IBS-D 的临床研究[D].石家庄:河北医科大学,2015.
H21	陶琳,张声生,肖旸,等.健脾疏肝法对腹泻型肠易激综合征患者生活质量的影响[J].北京中医药,2012,31(6):437-440.
H22	成亚亚.柴芍调肝方治疗肝郁脾虚型肠易激综合征临床研究[D].石家庄:河北医科大学,2015.
H23	李文花.辨证分型治疗腹泻型肠易激综合征随机平行对照研究[J].实用中医内科杂志,2013,27(7):41-43.

续 表

文献编号	参考文献
H24	张声生,汪红兵,李振华,等. 中医药辨证治疗腹泻型肠易激综合征多中心随机对照研究[J]. 中国中西医结合杂志,2010,30(1):9-12.
H25	林李森,陈浩,陈碧红,等. 乌灵胶囊治疗伴有抑郁症状的腹泻型肠易激综合征的对照研究[J]. 安徽医药,2008,12(5):445-446.
H26	夏东俊. 温中健脾方联合马来酸曲美布汀治疗腹泻型肠易激综合征脾阳虚证的临床研究[D]. 武汉:湖北中医药大学,2014.
H27	卞立群. 肠安Ⅰ号方治疗 IBS-D的临床疗效评价暨临床疗效评价指标的比较研究[D]. 北京:中国中医科学院,2011.
H28	LEUNG W K, WU J C, LIANG S M, et al. Treatment of diarrhea-predominant irritable bowel syndrome with traditional Chinese herbal medicine: a randomized placebo-controlled trial[J]. Am J Gastroenterol, 2006,101(7):1574-1580.
H29	TANG X D, LU B, LI Z H, et al. Therapeutic effect of chang'an Ⅰ recipe (Ⅰ) on irritable bowel syndrome with diarrhea: A multicenter randomized double-blind placebo-controlled clinical trial[J]. Chin J Integr Med, 2018,24(9):645-652.
H30	蔡淦,雷云霞,郑顺化,等. 肠吉泰治疗腹泻型肠易激综合征 60 例疗效观察[J]. 江西中医药,2006,37(5):20-21.
H31	李熠萌,张亚楠,蔡淦,等. 肠吉泰治疗腹泻型肠易激综合征的随机双盲安慰剂平行对照试验[J]. 上海中医药杂志,2010,44(12):33-36.
H32	雷云霞,刘新,蔡淦,等. 肠吉泰对腹泻型肠易激综合征患者生活质量影响的临床研究[J]. 新疆医学,2011,41(11):8-12.
H33	沈芸,蔡淦,孙旭,等. 中药复方肠吉泰治疗腹泻型肠易激综合征的临床随机对照观察[J]. 中国中西医结合杂志,2003,23(11):823-825.
H34	陈明显,陈军贤,夏亮,等. 抑肝扶脾汤治疗腹泻型肠易激综合征的随机对照临床研究[J]. 中国中西医结合杂志,2014,34(6):656-660.
H35	杨静,张声生. 疏肝健脾化湿法治疗腹泻型肠易激综合征临床观察[J]. 中国中西医结合消化杂志,2009,17(1):12-14.
H36	来要良,杨晋翔,黄海啸. 固本调肠汤治疗腹泻型肠易激综合征疗效观察[J]. 中国中西医结合消化杂志,2012,20(4):153-155.
H37	李小兰,苏振政,顾向东. 肠益清治疗肠易激综合征脾虚湿盛证的疗效观察[J]. 中国中西医结合消化杂志,2014,22(8):475-477.
H38	郭晨希. 健脾清化法联合微生态制剂治疗腹泻型肠易激综合征脾虚湿热证的临床观察[D]. 南京:南京中医药大学,2014.
H39	蔡利军,吕宾,孟立娜,等. 疏肝健脾温肾法治疗腹泻型肠易激综合征疗效观察[J]. 中华中医药学刊,2013,31(5):1097-1099.
H40	李医芳. 温肾健脾法治疗腹泻型肠易激综合征的临床观察[D]. 北京:北京中医药大学,2011.
H41	齐增产. 益气固肠方治疗腹泻型肠易激综合征的临床研究及对结肠粘膜电镜下超微结构的影响[D]. 石家庄:河北医科大学,2016.
H42	张莹. 温肾健脾方治疗腹泻型肠易激综合征的临床疗效观察[D]. 北京:北京中医药大学,2015.
H43	李从燕. 健脾化湿方治疗脾虚湿阻证腹泻型肠易激综合征的临床研究[D]. 合肥:安徽中医药大学,2015.
H44	杨志. 九味镇心颗粒联合匹维溴铵治疗肠易激综合征的效果分析[J]. 中国中西医结合消化杂志,2016,24(5):379-382.
H45	王兵. 缓肝理脾汤治疗腹泻型肠易激综合征临床观察[J]. 中国中医急症,2014,23(10):1943-1944.
H46	马冬颖,彭莉莉. 四逆散合痛泻要方加味治疗腹泻型肠易激综合征疗效观察[J]. 山西中医,2016,32(1):16-17.

续 表

文献编号	参考文献
H47	池美华,王忠建,姚憬,等. 葛连藿苏汤治疗腹泻型肠易激综合征 35 例[J]. 浙江中西医结合杂志,2012,22(6):483-484.
H48	丁倩. 补脾清肠法对肠易激综合征小肠细菌过度生长影响的临床疗效观察[J]. 南京:南京中医药大学,2015.
H49	孙光裕,陈壁亮. 匹维溴铵联合固肠止泻丸治疗腹泻为主型肠易激综合征[J]. 广东医学,2003,24(12):1365-1366.
H50	徐建军,羊燕群,潘锋. 痛泻要方加味治疗腹泻型肠易激综合征疗效观察[J]. 浙江中西医结合杂志,2012,22(10):775-776.
H51	詹程胹,潘锋,张涛. 基于血浆及结肠黏膜 Ghrelin 变化探讨半夏泻心汤干预腹泻型肠易激综合征临床研究[J]. 中华中医药学刊,2011,29(11):2588-2591.
H52	潘瑞东. 五苓散合四逆散加减治疗肠易激综合征腹泻型(脾虚肝郁证)的临床研究[J]. 成都:成都中医药大学,2014.
H53	陈默. 八神汤治疗腹泻型肠易激综合征脾肾阳虚型的疗效观察[D]. 福州:福建中医药大学,2016.
H54	董倩. 加味黄芪建中汤加减治疗腹泻型肠易激综合征(脾气虚型)的临床观察[D]. 成都:成都中医药大学,2016.
H55	韩文冬. 固本安肠汤治疗腹泻型肠易激综合征的临床研究[D]. 西安:陕西中医学院,2012.
H56	陈春音. 中西医结合治疗腹泻型肠易激综合征 54 例[J]. 光明中医,2016,31(22):3340-3341.
H57	陈建林,陈锦锋,邓健敏,等. 加味痛泻要方对肝郁脾虚型肠易激综合征患者小肠黏膜 5-羟色胺含量及其受体 mRNA 表达的影响[J]. 中国中西医结合消化杂志,2016,24(6):442-445.
H58	甄杰武. 健脾化湿法治疗腹泻型肠易激综合征的临床研究[D]. 广州:广州中医药大学,2009.
H59	陈一斌,吴耀南,王芸素,等. 调肠方治疗腹泻型肠易激综合征肾阳虚证综合疗效评价[J]. 光明中医,2015,30(5):966-968.
H60	刘晓辉,刘启泉. 合欢逍遥颗粒治疗腹泻型肠易激综合征的临床观察[J]. 辽宁中医药大学学报,2006,8(4):91.
H61	谢彬. 平调肝脾法治疗腹泻型肠易激综合征肝郁脾虚型的临床研究[D]. 南京:南京中医药大学,2010.
H62	陈奕霞,王海燕,邓素萍. 四逆散合痛泻要方加味对肠易激综合征患者血清 5-羟色胺表达水平的影响研究[J]. 检验医学与临床,2014,11(11):1462-1463,1467.
H63	陆玲英. 逍遥散加味治疗腹泻型肠易激综合征 36 例[J]. 山东中医杂志,2009,28(4):228-229.
H64	宋玉琴. 抑木扶土汤治疗腹泻型肠易激综合征(肝郁脾虚证)的临床观察[D]. 昆明:云南中医学院,2015.
H65	王聪. 加减升阳益胃汤合马来酸曲美布汀治疗腹泻型肠易激综合征临床观察[D]. 武汉:湖北中医药大学,2012.
H66	张震坤,王宁宁,李倩雯. 参苓白术散加减对肠易激综合征患者脑肠肽的影响[J]. 光明中医,2014,29(8):1633-1635.
H67	郭爱华. 参苓白术散加味治疗肠易激综合征(腹泻型)脾胃虚弱证的临床研究[D]. 西安:陕西中医学院,2014.
H68	段晓东. 健脾安肠汤治疗腹泻型肠易激综合征的临床研究[D]. 青岛:山东中医药大学,2012.
H69	张声生,汪红兵,陶琳,等. 健脾化湿法治疗腹泻型肠易激综合征及其对胃肠激素影响的研究[J]. 中国医药学报,2004,19(8):479-481.
H70	张艳霞,张娜,郑彩华. 四逆当归方对腹泻型肠易激综合征患者 vip,Ss,Mot 含量的影响[J]. 辽宁中医杂志,2015,42(11):2146-2148.
H71	楚梦颖,周正华. 中药联合马来酸曲美布汀治疗肠易激综合征[J]. 长春中医药大学学报,2013,29(1):132-133.

续 表

文献编号	参考文献
H72	张玉柱.自拟疏理止泻汤治疗腹泻型肠易激综合征50例临床观察[J].北京中医,2006,25(7):419-421.
H73	郑娟霞.缓急止痛颗粒治疗腹泻型肠易激综合征的临床研究[D].太原:山西省中医药研究院,2014.
H74	包永欣,吕冠华,邵丽春,等.肝脾肾同调对腹泻型肠易激综合征患者腹痛视觉模拟评分及排便情况的影响[J].中华中医药学刊,2015,33(3):650-652.
H75	王海芬,韩宝娟,赵慧敏,等.自拟心肠易激宁液治疗抑郁状态腹泻型肠易激综合征患者的临床疗效[J].临床合理用药杂志,2014,7(17):55-56.
H76	陆彩霞,焦建华.益肠汤治疗腹泻型肠易激综合征的疗效观察[J].现代中西医结合杂志,2010,19(31):3407-3408.
H77	岳妍,王文仲,杨强,等.蒺藜汤治疗腹泻型肠易激综合征[J].中国中医药信息杂志,2004,11(5):447.
H78	邱允忠.辛开苦降法治疗腹泻型肠易激综合征的疗效观察[J].实用临床医药杂志,2010,14(23):104,111.
H79	余超.调和肝脾法治疗腹泻型肠易激综合征临床疗效观察[D].南京:南京中医药大学,2013.
H80	李力强,张贵锋,曾艺文,等.左金丸合四逆散辨证治疗腹泻型肠易激综合征72例临床观察[J].中医杂志,2016,57:1214-1217.
H81	WANG G, LI T Q, WANG L, et al. Tong-xie-ning, a Chinese herbal formula, in treatment of diarrhea-predominant irritable bowel syndrome: a prospective, randomized, double-blind, placebo-controlled trial[J]. Chin Med J (Engl),2006,119(24):2114-2119.
H82	吴宇.加味痛泻要方联合培菲康治疗腹泻型肠易激综合征疗效观察[J].现代中西医结合杂志,2006,25(11):1198-1200.
H83	王新磊.加味黄芪建中汤治疗伴轻中度焦虑抑郁IBS-D(脾阳虚证)临床观察[D].成都:成都中医药大学,2014.
H84	刘添文,陈新林,缪旺冬,等.半夏泻心汤治疗腹泻型肠易激综合征临床观察[J].新中医,2016,48(8):76-79.
H85	田艳朋,袁旭潮,王康永,等,唐旭东.腹泻Ⅱ号方治疗腹泻型肠易激综合征23例[J].江西中医药,2016,47(8):56-57,62.
H86	李恺.痛泻药方加减对肠易激综合征肝郁脾虚型腹泻患者的临床研究[J].检验医学与临床,2015,12(12):1707-1709.
H87	张艳霞.加味当归芍药散治疗腹泻型肠易激综合征60例[J].环球中医药,2016,9(1):100-102.
H88	潘相学,谢建群.疏肝饮治疗肠易激综合征的临床疗效观察[J].上海中医药大学学报,2006,20(4):48-50.
H89	张琼,陈定玉.疏补温肾固肠方治疗腹泻型肠易激综合征的疗效观察[J].中国药房,2014,25(35):3338-3340.
H90	辛红,王小萍,张正利,等.抑木扶土方治疗腹泻型肠易激综合征肝气乘脾证临床观察[J].上海中医药杂志,2015,49(4):47-49.
H91	顾勇刚,乔春萍,陆红,等.二姜四神汤治疗腹泻型肠易激综合征临床观察[J].四川中医,2016,34(7):85-88.
H92	孔梅,邢常永,王莺.痛泻要方颗粒剂干预腹泻型肠易激综合征结肠黏膜VIP,SP表达的临床研究[J].中药材,2010,33(10):1668-1671.
H93	许德坚,林国麟.肠吉饮治疗腹泻型肠易激综合征30例[J].江西中医药,2009,10(40):28-29.
H94	彭万枫,盛好.二神丸联合参苓白术散对肠易激综合征(腹泻型)脾胃虚弱证的临床干预作用[J].新疆中医药,2016,34(1):7-9.
H95	刘倩.升阳益胃汤加减治疗腹泻型肠易激综合征临床疗效观察[D].石家庄:河北医科大学,2016.

续 表

文献编号	参考文献
H96	聂玮,张立平,孟捷,等.疏肝健脾法治疗腹泻型肠易激综合征的研究[J].现代中西医结合杂志,2014,23(31):3421-3423,3427.
H97	曹洋,朱宏,王永庆.气滞胃痛颗粒治疗腹泻型肠易激综合征的疗效[J].江苏医药,2016,42(10):1120-1122.
H98	卢亮.抑肝扶脾养心安神法治疗腹泻型肠易激综合征肝郁脾虚型的临床研究[D].南京:南京中医药大学,2014.
H99	陈峰松,索红军,范辉.疏肝解郁汤治疗腹泻型肠易激综合征 30 例[J].世界华人消化杂志,2010,18(25):2715-2718.
H100	张芸.中西医结合治疗腹泻型肠易激综合征伴焦虑状态疗效观察[J].光明中医,2011,27(7):1422-1424.
H101	PAN F, ZHANG T, ZHANG Y H, et al. Effect of Tongxie Yaofang granule in treating diarrhea-predominate irritable bowel syndrome[J]. Chin J Integr Med, 2009,15(3):216-219.
H102	朱永苹,林寿宁,杨秀静,等.水疗一号方对腹泻型肠易激综合征患者血清中乙酰胆碱和血管活性肠肽的影响[J].辽宁中医杂志,2013,40(8):1658-1660.
H103	梁振平,李平.痛泻要方加味联合微生态制剂经结肠途径治疗腹泻型肠易激综合征[J].中国实验方剂学杂志,2012,18(5):217-219.
H104	BENSOUSSAN A, KELLOW J E, BOURCHIER S J, et al. Efficacy of a Chinese herbal medicine in providing adequate relief of constipation-predominant irritable bowel syndrome: A randomized controlled trial[J]. Clin Gastroenterol Hepatol, 2015,13(11):1946-1954.
H105	龙文醒,钟毅.肠激宁治疗功能性消化不良重叠便秘型肠易激综合征 30 例疗效观察[J].云南中医中药杂志,2013,34(5):44-45.
H106	姜岩.自拟运肠通腑煎剂联合马来酸曲美布汀治疗便秘型肠易激综合征患者 46 例[J].环球中医药,2016,9(9):1127-1129.
H107	高影.枳术汤加减治疗便秘型肠易激综合征的临床观察[J].中国实用医药,2008,3(33):9-10.
H108	王艳艳,朱叶姗,石志敏.中医疗法结合护理干预对改善便秘型肠易激综合征患者生活质量作用的研究[J].贵阳中医学院学报,2011,33(4):17-19.
H109	苏月娴.枳实消痞丸配合饮食治疗便秘型肠易激综合征(脾虚气滞证)的临床观察[J].成都:成都中医药大学,2014.
H110	汪运鹏.通幽清治疗便秘型肠易激综合征疗效观察[J].广州:广州中医药大学,2007.
H111	张家炎,黎达.疏肝健脾法治疗便秘型肠易激综合征的临床疗效分析[J].甘肃中医,2009,22(7):23-24.
H112	梁雪,黄祖美,王鹏.调气清热方治疗气滞肠燥证便秘型肠易激综合征临床观察[J].广西中医药,2016,39(2):13-17.
H113	林李淼,陈浩,陈碧红,等.乌灵胶囊治疗伴有抑郁症状的便秘型肠易激综合征的对照研究[J].现代中西医结合杂志,2008,17(17):2597-2598,601.
H114	李志涵.木香顺气丸联合莫沙必利治疗便秘型肠易激综合征的疗效观察[J].现代药物与临床,2015,30(8):999-1003.
H115	邬美萍.中西医结合治疗便秘型肠易激综合征 30 例临床观察[J].中国中医药科技,2005,12(6):400.
H116	俞峻.马来酸曲美布汀联合六味安消胶囊治疗便秘型肠易激综合征[J].中国临床医生,2010,38(1):55-56.
H117	王飞达.三脏调和润肠汤治疗便秘型易激综合征的临床研究[D].杭州:浙江中医药大学,2015.
H118	吴晓君,林寿宁.水疗 2 号方治疗便秘型肠易激综合征疗效观察[J].广西中医学报,2007,10(1):16-17.

续 表

文献编号	参考文献
H119	张声生,许文君,陈贞,等.基于随证加减的疏肝健脾法治疗腹泻型肠易激综合征近期和中期疗效评价[J].首都医科大学学报,2009,30(4):436-440.
H120	汪红兵,张声生,李振华,等.中医辨证治疗对腹泻型肠易激综合征患者近期生活质量的影响[J].中国中西医结合消化杂志,2009,17(6):379-380.
H121	汪红兵,张声生,李振华,等.中医药辨证治疗腹泻型肠易激综合征卫生经济学评价[J].北京中医药,2010,29(3):169-171.
H122	贾玉,杨晋翔,汪正芳,等.调肝理脾方治疗腹泻型肠易激综合征的随机对照研究[J].环球中医药,2018,11(07):1132-1137.
H123	许馨予.归脾汤加减治疗腹泻型肠易激综合征(心脾两虚证)的临床研究[D].长春:长春中医药大学,2019.
H124	金李峰,李玲,赵波波.藿香正气散加减联合西药治疗腹泻型肠易激综合征临床研究[J].新中医,2022,54(2):34-37.
H125	王喜红.痛泻安肠方治疗肝郁脾虚证腹泻型肠易激综合征的临床研究[D].北京:北京中医药大学,2019.
H126	徐思思.痛泻要方合五苓散治疗肝郁脾虚型 IBS-D 的临床观察[D].广州:广州中医药大学,2021.
H127	顾哲源.补脾宁肠方治疗腹泻型肠易激综合征的临床疗效观察[D].杭州:浙江中医药大学,2022.

注:H 代表中药治疗相关文献,为 Meta 分析时文献的代号。

第十一章 肠易激综合征的中西医结合治疗

肠易激综合征是常见的消化系统功能性疾病之一，目前该病尚缺乏令人满意的干预手段。肠易激综合征患者往往伴有焦虑、抑郁、躯体化障碍等精神症状，研究已证实肠易激综合征与焦虑、抑郁障碍之间存在遗传重叠[1]。肠易激综合征治疗难点在于如何在改善肠道症状如腹痛、腹泻或便秘的同时有效地缓解焦虑、抑郁等精神心理症状。目前心理认知、行为学指导和抗焦虑、抑郁药物的使用已经日益得到消化学界的重视，但使用的标准方案仍是目前关注的焦点，中医因其辨病与辨证相结合，着眼于长期整体调整，弥补了现代医学对肠易激综合征伴焦虑、抑郁障碍患者及重叠其他功能性疾病症状等治疗方案的不足，减少了长期服用药物的不良反应，可降低复发率，提高患者的生活质量。

将现代医学的诊断、分型与肠易激综合征的中医诊疗特点相结合，采用病-证结合模式开展肠易激综合征临床及科研，为选择合适的中西医结合治疗的方法和时机，更有效地发挥中西医结合优势奠定了基础。2017 年中华中医药学会脾胃病分会发布了《肠易激综合征中医诊疗专家共识意见(2017)》[2]，2017 年中国中西医结合学会消化系统疾病专业委员会发布了《肠易激综合征中西医结合诊疗共识意见(2017 年)》[3]。上述两个共识意见的发布推动了我国中西医结合治疗肠易激综合征的进程。本章介绍中西医结合治疗肠易激综合征的方法、机制研究及未来展望。

第一节 中西医结合治疗策略

一、中西医结合治疗适用人群的选择

肠易激综合征患者，包括不同性别、年龄、病程、疾病亚型(腹泻型、便秘型、混合型、不定型)、社会心理并发症(焦虑、抑郁、躯体化障碍等)、疾病经过(高复发率、药物不应答、药物副作用等)等，都是中西医结合治疗的潜在适用人群。

二、根据疾病症状进行中西医结合治疗

对于肠易激综合征的治疗主要根据症状选择对症的药物。常用药物有解痉剂、止泻剂、胃肠动力剂、通便剂、肠道微生态制剂等。对伴有明显焦虑或抑郁状态的患者，可选用抗焦虑、抑郁药物。长期服药存在着机体不耐受、副作用明显、远期疗效差和严重的经济负担等问题。联合中医药辨证施治，能够明显降低肠易激综合征的复发率，改善患者全身症状，提高患者生活质量。

三、重视焦虑抑郁状态的中西医结合治疗

心理共病，包括应激、焦虑和抑郁，在肠易激综合征患者中的患病率为23%，与症状的严重程度呈正相关[4]。关于心理治疗的适应证尚缺乏共识，认知行为治疗和神经递质调节药物的使用是必要的，特别是对于12个月后药物治疗无效并发展为难治性肠易激综合征的患者，应尽早实施心理干预。中医从心、肝、脾三脏辨证论治，以健脾疏肝、宁心安神为治则，选用的药物以宁心、养心、清心安神和醒神开窍为主。在缓解局部胃肠症状的同时，可改善患者焦虑、抑郁状态，达到全身缓解的目的。

第二节 中西医结合治疗的临床实践

从肠易激综合征的终点结局来看，该病反复发作，难以彻底治愈。因此，在临床实践中应着眼于疾病的长期疗效，采用中西医结合治疗的方式，达到短期内快速缓解症状，长期调理体质而降低复发率，维持缓解。中西医结合治疗肠易激综合征的用药模式灵活多样，多项基础及临床研究证实中药和西药联合治疗本病的疗效优于单用中药治疗或单用西药治疗。

一、中医辨证施治联合西药口服

肝郁脾虚是腹泻型肠易激综合征的基本病机，与现代医学的发病机制内脏高敏感性、脑-肠轴紊乱、肠道菌群失调等存在相关性，临床上以肝郁脾虚的代表方痛泻要方为治疗腹泻型肠易激综合征的基本方，并加以化裁运用广泛。李菊芳等[5]采用随机双盲法，观察加味痛泻要方（陈皮、炒白术、炒白芍、防风、柴胡、枳壳、党参、茯苓、白芷、炙甘草）治疗肝脾虚证腹泻型肠易激综合征患者的临床症状，以及焦虑、抑郁状态的疗效。将60例肝郁脾虚型患者按照随机双盲法分为治疗组（30例）和对照组（30例），对照组予马来酸曲美布汀片，口服，每次0.2g，每天3次；复方嗜酸乳杆菌片，口服，每次1.0g，每天3次；氟哌噻吨美利曲辛片，每天2片，早晨及中午各1片；治疗组在对照组基础上加用加味痛泻要方汤剂治疗。两组均连续治疗6周。结果表明，两组中医证候疗效比较，治疗组总有效率优于对照组（$P<0.05$）。两组治疗后腹痛、腹泻中医证候积分均优于治疗前（$P<0.05$）；治疗组急躁易怒、两胁胀痛、纳呆、身倦体乏积分均低于对照组（$P<0.05$）。IBS-SSS积分、IBS-QOL积分、HADS积分均低于对照组（$P<0.05$）。两组组不良反应事件总发生率相比较，差异无统计学意义（$P>0.05$）。由此可见，痛泻要方治疗肠易激综合征能有效降低肝郁脾虚证患者证候积分，还能明显改善患者精神心理状态，提高患者生活质量，安全有效，疗效优于单纯西药组。

对于便秘型肠易激综合征患者，张雷永[6]用补中益气汤（党参、黄芪、白术、当归、柴胡、炙甘草、陈皮、升麻、生姜、大枣）联合肠道微生态调节剂（双歧杆菌四联活菌片）治疗脾胃虚弱证便秘型肠易激综合征患者。采用随机数字表法分为研究组和参照组，每组84例。参照组采用肠道微生态调节剂，研究组在参照组基础上采用补中益气汤治疗。比较两组总有效率、治疗前后症状积分（腹痛、腹胀、便秘）、血清SP、SS、神经肽Y

(NPY)、5-HT 水平。结果表明，研究组总有效率为 91.67%(77/84)，高于参照组 78.57%(66/84)(P<0.05)；治疗后研究组腹痛、腹胀、便秘症状积分均低于参照组(P<0.05)；治疗后研究组血清 SP、SS、5-HT 水平均低于参照组，血清 NPY 水平高于参照组(P<0.05)。因此，补中益气汤联合肠道微生态调节剂治疗脾胃虚弱证便秘型肠易激综合征临床效果显著，可促进患者腹痛、腹胀、便秘等症状改善，调节 SP、SS 等血清指标。

二、中医辨证施治联合西医非药物治疗

生物反馈治疗是将不能觉察的生理活动信息转变为患者可视、可懂的信号，进而指导患者进行自我训练和功能协调，建立正确的排便行为，缓解患者过度紧张等负面情绪，提高患者的生活质量，对排便障碍患者的治疗有独到之处。覃露[7]运用加味资生丸(党参、白术、茯苓、陈皮、山楂、甘草、山药、黄连、薏苡仁、白扁豆、白豆蔻、藿香叶、泽泻、莲肉、桔梗、芡实、麦芽。气滞重者加郁金、佛手；腹胀重者加莱菔子、麻子仁；食滞寒积者加威灵仙、桃仁)联合生物反馈治疗脾虚气滞证便秘型肠易激综合征患者。采用随机对照法分为实验组(加味资生丸联合生物反馈)，对照组：中药组(加味资生丸)、西药组(枸橼酸莫沙必利片)、生物反馈组(生物反馈疗法)，每组各 20 例。各组均以 4 周为一个疗程，疗程结束后观察并记录各组患者在治疗前后症状积分、肛门直肠动力学等各项指标的变化，并观察疗程结束后 6 个月的远期疗效。结果表明，加味资生丸为治疗便秘型肠易激综合征(脾虚气滞型)的有效方剂，可明显改善患者各项临床症状，但远期疗效欠佳；生物反馈疗法能在很大程度上改善患者排便的矛盾运动，纠正患者错误的排便运动习惯，在一定程度上缓解患者的临床症状，治疗后 6 个月疗效下降率比口服用药稍低，但其远期疗效也稍欠佳。加味资生丸联合生物反馈治疗能明显改善便秘型肠易激综合征(脾虚气滞型)患者各临床症状，纠正患者错误的排便运动习惯，治疗后复发率低，具有良好的临床疗效及远期疗效。

三、中成药联合西药治疗

中成药因其服用简单，携带方便，在临床上应用十分广泛。临床指南中也将中成药作为治疗肠易激综合征的推荐用药。张声生等[8]采用多中心、随机、双盲双模拟、平行对照临床试验设计，观察补脾益肠丸治疗脾虚证或脾肾两虚证腹泻型肠易激综合征的疗效。将 360 例腹泻型肠易激综合征患者随机分为补脾益肠丸组、匹维溴铵组和补脾益肠丸+匹维溴铵组三组，三组治疗疗程均为 4 周。主要疗效指标为患者腹痛程度评分，次要疗效指标为患者腹泻频率、大便性状评分和生活质量评分。结果表明，三组患者经过 4 周治疗后，腹痛程度、腹泻频率、大便性状和生活质量均比治疗前明显缓解，组内比较治疗前与治疗后差异均有统计学意义(P<0.01)。治疗后三组组间比较，腹痛程度(P>0.05)、腹泻频率(P>0.05)、大便性状(P>0.05)和生活质量评分(P>0.05)比较差异均无统计学意义。三组均无与药物相关的严重不良事件发生。结论是补脾益肠丸治疗腹泻型肠易激综合征具有良好的临床疗效和安全性。补脾益肠丸在缓解腹痛、腹泻、便质及改善生活质量方面与匹维溴铵相比，治疗效果相当。补脾益肠丸联合匹维溴铵治疗腹泻型肠易激综合征并不能增加临床疗效。

李洪波等[9]观察四磨汤口服液联合西酞普兰治疗伴焦虑、抑郁的腹泻型肠易激综合征患者的临床疗效。采用随机数字表法118例伴焦虑、抑郁的腹泻型肠易激综合征患者分为对照组和观察组,每组各59例。两组均给予布拉酵母菌进行治疗,对照组给予西酞普兰治疗,观察组在对照组基础上联合四磨汤口服液进行治疗,疗程1个月,对比两组治疗前后的汉密尔顿抑郁量表(HAMD)评分、汉密尔顿焦虑量表(HAMA)评分、胃肠道症状自评量表评分、血清5-HT、去甲肾上腺素(NE)、髓过氧化物酶(MPO)水平变化及临床疗效。结果表明,观察组患者治疗后HAMD和HAMA评分显著低于对照组($P<0.05$);观察组患者治疗后血清MPO水平显著低于对照组($P<0.05$),5-HT、NE水平显著高于对照组($P<0.05$);观察组患者治疗后腹泻、腹痛、便急、腹胀评分显著低于对照组($P<0.05$);观察组患者临床治疗总有效率显著高于对照组($P<0.05$)。结论是四磨汤口服液联合西酞普兰治疗伴有焦虑、抑郁的腹泻型肠易激综合征患者疗效确切,显著改善患者的抑郁、焦虑症状,从而进一步改善患者的胃肠道临床症状,其机制可能与调节血清5-HT、NE、MPO水平相关。

四、针刺联合西药口服治疗

针刺具有疏通经络、调和阴阳的作用,且操作方便灵活、无创伤、见效快、较快控制即发状况。钱火辉[10]采用前瞻性、随机、平行对照设计,将120例腹泻型肠易激综合征患者,随机分为两组,每组60例,治疗组予针刺结合得舒特(匹维溴铵片)处理;对照组予假针刺结合得舒特(匹维溴铵片)处理,连续4周。结果表明,从总体疗效分析,治疗组疗效明显优于对照组(96% vs. 76%)。治疗组能有效改善患者腹痛、腹部不适及大便性状改变等症状,经统计学比较,治疗组优于对照组($P<0.001$),治疗组可明显下调患者血浆VIP的表达($P<0.001$)。结论是针刺可能通过影响VIP的释放,调节内脏敏感性,发挥缓解腹痛、腹部不适,改善大便性状的效应,针刺联合西药治疗优于单纯西药组。龙泽荣等[11]将95例肠易激综合征随机分为三组:A组30例,用针刺加微生态制剂治疗;B组35例,口服润肠通便药和微生态制剂治疗;C组30例,单用针刺治疗。结果显示,A、B、C各组总有效率分别为90.0%、77.2%、66.7%。A组与B、C组比较,差异有非常显著性意义($P<0.01$);B组与C组比较,差异无显著性意义($P>0.05$)。肠道有益菌(双歧杆菌、乳酸杆菌)与治疗前比较,三组均有不同程度升高($P<0.01$,$P<0.05$),大肠埃希菌有不同程度降低。结果表明,针刺加微生态制剂治疗便秘型肠易激综合征确有较好效果,能调节自主神经及内分泌功能,有利于调节肠道应激状态。

五、中药灌肠联合西药口服治疗

中药灌肠疗法因其直达病灶,增加局部血药浓度而快速起效的特点被广泛用于临床。王旭[12]按照随机数字表方法将50例腹泻型肠易激综合征患者分成两组:每组25例,予常规药物作对照组;予药物联合中药灌肠(黄柏、黄连、苦参、蒲公英、薏苡仁、金银花、野菊花、白花蛇舌草、苍术、香附、木香)作研究组,比较两组疗效、症状改善和复发情况。结果表明,研究组有效率(96.0%)比对照组(72.0%)高,比较具有统计学意义($P<0.05$);且研究组腹胀、腹痛、排便次数、大便性状和黏液便等症状评分比对照组低,比较均具有统计学意义($P<0.05$)。对腹泻型肠易激综合征患者予常规药物联合中药灌肠,

患者临床症状改善明显，且复发明显降低，疗效显著。于姣[13]等采用中药灌肠（白及、炒白芍、木瓜、红藤、地榆炭、延胡索、败酱草、山药、槐米）观察对便秘型肠易激综合征患者的临床疗效及中性粒细胞与淋巴细胞比值（NLR）的影响。将便秘型肠易激综合征患者70例，分为观察组35例和对照组35例。对照组患者给予乳果糖口服液口服，观察组在对照组的基础上给予中药灌肠，两组疗程均为30天。比较两组患者治疗前后的临床疗效和NLR的变化。结果观察组患者的治疗总有效率（91.4%）明显高于对照组（77.1%）。治疗后与对照组相比，观察组患者腹痛/不适评分和便秘评分均明显降低，差异有统计学意义（$P<0.05$）。治疗后与对照组相比，观察组患者NLR水平显著或明显下降，差异有统计学意义（$P<0.05$）。结论表明，中药灌肠联合乳果糖口服液治疗便秘型肠易激综合征有较好的疗效，NLR的测定对评价便秘型肠易激综合征治疗效果有一定的参考价值。

综上所述，中西医结合治疗在改善肠易激综合症状、控制复发率、提高生活质量上具有独特的优势及特点，无论是腹泻型肠易激综合征还是便秘型肠易激综合征患者。两者的相互协作使用弥补了西医药物治疗作用单一、副作用显著、临床应用受限的不足。

第三节 中西医结合治疗的展望

肠易激综合征是最常见的脑-肠互作紊乱疾病之一。随着饮食和生活方式的改变，肠易激综合征的全球患病率正逐年增加[14]。由于本病呈现出反复发作和缓解交替的特征，对个人生活质量和社会功能产生了重大影响，并给医疗服务供求及社会和经济方面带来了巨大的挑战。

随着脑-肠互作功能在肠易激综合征的发病机制中不断被更新，肠易激综合征代表了一系列源于脑-肠互作功能障碍的症状，包括肠道运动或转运异常，对腹部症状（如疼痛或腹胀）的感觉或知觉增加，以及心理障碍包括躯体化或多躯体共病[15]。目前还没有针对肠易激综合征的单一或特定诊断标准，缺乏准确的、非侵入性的诊断试验，以及肠易激综合征与其他功能性胃肠病的高重叠发病率给肠易激综合征的治疗带来了不确定性。

肠易激综合征的治疗目的是消除或缓解症状，改善生活质量，恢复社会功能。首先建立良好的医患关系，包括对肠易激综合征患者进行疾病病理生理学解释、生活饮食方式的调整等结构化教育，是有效管理的关键环节和前提[16]。治疗手段应包括饮食结构改变（低FODMAP饮食）、生活方式调整、药物治疗、精神心理、认知和行为学干预在内的个体化综合治疗方案。

中医学以整体观和辨证论治为基本原则，强调从肝脾论治以改善肠道症状是基础，从心脾和心肝论治精神心理症状是主要手段，两者同步治疗可提高疗效[17]，达到全身调理的目的，是中医药治疗肠易激综合征的优势所在。现阶段，肠易激综合征的病理生理学和发病机制尚未完全阐明，且中西医结合治疗研究存在样本量有效，作用机制研究不够深入，诊疗方案及疗效评价尚未完全统一等问题[18]。今后需开展前瞻性、多中心、病证结合的中西医结合治疗肠易激综合征的高质量随机对照临床试验和基础研究，深入探究中西医结合治疗肠易激综合征的病理机制，规范中西医结合治疗肠易激综合征的诊疗标准、疗效评价等。在此基础上，建立综合性和个体化的中西医结合治疗肠易激综合征诊疗方案，融合中医、西医多学科团队的智慧和特长，更好地帮助广大的肠易激综合征患者。

参考文献

[1] EIJSBOUTS C, ZHENG T, KENNEDY NA, et al. Genome-wide analysis of 53,400 people with irritable bowel syndrome highlights shared genetic pathways with mood and anxiety disorders[J]. Nat Genet, 2021,53(11):1543-1552.

[2] 张声生，魏玮，杨俭勤. 肠易激综合征中医诊疗专家共识意见(2017)[J]. 中医杂志，2017,58(18):1614-1620.

[3] 李军祥，陈誩，唐旭东，等. 肠易激综合征中西医结合诊疗共识意见(2017年)[J]. 中国中西医结合消化杂志，2018,26(3):227-232.

[4] ZAMANI M, ALIZADEH-TABARI S, ZAMANI V. Systematic review with meta-analysis: the prevalence of anxiety and depression in patients with irritable bowel syndrome. [J]. Alimentary pharmacology & Therapeutics, 2019,50(2):132-143.

[5] 李菊芳，陈小芳，徐惠明，等. 痛泻要方治疗肠易激综合征伴焦虑抑郁(肝郁脾虚证)临床观察[J]. 光明中医，2022,37(20):3717-3720.

[6] 张雷永. 补中益气汤联合肠道微生态调节剂对脾胃虚弱证 IBS-C 改善及血清 SP、SS 水平的影响[J]. 医药论坛杂志，2020,41(8):172-174.

[7] 覃露. 加味资生丸联合生物反馈治疗便秘型肠易激综合征(脾虚气滞型)的临床研究[D]. 南宁：广西中医药大学，2018.

[8] 张声生，赵鲁卿，侯晓华，等. 补脾益肠丸治疗腹泻型肠易激综合征的临床随机对照研究[J]. 中国中西医结合消化杂志，2018,26(3):233-237.

[9] 李红波，程璐璐，袁庆延，等. 四磨汤口服液联合西酞普兰治疗伴焦虑抑郁的腹泻型肠易激综合征患者的疗效观察[J]. 国际精神病学杂志，2021,48(1):162-165.

[10] 钱火辉，朱永苹，蒙珊，等. 针刺治疗腹泻型肠易激综合征的随机对照试验[J]. 世界华人消化杂志，2011,19(3):257-261.

[11] 龙泽荣，于存海，于洋，等. 针刺加微生态制剂治疗便秘型肠易激综合征临床观察[J]. 中国针灸，2006(6):403-405.

[12] 王旭. 腹泻型肠易激综合征应用中药灌肠的临床疗效观察[J]. 内蒙古中医药，2014,33(20):6-7.

[13] 于姣，祁海燕，张蕾. 中药灌肠对便秘型肠易激综合征患者的临床疗效及 NLR 的影响[J]. 中国微生态学杂志，2018,30(7):807-809.

[14] BLACK CJ, FORD AC. Global burden of irritable bowel syndrome: trends, predictions and risk factors. [J]. Nature Reviews Gastroenterology & Hepatology, 2020,17(8):473-486.

[15] COLLINS SM, SURETTE M, BERCIK P. The interplay between the intestinal microbiota and the brain. [J]. Nature Reviews Microbiology, 2012, 10(11): 735-742.

[16] CAMILLERI M. Diagnosis and treatment of irritable bowel syndrome: A review [J]. JAMA, 2021,325(9):865-877.

[17] 吴皓萌,秦书敏,郑欢,等.从心肝脾论治腹泻型肠易激综合征伴焦虑或抑郁状态[J].中华中医药杂志,2021,36(8):4494-4497.

[18] 卞立群,陆芳,王凤云,等.关于肠易激综合征中医药临床疗效评价指标体系中若干问题的专家共识[J].中华中医药杂志,2021,36(1):302-307.

第十二章 肠易激综合征的各地区现代中医名家诊治经验

中医遵循整体观念，辨证论治，根据疾病在气在血，属阴属阳，寒热虚实及所在脏腑的不同进行遣方用药。由于现代饮食、自然、地理、社会环境的不断变化，人们所患疾病的具体情况与古代有一定差异，运用经方或时方诊治肠易激综合征也需与时俱进，以满足治疗疾病的需要，因此当代医家根据疾病特点和临床经验，灵活运用中医药疗法诊治肠易激综合征，并形成了各具风格的学术思想，对该病的诊治做出了积极贡献。

第一节 腹泻型肠易激综合征诊治经验

目前，现代医家在传承古代名家理论经方的基础上，根据临床经验，对腹泻型肠易激综合征有着不同的理论认识，治疗的方法也随之而众多，并且疗效确切。大多理论围绕肝、脾、肾三脏功能失调进行辨证论治，同时也存在部分医者强调调畅情志的重要性论述，也有从阴阳、三焦理论等出发论治腹泻型肠易激综合征。

1. 肝脾不调

大部分医家以肝脾理论为主导，认为腹泻型肠易激综合征与肝、脾密切相关，当以肝郁为标，脾虚为本，肝郁脾虚相互影响，互为因果，是为发病之根本。国医大师徐景藩[1]从肝脾理论出发，认为肠风内扰则为发病之关键，故治疗当以抑肝扶脾，善用风药，标本兼顾。张声生[2]认为腹泻型肠易激综合征以肝郁脾虚为主，立法以疏肝健脾，自拟调肝理脾方治疗，获得不错的疗效。蔡淦[3]在治疗肠易激综合征时强调"三观"理论，即为整体观、动态观、平衡观，认为其病与肝、脾关系密切，但不能忽视心、肺、肾对疾病的影响，须全面考虑各脏腑的关系，同时法随证变，用药旨在平衡阴阳。迟莉丽[4]基于"土中泻木"理论，认为肝气、肝阳常有余，肝血、肝阴及脾气常不足，从疏肝、清肝、滋肝、运脾等多方面调理肝脾，使气机得畅，则脾胃得安。又心肝两脏相互为用，肝脾之气机调畅有利于心神内守，而且迟教授还认为肠易激综合征患者常伴有焦虑抑郁、失眠等精神心理障碍，故在调肝、理脾的基础上加以宁心安神。同样，黄绍刚[5]在治疗腹泻型肠易激综合征临床中发现大部分患者常伴有焦虑或抑郁状态，因此在周福生教授"心胃相关"理论的基础上提出"血三脏"理论，即认为腹泻型肠易激综合征与心、肝、脾三脏密切相关，治疗上应当三脏同治，以"疏肝健脾，调心安神"为法，强调在治疗腹泻型肠易激综合征伴情志失调时，要充分认识心主神明的主导作用，了解疾病发生发展过程中肝失疏泄，脾失健运，心神失调相互影响的演变规律。

2. 脾虚湿盛

有学者认为腹泻型肠易激综合征病机为脾虚湿盛，脾虚为发病之本，湿困脾土，土不利则水谷不化，发为泄泻，湿邪贯穿于疾病的始终，该病位在肠，病变主脏在脾，多由脾、肝、肾三脏功能失调所致，脏腑以脾土为中心，故脾虚湿盛证的腹泻型肠易激综合征患者在临床上多见，治疗关键为健脾化湿。李学军[6]辨证腹泻型肠易激综合征过程中认为，该病主要病机为湿邪困阻，责之于肠，肝、脾、肾参与其中，并将其分为寒湿、湿热、肝郁脾虚湿盛、脾虚湿盛、肾阳亏虚水泛五个证型，而湿邪为其主要的病理因素，治疗上以祛湿邪为要，健脾为核心，兼顾脏腑生理、病理特点，辨证选方过程中重视祛湿、祛风、通滞之法。

3. 脾肾阳虚

肠易激综合征患者脾胃虚弱日久，气损及阳，或有先天禀赋不足，后天失于调摄，乃至脾肾阳虚为本，水湿内停为标，治疗当以健脾温肾、分利水湿、涩肠止泻为法。余绍源主张本病主因脾肾阳虚肝乘，相互影响，虚实夹杂，兼湿夹风[7]；基于五行生克理论，不忘子病及母的疾病传变规律，五行中火生土，若“土”对应的是太阴脾土，则“火”对应的是少阴肾中的一点元阳，乃人体化生万物的原始动力，因此治法上多为温补脾肾。

4. 心神失调

随着现代社会节奏越来越快，生活压力逐渐加大，情志因素在疾病的发生发展中起到越来越重要的作用，肠易激综合征患者常有不同程度的心理精神异常，如抑郁、焦虑、情感障碍等。中医强调心主司精神、意识、思维、情志等心理活动的功能。心神失调与肠易激综合征精神心理症状和肠道症状密切相关，两者相互影响。焦虑抑郁和睡眠障碍等是心神失调影响肠易激综合征发生发展的重要诱因[5]。故很多医家对于肠易激综合征伴焦虑、抑郁等精神心理异常患者常辅以调心安神治法之法。

5. 瘀阻脉络

腹泻可与瘀血相关，《医林改错》提出：“泻肚日久，百方不效，是总提瘀血过多”“血活津门无挡，水出泻止”并提出了“治病要诀在明白气血”，络脉瘀阻，气血瘀滞，可导致腹泻。腹泻型肠易激综合征络脉瘀阻的产生主要与“郁”和“虚”相关。肝郁日久则疏泄功能失常，气机不利，气滞则血亦滞，脾气虚弱，不能推动血液正常运行，血行缓慢，滞涩沉积而成瘀血。故现代部分医家基于“郁”“瘀”“虚”理论，认为腹泻型肠易激综合征发病机制与肝郁脾虚，瘀血阻络，气机不畅，肠道失荣，传导失司所致，并以健脾疏肝化瘀为治法关键。

6. 湿热困阻

劳绍贤[8]首倡使用“证为本、病为枢、症为标”的现代中医学临证思维，治疗肠易激综合征同样需证、病、症三者结合。他结合岭南地区地处亚热带，毗邻大海，多见脾胃湿热证为特点，再加上现代人生活、学习、工作节奏快，精神压力大，常起居无常，睡眠不足，情志失和等导致情志不畅，肝郁日久化火，火热灼津为痰湿，在治疗上强调湿热分解，重在治湿，并以调理脾胃为主，通达气机为要。

第二节　便秘型肠易激综合征诊治经验

1. 肝脾不调

现代医家多从肝脾理论出发，认为若肝藏血不足，肝失所养，则脾疏泄失常，继而影响大肠传导功能而致便秘；若脾胃生化气血不足，则津液亏涸，肠道失濡，糟粕内停，亦发为便秘。迟莉丽[9]从"肝郁"论治便秘型肠易激综合征，认为肝失疏泄，脾失运化，是便秘型肠易激综合征的基本病机。"气内滞则物不行"，肝脾气机紊乱致升降失司，则大便难行。故对于便秘型肠易激综合征的治疗应着眼于肝脾气机的调畅和平衡，气机复常则升清降浊如常，腑气得以通畅，糟粕得以下行。迟莉丽以宽中解郁汤加减辨证治疗便秘型肠易激综合征，以柴胡、香附、郁金疏理肝气；白术、甘草健脾益气；配伍厚朴、枳实、炒莱菔子等消食通腑，白芍柔肝缓急，瓜蒌散痰结，标本兼治，临床疗效确切。

2. 浊毒内蕴

现代医家李佃贵[10]以"浊毒"论便秘型肠易激综合征，认为本病的发生发展与"浊毒"的产生密切相关。脾主运化一身谷食，脾气散精于周身，脾之功能正常，清阳得升，浊阴则降，阴阳自和，五脏平衡，若饮食失度，脾失运化，精微不得输布，湿浊、痰邪等邪气内生，浊邪与气机凝滞，郁而化热，热甚酿毒，浊毒停宿肠道，致水谷精微不能转化吸收，或者滞留肠管，肠腑不通，大肠传导失司，致大便秘结难下。因此，浊毒是致病关键，而"浊毒蕴结肠间"是本病反复发作，难以治愈的主要原因。故对于便秘型肠易激综合征的治疗，化浊解毒法应贯穿本病治疗的始终。

3. 阴虚肠燥

肠易激综合征作为慢性疾病，病程长，故在发病过程中肝脾的相互影响容易使气机不畅，津液生成与传输受损，使肠道失去濡润，大便燥结。气滞肠道，腑气不通，不通则痛。肝郁日久，化火可伤津，大便长期停滞肠道，又可进一步消耗津液，终而成阴亏之候。此证虚实夹杂，治疗上"实则泻之，虚则补之"。见肠道壅塞不可单用泻药，究其根本在心肝气郁，心神失养，脾失健运，阴液亏虚，治则应当以疏肝解郁、宁心健脾、滋阴润肠为要。

4. 肺脾两虚

刘铁军基于"肺与大肠相表里"理论从肺入手论治便秘型肠易激综合征，认为大便不畅者，气机郁滞贯穿其整个病变过程[11]。首先肺居上焦，为水上之源，肺燥则气津不肃降，大肠不得濡润；再者肺与大肠在经络上成表里络属关系，肺气的宣降正常与大肠的传导密切相关。如肺失清肃，津液不能下达，可见大便困难；肺气虚弱，气虚推动无力，则见大便艰涩而不行，可见肺气不降，肺气虚均可致气机升降失常，大肠传导迟缓；而大肠实热，积滞不通亦反过来影响肺气的肃降，从而发生气逆喘咳，故肺病可传至大肠，大肠病又可累及于肺。因此，对于便秘型肠易激综合征的治疗，刘铁军主张在调理肝脾的同时重视肺气的宣降，自拟瓜蒌承气汤治便秘型肠易激综合征，一味瓜蒌宽胸润肺，行气通肠，并嘱患者调节情志，七情舒畅则病自调，在临床上取得不错的治疗效果。

第三节 现代中医名家诊治经验

现代各医家根据不同的气候、地理自然环境、饮食生活习惯及当今时代的社会环境，并结合临床经验总结和传承古代医家经方经典，提出相应的病机诊治理论以治疗肠易激综合征，均取得显著疗效。现将现代各中医名家的诊治经验及理论详细阐述如下。

一、杨春波诊治经验

杨春波认为肠易激综合征病因复杂，不同证型之间或有相互夹杂、互有交叉，且易受体质、用药、饮食习惯等因素影响，存在不同证型间相互转变的复杂情况，故杨老强调不仅要注重参考前人经验，更需结合中医临床实际，因地、因人、因时分析病因。①因地制宜：福建地区为亚热带季风气候，炎热、潮湿；从饮食生活习惯看，福建地区居民饮食喜甜食或辛辣之物，且好瓜果、冷饮，久则伤脾碍胃，助湿生热，故临床所见多为虚实夹杂，以脾虚兼有湿热者居多。②因人制宜：脾胃气虚是肠易激综合征患者常见的共性体质，但个体间又有差异，如兼有痰湿质、气郁质、阳虚质、血瘀质、湿热质等情况。因此，既需把握共性，又需注意结合个体体质差异的特性。③因时制宜：春夏湿（温）暑渐重，腠理开达，汗出涔涔，阳气趋表，且因饮食多生冷，易致寒湿内生，困遏脾阳，久则伤阳滞气，又加重寒湿；秋冬燥寒司令，人们喜食滋腻温热之品，且因腠理外闭，阳气在里，反易酿湿生热。无论寒湿或是湿热，若致脏腑气化不利，气机不通，均可影响大肠传化糟粕，发为便秘或泄泻[12-13]。

杨老认为“湿热”是导致便秘型肠易激综合征的重要病理因素之一。气候、地域、饮食偏嗜、情志失调、药物等，皆可令湿热邪气横犯脾胃，盘踞中焦，上蒸、下注、旁达于周身官窍，困滞气机。湿热证候以脾虚为基，外合湿热，湿热不祛，中焦亦难以受补。以湿热而言，则湿为阴、热为阳，两者相互对立，难以一法攘除，须清化分消三焦部位湿热。湿热邪气最善困遏气机，常兼夹食滞、气滞、络瘀、神扰等多种证候，杨老临证辨治湿热秘时，强调要抓住大便黏腻、排便不爽、舌苔黄腻等重要舌脉症状特征，且需综合地域、个体等差异，治疗上重视清化湿热治法应用，兼运脾、益气、调气、舒络、安神、养阴等。

临证辨治湿热秘偏脾虚不运，不知饥者，善用山楂、神曲、谷芽、麦芽助运脾和胃；偏气虚者，加党参、黄芪；偏阴损者则改用绞股蓝、太子参；偏气滞者，善用砂仁、枳壳、厚朴调气畅腑，使气动湿化；夹血瘀者，加赤芍入血分，敛血、散血、舒络散瘀；兼神扰者，加合欢皮、茯神解郁安神，或以琥珀重镇安神；并阴伤者，常以黄精、玉竹滋养阴液；湿热兼表证时，可加香薷、葛根、藿香解表祛湿。

【验案】

患者，男，22岁，2020年02月28日初诊。

［主诉］反复排便困难3年余。

［病史］数年余前即出现排便不畅，时症状尚为轻浅，未予重视及就诊。3年前症状逐渐加重，大便数日一行，排便费力逐渐影响日常生活，期间间断自服酵素辅助通便，服药后可日行5～6次，排便后伴胃脘不适，疲乏明显。后寻求中药治疗，前医多治以清泻胃肠实热之法，效果不显，徒增胃脘不适。今特来求诊：粪便难以排出，排便费时费力，每次排便约30 min，4～5天一行，粪质初硬后软，色黄、质黏、味臭，胃脘胀闷不适，嗳气，

纳差，不知饥饱，口干渴，神疲乏力，四肢困重，情绪焦躁，夜眠尚可，小便短赤。舌暗红，苔黄腻干，脉弦滑数。

[诊断] 便秘。

[辨证] 脾虚湿热，兼气滞、络瘀、阴伤。

[治法] 益气清化，佐运脾、理气、散瘀、养阴。

[处方] 太子参 15 g，绞股蓝 10 g，生白术 12 g，黄连 3 g，麦芽 15 g，稻芽 15 g，砂仁(后入)3 g，赤芍 10 g，茵陈 10 g，莱菔子 12 g，萹蓄 10 g，枳壳 10 g，炙甘草 3 g，7 剂，水煎服，每天 1 剂，早晚饭后分服。服用 2 周。

[疗效] 患者以上述方药随症加减半年余后，后排便通畅，二三日一行，余症皆瘥，疗效明确。

二、李乾构诊治经验

李乾构教授认为，脾胃为气机升降的中枢，百病皆由脾胃虚而生，因此认为消化系统的疾病应从脾胃气虚论治，并对此整理出了"调脾十五法"，包括补气健脾法、健脾化湿法、健脾清化法、温补脾阳法、补脾升陷法、补脾摄血法、补脾生血法、健脾滋阴法、补益心脾法、健脾补肺法、健脾和胃法、调和肝脾法、温补脾肾法、健脾养肝法、健脾息风法[14]。具体而言，在肠易激综合征的论治中，深刻认识肠易激综合征的基本病机为肝郁脾虚，病因为饮食不节、情志不畅、起居不慎，引起脾虚运化能力下降，肝脾失调，升清降浊失司，从而出现水谷不化并走肠间的泄泻症状。肝气郁滞，气机不畅则出现腹胀、腹痛，是肠易激综合征的典型症状。治疗方面，李教授主张健脾为治疗泄泻病的基本大法，提倡肝脾同治调本，化湿兼顾治标。基于此理念，归纳出"治泄十法"，当中的七法尤适宜肠易激综合征，分别为健脾化湿法、温中健脾法、健脾益胃法、调和肝脾法、温补脾肾法、补益心脾法、升提固涩法。

用药方面，李教授擅以甘药治脾胃病，常用四君子汤补气健脾作为基础方临证加减。泄泻症状明显则改用炒白术健脾，加诃子肉、石榴皮固涩；阴虚肠燥加用郁李仁、火麻仁、肉苁蓉、何首乌润肠通便；实热者加大黄、芒硝、炒决明子清热泻火，并在症状改善后加服参苓白术散健脾益气以巩固疗效。李教授在疾病诊治的始终都紧握健脾益气的根本治疗原则，并根据病程不同和个体体质差异等具体情况调整四君子汤的组方构成。组方调整：①四君子汤中人参，阴虚舌燥者改用北沙参滋阴增液；寒热错杂者改用性平的太子参；大便干而不畅者改为玄参滋阴通便。②四君子汤中的白术，便软者用炒白术；便溏者用焦白术；排便次数多且大便溏稀者改用苍术；便干者用大量生白术；若兼血瘀者则改用莪术活血化瘀。③四君子汤中茯苓，水湿泛溢肌肤则用茯苓皮，兼有失眠用茯神，若属湿热证者改用土茯苓。④四君子汤甘草为使药，常用炙甘草，脾虚而便干可用蜜炙甘草；胃肠湿热者合用六一散[15]。

【验案】

成某，女，24 岁，学生，2014 年 4 月初诊。

[主诉] 腹痛、腹泻反复发作一年余。

[病史] 患者一年来腹痛、腹泻反复发作。大便稀溏，每日 3～4 次，无黏液、脓血，无

里急后重，便前腹痛，便后缓解。纳可，乏力。面色萎黄，舌质暗，苔白腻，脉沉细弦。肠镜检测未见明显异常。

[诊断] 肠易激综合征。

[辨证] 肝脾失调。

[治法] 健脾化湿，理气止痛。

[处方] 党参 10 g、丹参 10 g、苍术 10 g、白术 10 g、茯苓 10 g、炒薏苡仁 20 g、炒山药 10 g、厚朴 10 g、枳壳 10 g、陈皮 10 g、半夏 10 g、柯子肉 20 g、焦三仙* 各 60 g、炙甘草 5 g。7 剂，日一剂，水煎服。

[疗效] 二诊患者腹泻次数减少，每日排便 1～2 次，为软便，腹痛及乏力减轻。舌质暗，苔白腻，脉沉细。原方加炒莲肉 10 g、石榴皮 15 g。7 剂，水煎服。三诊患者大便每日 1 次，为成形便，腹痛偶作，余症不明显，舌质暗苔薄白，脉弱。予参苓白术散继续服用 1 个月巩固疗效。

三、徐景藩诊治经验

徐景藩认为肠易激综合征病位在脾胃，病久不愈可恙及肝、肾。其病因病机以肝郁为标，脾虚为本，治疗上以抑肝健脾利湿为治疗大法[16]。肝郁脾虚互为因果，是为病机关键，相互影响导致病情缠绵，反复不愈。脾虚湿盛是本病发病基础，脾气虚、脾阴虚、脾阳虚都会导致脾运化升清功能紊乱，运化水液失常，湿浊自生，造成泄泻。肝失疏泄，木旺乘土，进一步加重脾虚。肝郁脾虚日久，全身气机紊乱，易生痰湿、瘀血等病理产物，后天水谷精微不能滋养先天之本，病久不愈则肾气虚衰[17]。

徐景藩教授治疗肠易激综合征强调权衡治肝与治脾之主次轻重，并根据具体症状辨证、遣方用药。主证为大便溏、腹痛、腹胀、纳差、乏力懒言，以脾虚为主证者，当以健脾为主，佐以疏肝，常以参苓白术散、四君子汤为主方，配伍香附、合欢皮、郁金等疏肝解郁之品；若患者症状常由情志因素诱发，伴胁痛作胀、嗳气等，则以疏肝为主，佐以健脾之品治以痛泻要方加减，佐以健脾药组方。若久病出现寒热错杂、虚实并见的病机变化，提出寒温并用，肝脾肾同调的治疗方法，并针对此研制出“连智清肠汤”：白术 10 g、茯苓 15 g、山药 20 g、白芍 15 g、防风 10 g、黄连 3 g、益智仁 10 g、焦山楂 10 g、六神曲 10 g、煨木香 6 g、仙鹤草 15 g，全方共奏健脾化湿，调肝温肾之效。此方对治疗大便次数多、肠鸣、腹痛、口苦等症状具有明显改善作用。

用药特点方面，一则善用风药。脾虚则易湿盛，水湿游走肠间，水气相搏，辘辘有声，则出现肠鸣、泄泻等病症。徐景藩教授认为防风、羌活、秦艽等祛风胜湿之品可驱肠中之风。以风药胜湿止泻，兼鼓舞胃气上腾，达升清止泻之效。因此在健脾之品中配伍风药用之，可有效缓解肠鸣、泄泻等症。但风药多燥，燥易伤阴，故建议在祛风药中配伍白芍、乌梅等敛阴生津之品，使得润燥相济。二则善用黄连。痰、湿、瘀等病理产物堆积久蕴，皆易化热。即使临床症状热像不显著，但仍应考虑潜伏的热邪。黄连苦寒，清热燥湿，尤其适合湿热证泄泻者。临床上也常寒热并用，如补骨脂配黄连，坚阴而使之不

---

* 焦三仙：焦麦芽、焦山楂、焦神曲。

过温;炮姜配黄连,温中祛寒,止泻和胃。三则擅以“痛泻要方加味”治疗肝郁脾虚型肠易激综合征。方药由太子参(或党参)、炒白芍、炒白术、云苓、炒陈皮、炒防风、乌梅、黄连、蝉衣、煨木香、炙甘草构成。总方行气疏肝,助运中焦,肝脾同治,尤宜肝郁脾虚证肠易激综合征[15-18]。

【验案】

沈某,男,48岁。

[主诉] 泄泻时作,伴腹痛肠鸣2年。

[病史] 患者2年前因饮食不当后致泄泻。初时每日行4～5次,伴有腹痛肠鸣,痛位于脐下少腹,便后得减或消失。曾多次诊查,结肠未见明显器质性病变,大便常规及培养多次亦呈阴性。曾服多种中药、西药,效果不著,未能控制频发。近1个月来发作较重,大便每日3～4次,量少而溏,甚则有时如水样,仍有脐下隐痛,腹鸣辘辘,早、中餐进食片刻即有便意,且觉精神疲乏,影响工作与生活。面色欠华,舌苔、舌质正常,脉象稍弦且数。

[诊断] 肠易激综合征。

[辨证] 肝郁脾虚。

[治法] 疏肝健脾。

[处方] 炒白芍20 g,乌梅炭15 g,炒木瓜15 g,合欢花、合欢皮各10 g,麦芽30 g,蝉蜕3 g,原蚕沙(包)15 g,乌药10 g,炒防风10 g,焦白术10 g,茯苓15 g,炒陈皮6 g,炙甘草3 g,红枣7枚,焦建曲15 g。每日1剂,3次浓煎分服。

[疗效] 首诊后症状缓解,复发减少,调畅情志后有利康复。

四、李佃贵诊治经验

李佃贵教授认为本病基本病机为肝郁脾虚,与浊毒密切相关,脾胃虚弱是其病理基础[10]。病因主要为饮食不节、起居失调、外邪侵袭、情志不调、禀赋不足等,致使肠胃受损,肝脾气机不畅,水湿运化失常。若水湿内停中焦,蕴久则成浊,浊邪与气机凝滞,郁而化热,热甚酿毒,浊毒停宿肠道,致水谷精微不能转化吸收;或者滞留肠管,肠腑不通,大肠传导失司,致大便秘结难下;或者浊毒损害肠道分清泌浊之功,清浊不分而致泻;同时肝脾气机不畅,加之浊毒阻滞气机,不通则痛;病久及肾,或者浊毒上蒙清窍碍于心神,伤于情志,可加大躯体不适感,致多个脏器功能失调。因此,浊毒是致病关键,而“浊毒蕴结肠间”是本病反复发作,难以治愈的主要原因。

李教授对此病的辨治首先强调四大要点,即辨寒热、辨虚实、辨气血、辨急缓。若患者腹部拘急冷痛暴作,且疼痛持续伴腹部胀满、肠鸣,遇冷痛甚,得热痛减,多为冷痛;若腹痛如灼,时轻时重,伴便秘、腹胀,遇冷痛减,或泻下急迫臭秽,为热痛。腹痛绵绵,喜揉喜按,便下乏力,或泻下不止伴乏力、纳呆者属虚;疼痛急剧且拒按,泻后痛减者属实。腹部胀痛、窜痛,时轻时重,嗳气或矢气后得舒,多为过激情绪诱发者,在气分;腹部刺痛,痛无休止,痛处固定且拒按,入夜病甚者,在血分。若发病突然,痛、泻剧烈,兼伴症状明显,多为肝郁、湿热、浊毒为患,多属急症;若病程迁延,腹痛绵绵不甚者,多属脾胃虚弱或肠道津亏。

分型治疗：①肝郁脾虚证，治宜疏肝健脾，化浊解毒。方多选用痛泻要方合化浊解毒汤加减。腹痛甚者，加延胡索、川楝子；嗳气频者加代赭石、沉香；泄泻难止加党参、乌梅、木瓜；腹胀满痛，排便困难，加大黄、枳实、槟榔。②寒热夹杂证，治应寒热平调，理肠和胃，化浊解毒。少腹痛伴胀满恶寒者去黄连，加荔枝核、小茴香；胃脘灼热，口苦者去川椒、炮姜、附子，加栀子、吴茱萸；温邪内阻，腹满后重者去党参、甘草，加川朴、山楂、槟榔、藿香。③脾胃虚弱证，治用健脾益气、化浊解毒，临证常用参苓白术散合化浊解毒汤加减。气虚下陷，久泻不止者加升麻、柴胡、生黄芪；阳虚寒盛者加肉桂；五更泻伴腰膝酸冷者加补骨脂、肉豆蔻；腹痛便溏，恶寒喜按者加干姜、肉桂。④肠燥津亏证，治宜增液行舟，化浊解毒，惯用化浊解毒汤合一贯煎、增液汤加减。⑤浊毒内蕴证，李教授主以自拟化浊解毒汤，改善、修复肠道功能。盛夏之季腹泻较重者，李教授常加荷叶、扁豆加重祛湿解暑之功，疼痛剧烈者加延胡索、白芷等行气止痛。⑥心脾不和证，宜调理脾胃，安养心神。常在上述处方基础上加莲子肉、百合、合欢皮、远志、郁金、首乌藤、酸枣仁等养心安神解郁，另加柴胡、香附、佛手等理气解郁。

李教授认为肠易激综合征的发病过程均与浊毒相关，肝郁、脾虚、寒热失调、肠燥、心脾不和等表现均可由浊毒招致，诸证也可导致浊毒。浊毒有广义、狭义之分。广义而言，各种不良情绪及生活习惯等均可致诸脏功能失常、气机不畅酿生浊毒，那么无论是经方化裁还是自拟方，化浊解毒均贯穿治病始终，此处李教授自拟化浊解毒汤，常于浊毒内蕴及其他各证加减应用。该方选用藿香 12 g、佩兰 12 g、黄连 15 g、茵陈 15 g、白芍 15 g、大腹皮 15 g、川楝子 10 g、葛根 15 g、广木香 9 g。方用藿香、佩兰均有芳香化浊之功，可醒脾开胃，使浊毒之邪从中州而去；黄连清热燥湿、泻火解毒，配伍葛根、木香可清除肠道湿热，与茵陈配伍治疗浊毒内蕴所致之胃脘堵闷、纳呆、舌苔黄腻；白芍有养血敛阴、柔肝止痛之功，可化浊解毒而不伤阴；大腹皮下气宽中、利尿消肿，使浊毒从下焦而去；川楝子行气燥湿止痛，可祛除肠道湿热。诸药合用，共奏化浊解毒止痛之功。

【验案】

白某，女，45 岁，2010 年 8 月 21 日初诊。

[主诉] 间断腹痛、腹泻交替发作 3 年余，加重 20 天。

[病史] 患者 3 年前因情志不畅、起居失调后出现腹痛与腹泻交替发作，于当地医院检查肠镜等未见明显器质性异常(具体不详)，确诊为肠易激综合征，间断口服药物治疗(具体不详)，症状时好时坏，未予根除。近 6 天患者腹部胀痛明显，腹泻，大便一日 3 次，里急后重，粪质稀黏，肛门灼热，晨起口干、口苦、纳呆，时有紧张、焦虑，寐一般，舌紫红，苔黄腻，脉弦滑。

[诊断] 肠易激综合征。

[辨证] 浊毒内蕴证。

[治法] 化浊解毒，疏肝理气止痛。

[处方] 香附 15 g，紫苏 12 g，枳实 12 g，厚朴 12 g，藿香 15 g，佩兰 15 g，砂仁 15 g，肉豆蔻 15 g，白花蛇舌草 15 g，茵陈 15 g，黄连 9 g，大腹皮 15 g，白头翁 9 g，木香 15 g。14 剂，每日 1 剂。

[疗效] 二诊患者腹部胀痛明显缓解，肛门灼热感明显减轻，大便仍稀，每日 1 次，

里急后重感减轻，舌红，苔薄黄，脉弦细。治以理气化浊健脾。于原方去大腹皮、白头翁、木香理气消胀燥湿之品，加茯苓 15 g、白术 12 g 加重健脾之功，继续 7 剂。三诊患者腹部胀满基本消失，大便偏稀，每日 1 次，情绪明显好转，无紧张、焦虑感，治宜养肝健脾。处方更改为百合 12 g，乌药 12 g，当归 9 g，川芎 9 g，白芍 20 g，茯苓 15 g，白术 6 g，肉豆蔻 12 g，鸡内金 15 g，三七粉(冲)2 g，柴胡 15 g，槟榔 15 g，炒莱菔子 15 g，厚朴 15 g，枳实 15 g，砂仁 9 g，清半夏 12 g，麦冬 15 g。14 剂，余同前。此后以此方为基础方，视病情辨证加减巩固治疗约 1 年，随访未见肠易激综合征症状。

五、劳绍贤诊治经验

劳绍贤教授认为湿热是肠易激综合征发病的重要因素，脾胃湿热证是肠易激综合征的一个常见证型。劳教授指出岭南之地以脾胃湿热证为多见，病因在于内外相合，天人相应，倡导“证为本、病为枢、症为标”的现代中医学临证思维。临床时根据标本缓急，做到证、病、症三者结合，在治疗上强调湿热分解，重在治湿，并以调理脾胃为主，通达气机为要。遣方用药以祛湿为第一要务，因燥胜湿，以燥治湿为正治，而湿为阴邪，当用阳药，故治湿当以苦温燥湿为主。湿去则热无所附，湿去则热也去，湿热去，则病愈[8]。

劳教授治疗脾胃湿热证肠易激综合征常用自拟清浊安中汤加减(藿香 10 g，川厚朴 15 g，法半夏 15 g，茯苓 15 g，广木香 10 g后下，紫苏梗 15 g，陈皮 10 g，延胡索 15 g，郁金 15 g，救必应 30 g)。方中祛湿运用了芳香化湿、苦温燥湿、淡渗利湿三法，以藿香、厚朴、法半夏芳香化浊，燥湿理气；茯苓、救必应淡渗利湿，注重祛湿同时，亦不忽视清热。加减：腹胀，加枳壳 15 g，大腹皮 15 g，或去藿香，加白豆蔻 10 g后下；腹痛甚，加野木瓜(七叶莲)30 g；口甜、苔厚腻，加佩兰 10 g；恶心，加生姜 15 g；胸闷，去藿香，加郁金 15 g，菖蒲 15 g；大便不畅，加乌药 15 g；便秘，去救必应、茯苓，加地榆 20 g 或绵茵陈 30 g后下；口干，加芦根 15 g。清浊安中汤用于脾胃湿热证，辨证要点是舌苔有不同程度的黄腻苔。苔厚时用菖蒲易藿香，其化湿之力强过藿香，或加用白豆蔻；厚朴化湿退苔，苔厚则用量大(15 g)，苔薄则用量少(10 g)。用药方面苔厚时一般不用补气补血之药，以化湿为先，邪祛湿化苔净后再行补。治疗时强调脾胃湿热证应以调理脾胃为主，以通达气机为要。常取四磨饮化裁，以木香易沉香，选用木香、枳壳、天台乌药、槟榔或大腹皮。脘腹胀痛是脾胃湿热证最常见的症状，劳教授指出：脾胃病治胀以理气为要，除满以降逆为先，治疗时在清湿热的大原则下理气降逆。腹痛无论虚实，均涉及升降失职，治以调肝和胃，达到升降和顺，则胃痛、胃胀、腹痛、腹胀、嗳气、反酸均可消失。而即使兼虚，也不能峻补，一定要补中有泻，兼顾祛邪、导滞、理气、化湿，使补而不滞，方可恢复升降运作之功。

【验案】

患者，男，43 岁。2009 年 11 月 27 日初诊。

[主诉] 腹胀腹痛反复 5 年余。

[病史] 口苦，口干少饮，胃纳欠佳，大便时烂时硬，有黏液，舌红，苔黄腻，脉弦。结肠镜检查未见明显异常。

[诊断] 肠易激综合征。

[辨证] 脾胃湿热证。

[治法] 泻热祛湿生津。

[处方] 藿香10 g,川厚朴15 g,法半夏15 g,茯苓30 g,木香10 g后下,天台乌药10 g,大腹皮15 g,枳壳15 g,救必应30 g,黄连6 g,芦根15 g,麦芽30 g,7剂,每日1剂,水煎服。

[疗效] 二诊腹胀明显缓解,无腹痛,口干减,纳可,肠鸣,大便成形有少许黏液,舌红,舌根黄腻苔,脉弦缓。守上方,黄连增加为8 g,续服7剂。三诊肠鸣消失,大便软,1天1～2次,无黏液,无明显腹胀,略感口干,偶有头痛,舌红,根黄腻,脉弦缓。守上方,去麦芽,加白芷10 g,7剂。四诊无腹胀腹痛,偶有肠鸣,大便软,1天2次,无黏液,舌红,苔薄黄腻,脉弦。守上方,去木香、乌药、大腹皮、枳壳,加防风15 g,7剂。病愈。

六、周福生诊治经验

周福生教授认为肝郁脾虚、心神不宁、心胃不和是肠易激综合征的主要病机,本病为胃肠功能性疾病,其病在肝,其制在脾胃,其标在肠,其统在心。由于肝失疏泄,肝木乘脾,致脾失健运而泄泻;或因气机失调而致腹痛,气机不畅或疏泄不及,则可使粪便内停,久之形成便秘。心、肝二脏在情志调理中起主要作用,而心又处于主导和统摄地位。肝以阴为体,而肝阴与心主血脉相关。另外,心肝为子母之脏,肝火旺可引起心火旺,出现失眠、多梦等情志症状。在治疗胃肠疾病中,周教授强调心胃相关,认为心主神志、精神心理因素与胃肠消化系统主受纳、腐熟、运化水谷、分清泌浊等功能相互联系、相互影响,故治疗主张从心论治,用调心安神和胃法[19]。

周福生教授诊治经验总结如下。

(1) 标本同治:肠易激综合征病机虚实夹杂,症状复杂多变,病程迁延反复,故治法宜标本同治。腹泻型患者多为肝郁脾虚夹湿,周教授选用茯苓、白术、法半夏、白芍等健脾柔肝药,合用藿香、佩兰、白豆蔻、薏苡仁、茵陈祛湿止泻。便秘型多从气阴亏虚、脾肾阳虚夹热、夹瘀辨治,辨证分别选用五爪龙、太子参、玄参、生地黄、玉竹等益气养阴,以及白术、山药、肉苁蓉、怀牛膝、菟丝子、杜仲等健脾补肾,并选用蒲公英、黄连、布渣叶等清热消积;选用丹参、赤芍、郁金、延胡索等活血;选用火麻仁、桃仁、郁李仁、柏子仁等润肠通便。标本兼治,祛邪而不伤正气,正气胜复有助驱邪外出。

(2) 注重气机:周教授认为调理气机是治疗肠易激综合征的重要治则。由于肝气郁结,心气受损,脾气不升,腑气不通,故患者表现多有气机失调症状,如心烦易怒、失眠多梦、腹胀腹痛、泄泻或便秘。临证常选用柴胡、枳壳、木香、佛手、厚朴、紫苏梗、乌药、陈皮、大腹皮等理气之品,以舒达肝气,用调畅胃肠气机;又因患者病情反复发作,久则入络,易瘀血内阻,行气则使血行,通则不痛。

(3) 养心安神:周教授根据多年临床经验,提出心胃不和是肠易激综合征的重要病机。临床观察发现部分患者治以疏肝解郁后,焦虑多疑、心烦易怒、失眠多梦等症依然存在,而改用从心论治,用调心安神和胃之法治疗收到良好效果。辨证用药酌加首乌藤、合欢皮、生龙骨、酸枣仁等补养阴血、养心安神之品,使患者神疲懒言、体倦乏力、烦躁易怒或失眠多梦等症得到明显改善。

【验案】

患者，女，38岁，2003年11月30日初诊。

［主诉］反复腹胀、腹痛1年余。

［病史］反复腹胀、腹痛、腹泻、便秘交替出现，伴心烦，胸闷不舒，纳差，失眠多梦，平素多因情志不遂诱发和加重。曾在某医院间断服用中西药治疗，效果不明显。症见精神抑郁，多疑易惊，形体消瘦，腹平软、轻压痛，舌胖质暗红、苔薄黄，脉细弦。检查血、大便常规及培养等均未见异常，肝、胆、脾B超及电子结肠镜检查肠道未见器质性病变。

［诊断］腹痛。

［辨证］肝郁脾虚，气滞血瘀，心神不宁。

［治法］疏肝健脾，理气活血，佐以养心安神。

［处方］白术、延胡索、乌药、白芍各15 g，合欢皮、防风、木香后下、藿香各10 g，麦芽、首乌藤各30 g，丹参20 g。7剂，每天1剂，水煎服。

［疗效］服药后症状明显好转，腹痛消失，大便次数减少、质成形，纳食、睡眠均可。继续调理1月巩固疗效。半年后随访未复发。

七、王长洪诊治经验

王长洪教授认为腹泻型肠易激综合征的病机固然有脾虚、肝郁或肾阳不足的不同，治疗上亦有健脾、调肝和温肾的侧重，但是脾虚作为发病之本贯穿疾病的始终，脾虚易为肝气所乘，加重病情，脾虚经年即可伤及肾阳，使病情缠绵。若脾虚只健脾，肝郁只调肝，往往顾此失彼，非上工之举。肝脾肾同调，一方面可以做到未病先防，另一方面则可已病防变，是为上工之策。他认为从分析基本病机入手进行辨证治疗，是中医辨证施治的更高层次，其疗效更优于辨证分型治疗。以肝脾肾同调为治法的健脾调肝温肾方就是这一指导思想的具体体现。方中党参可补中益气、健脾生津；白术为健脾益气燥湿之要药，党参和白术相合扶土益气之功显著，脾气充则有化湿之力，湿浊去自有健脾之功，共同发挥益气健脾除湿作用，共为君药。白芍养血柔肝、缓急止痛、兼敛脾阴，与党参和白术合用，可于土中泻木；肉桂有补火助阳，引火归原，散寒止痛之效，二药与党参、白术相伍，温肾阳而补脾阳、健脾运，因此白芍和肉桂共为臣药。白扁豆补脾和中，兼能化湿；茯苓既能健脾又能渗湿；陈皮理气燥湿，醒脾和胃；山药补脾益气，兼能养阴，四者相合，助参术加强脾胃运化之功，合为佐药。防风专入肝、脾，舒脾升阳，助党参和白术祛湿止泻，兼散肝郁，故该药兼为佐使。炮姜温中散寒，振奋脾胃阳气，合肉桂可暖脾胃以滋健运，亦为佐使。方中诸药合用，健脾、调肝、温肾，即肝脾肾同调，做到脾气健，湿气除，肝气调，肾阳足，故可使泄止、痛缓而病愈[20-21]。

【验案】

患者，女，52岁，2005年10月初诊。

［主诉］反复腹泻3年。

［病史］患者间断腹泻3年，每天3～4次，为稀水便，无黏液及脓血便，无里急后重，受凉或紧张后症状加重，便前腹痛明显，便后痛减，舌淡，苔薄黄，脉细弦，肠镜检查无异常。

［诊断］泄泻。

［辨证］肝郁脾虚。

［治法］疏肝健脾。

［处方］防风 15 g，白术 20 g，苍术 10 g，白芍 10 g，陈皮 10 g，党参 15 g，炮姜 10 g，当归 10 g，黄连 5 g。

［疗效］服用 14 剂，腹泻好转，大便成形，继续加减服药 2 个月，每天大便 1～2 次，成形，腹痛消失。

八、周学文诊治经验

周学文教授认为腹泻型肠易激综合征的核心病机为脾虚湿盛，强调脾虚为发病之本，七情不畅是本病反复发作，缠绵难愈之诱因。周教授本着治病求本的原则，治疗腹泻型肠易激综合征以健脾益气、理气化湿、涩肠止泻为基本治则，并自拟复方石榴皮煎剂，临床随证加减，取得良好疗效。药物组成：黄芪、黄连、白术、白芍、茯苓、防风、木香、陈皮、石榴皮、甘草。方解：黄芪甘温，补脾益气，升阳止泻，以治病求本；石榴皮酸涩，涩肠止泻以治标，共为君药。白术、茯苓甘温补中，健脾益气，渗湿止泻，为臣药。木香、陈皮、防风辛香走散，理气和中，清阳化湿，使补中有行；黄连苦寒，燥湿厚肠；白芍酸寒，泻肝柔肝，缓急止痛，为佐药。甘草为使药，调和诸药。方中陈皮、白芍、防风、白术相合，为痛泻要方，调肝理脾，补土泻木；黄芪、白术、茯苓、甘草相配，仿四君子汤之义（周教授嫌党参壅滞，故以黄芪代之），补而不烈，培本扶中；木香、黄连相伍，为香连丸，燥湿将浊，利大肠壅气；芍药、甘草相配，即仲景之芍药甘草汤，酸甘化阴，柔肝敛脾。诸药相伍，升中有降，涩中有行，补中有泻，共奏益气健脾，渗湿止泻之效。周教授本着“有诸内，必形诸于外”的原则，临证时着重观察患者的情志活动，由表及里，审证求因，应用七情辨证，即通过观七情之喜、怒、忧、思、悲、恐、惊，以察脏腑功能盛衰，断病之所属[22]。

1. 怒-肝

肝之阴血不足，阴不制阳，致肝阳上亢或肝失疏泄，或气郁日久，郁而化热均可致气血亢逆，发而为怒。周教授临证时每遇急躁易怒的腹泻型肠易激综合征的患者，将其归为肝郁脾虚，在常规辨证的基础上，症见急躁易怒，两胁蹿痛，脘腹胀痛等加郁金、川楝子、香附、玫瑰花、柴胡等疏肝泻热，理气开郁；症见两目干涩、头晕目眩，手足心热，失眠多梦患者加玉竹、麦冬、百合、沙参等滋阴清热，柔肝补血。

2. 喜-心

过度喜乐容易伤心神，使心气涣散不收，推动血液无力，血不养心，致心神失养，出现注意力不集中，精神涣散，心神不宁，心悸，失眠多梦等症状，每遇这种患者，周教授在基础辨治上加酸枣仁、柏子仁、丹参、龙眼肉等养心安神。若临证时出现心烦不宁，小便赤涩，口舌生疮等症，周教授喜加淡竹叶、焦栀子、苦参等清心除烦。周教授认为淡竹叶、栀子二药清心除烦，淡渗利湿可使热邪从小便下行，苦参其寒可泻心之邪火，苦为心之正味，故以苦参补心泻心。

3. 思-脾

思则气结，又有忧思伤脾，致脾失健运，不能运化水谷精微，水反为湿，谷反为滞，结于肠道，发为泄泻；脾虚失运，脾不升清，精微不布，出现情绪低落，脘腹胀满，倦怠乏力等症，应在基础辨证上加太子参、白扁豆、石菖蒲、广藿香、茯神、薏苡仁、土茯苓、甘草等健脾益气，淡渗利湿，使脾气健运，精气得散，水谷得化，则精力充沛，思维活跃，肠腑得安。

4. 悲、忧-肺

悲忧伤肺，耗伤肺气，易出现悲忧寡欢，多愁善感，悲悲戚戚、神疲乏力，咳嗽气喘等症状，在常规辨证基础上加减：红景天、太子参、山药等补肺益气，同时应加诃子、肉豆蔻、乌梅、五味子等敛肺涩肠。若出现气机阻滞时，周教授用葛根配紫苏叶，葛根升阳止泻，紫苏叶宣肺降气，二药一升一降，理肺调气。

5. 惊、恐-肾

周教授认为惊、恐与肾精不足及肾阳亏虚密切相关。若患者胆小甚微，惊恐焦虑在常规辨证基础上加龙骨、龙齿、牡蛎固肾凝神；若患者腰膝酸软，头晕耳鸣，精神恍惚，动作迟钝加熟地黄、桑葚、黄精、女贞子等益精填髓；腰膝酸冷，畏寒肢凉，尿频清长，面色㿠白，性欲淡漠者加巴戟天、淫羊藿、补骨脂、益智仁、杜仲等温补肾阳，釜底填薪。

【验案】

患者，女，35岁，2015年12月09日初诊。

［主诉］腹泻、腹痛反复发作半年，加重3天。

［病史］半年前因工作劳累，饮食不规律出现大便溏薄，未引起重视，后泄泻愈加明显，尤以劳累，情绪波动后为甚，3天前与人争吵后腹泻加重，为求诊疗来诊。现症见腹泻、腹痛，以右下腹疼痛为剧，泻后痛减，形体适中，急躁易怒，两胁胀痛，纳差，口中黏腻，舌根部有片状小溃疡生成，小便色赤，大便溏，每天3～4次，失眠多梦，舌质红，苔黄腻，脉弦，滑数。

［诊断］泄泻。

［辨证］肝郁脾虚，郁而化热，致心火炽盛，湿热内蕴。

［治法］健脾益气，泻热除烦，渗湿止泻。

［处方］复方石榴皮煎剂加减。黄芪10 g，黄连6 g，陈皮10 g，防风10 g，木香10 g，白芍10 g，石榴皮10 g，白术10 g，栀子10 g，淡竹叶10 g，合欢花10 g，土茯苓25 g。3剂，水煎服，2天1剂。

［疗效］二诊烦躁易怒、两胁胀痛症状明显减轻，右下腹痛不明显，舌部溃疡痊愈，夜寐可，小便调，大便不成形，每天2次，纳呆。方证相符，热退湿存，原方去栀子、淡竹叶、土茯苓，加白扁豆10 g，炒薏苡仁15 g，增加健脾利湿之功，7剂，水煎服，2天1剂。2周后复诊，患者饮食可，心情舒畅，大便每天1次，愈。

九、蔡淦诊治经验

蔡淦教授认为本病属于中医“泄泻”“腹痛”“痛泄”等病范畴，与郁证密切相关。盖肝为将军之官，主疏泄，其性喜条达而恶抑郁；脾为后天之本，主运化，以升为健，脾的运化有赖于肝的疏泄功能。其主要病因：情志失调、饮食所伤、脏腑虚弱。肝郁脾虚为本病的基本病机，肝郁脾虚、脾气亏虚、脾肾阳虚、脾虚湿热阻滞为其主要证型[23]。在诊疗过程中，蔡教授辨证论治具有以下特色。

1. 善用痛泻要方

蔡教授在临床诊疗中发现，本病患者一般表现为腹痛、腹泻反复发作，常因抑郁恼怒、精神紧张而加重，大便前腹痛，泻后痛减，常伴胸胁胀满，嗳气纳呆，舌淡红，苔薄白，脉弦。多属于肝脾不和型，故其治疗本病时，常用健脾柔肝之痛泻要方作为基本方加味，药用炒白术 15 g，白芍 15 g，防风 10 g，陈皮 6 g。腹痛较剧重用炒白芍柔肝止痛；口苦、口干者加黄芩、黄连清热；脘腹痛者加延胡索、广郁金、木香疏肝行气止痛；大便黏滞不爽、苔腻者加大腹皮、厚朴、石菖蒲、佩兰化湿醒脾通腑。同时蔡教授也常用本方于其他证型的治疗。如患者久泻不爽，腹痛肠鸣，呕恶纳呆，舌红，苔黄腻，脉弦滑，属湿热阻滞型者，常用葛根芩连汤合用本方达到清热祛湿、疏肝缓脾的目的。脾气亏虚型合用参苓白术散加减；脾肾阳虚证型中多与四神丸、理中汤合用加减。蔡教授认为，正因为肝郁脾虚是腹泻型肠易激综合征的核心病机，因此使用本方不必拘泥。

2. 谨守病机，方简药精

本病一般病程较长，且反复发作，故蔡教授认为在辨证准确的前提下，用药宜轻灵，缓缓图之，不可急功近利，只要切中病所，则疗效显著。其选药多用药性平和之品，如健脾喜用太子参、山药、扁豆衣、炒白术等；对于气味厚重的药物用量常较轻，如黄连一般用 3 g，吴茱萸 2 g。

3. 调理脾胃，安神定志

本病患者常伴随精神紧张、焦虑、急躁易怒、失眠多梦等症，仅用疏肝解郁之法治疗，有时许多患者效果并不明显。蔡教授认为这些症状不仅与肝气郁结有关，而且与脾胃失健、营血亏耗有关。因此，蔡教授常用扁豆衣、山药、薏苡仁等调理脾胃，适当加用酸枣仁、合欢皮、首乌藤、煅龙骨、煅牡蛎等安神之品，取得了较好效果。

4. 合理收涩，不忘祛邪

腹泻型肠易激综合征患者，泄泻常反复发作，迁延日久，易耗伤气阴，导致正虚。但由于个人体质及病因不同，患者往往又存在兼夹寒湿、湿热、食积、气滞、瘀血等标实的病理因素。由于病程多长，邪气不盛，因此蔡教授认为在祛邪的同时可以合理运用收涩药，以使病情得到较快的控制，避免气阴进一步亏耗；收涩和祛邪两者并不矛盾，而是相辅相成的，但应注意两者比例，做到涩而不滞，以防闭门留寇。例如，对于阳气亏虚者用温涩之品肉豆蔻、赤石脂、禹余粮等；阴液亏虚者用白芍、五味子、覆盆子、石榴皮等；寒热偏盛不明显者用诃子、罂粟壳等；湿热偏盛者用椿根皮，同时致病因素的不同选用川连、黄芩、木香、凤尾草、石菖蒲、佩兰、生薏苡仁、熟薏苡仁、枳壳、川芎等，以达到祛邪的目的。

【验案】

刘某，男，32 岁，2006 年 10 月 26 日初诊。

[主诉] 腹泻反复发作近 4 年。

[病史] 情绪紧张或食生冷油腻后易发，近 2 个月来腹泻加重，大便每天 2～3 次，不成形，甚则水样便，圊前腹胀痛，泻后痛除，苔薄腻，舌胖质暗，脉小弦。辅助检查：2006 年 9 月 5 日肠镜示结直肠未见明显异常；肝肾功能正常；血、尿、大便常规均正常。

[诊断] 泄泻。

[辨证] 肝郁脾虚，兼有阳气不足。

[治法] 疏肝健脾，酌以温阳。

[处方] 炒白术 9 g，白芍 9 g，炒防风 9 g，陈皮 6 g，木香 6 g，黄连 3 g，吴茱萸 2 g，煨葛根 15 g，炮姜 6 g，焦山楂 15 g，焦神曲 15 g，补骨脂 15 g，党参 9 g，半夏 9 g。7 剂，水煎服，日 1 剂。

[疗效] 服药 7 剂后大便基本成形，但晨起口气秽浊，苔腻，脉小弦，考虑湿邪未祛，守方加石菖蒲 9 g，佩兰 9 g。继服 14 剂后患者大便每日 1 次，成形，无不适。

十、唐旭东诊治经验

唐旭东教授认为脾虚为腹泻型肠易激综合征的病机根本，肝郁脾虚是总的病机，脾肾阳虚为病机演变环节。腹泻型肠易激综合征遵循"抑肝"和"健脾"的基本治疗原则，根据患者临床症状的主次表现，或疏肝以健脾，条畅气机，或实脾以抑肝，或益气温阳。用药上注重肝脾同调，寒温并用，升降相宜，调补脾肾，消食导滞及心理治疗。并根据多年经验在痛泻要方的基础上化裁出肠安Ⅰ号方(黄芪 9 g，炒白术 9 g，炒白芍 12 g，防风 4.5 g 等)，疏肝健脾，理气温阳固涩，疗效甚佳[24-25]。

腹泻型肠易激综合征的治疗在症状上不必"痛""泻"兼见。若"痛"重于"泄"，则是肝气机郁滞不畅，应加大应用理气药，如枳实、枳壳等，亦可合用柴胡疏肝散、四逆散等疏和之剂；同时"见肝之病，知肝传脾，当先实脾"，可用生炙黄芪、党参、茯苓等中药以健脾护胃，增强疗效。若"泻"重于"痛"，多是由于脾虚所致。唐旭东教授强调三点：一则健脾止泻，直中病位，快速见效；二则要佐以疏肝、敛肝之药，因土虚木乘可加重泄泻；三则是要注意慎用芍药等养肝阴之药，尤遇腹部隐痛不适、大便溏薄不畅、舌苔厚腻者，则多不用芍药，因其易滋腻碍脾，令事倍功半。若"痛""泻"并重，是比较典型的腹泻型肠易激综合征的临床表现。治疗当治肝与实脾并重，唐旭东教授常以痛泻药方合用逍遥散以疏肝健脾、养血和胃止痛，收效甚可。

唐教授在使用药物治疗的同时也注重心理治疗和生活指导。除了通过语言开导患者外，还在基础方上对伴有睡眠差，情绪不能宁的患者加用浮小麦、珍珠母、珍珠粉，在临床上收到较好疗效。在治疗的同时应调整作息，改善不良生活习惯，配以食疗以益气补精。

【验案】

患者，男，35 岁，2013 年 4 月 25 日就诊。

[主诉] 腹泻反复 1 年，近日腹泻日 2～3 次。

[病史] 腹痛，肠鸣，晨起即解，泻后痛减，畏寒，腹部略胀气，工作紧张易发，舌暗红苔薄白，脉细弦。

[诊断] 腹泻型肠易激综合征。

[辨证] 腹泻(肝郁脾虚证)。

[治法] 健脾益气，疏肝解郁，温阳止泻。

[处方] 生黄芪 12 g，炙黄芪 12 g，炒白术 20 g，白芍 20 g，陈皮 12 g，防风 9 g，茯苓 15 g，炮姜炭 9 g，肉豆蔻 9 g，黄连 6 g，马齿苋 24 g，滑石 10 g，炙甘草 6 g。7 剂，水煎服，

日2～3次，餐后0.5～1 h温服，嘱其保持心情愉快，加强体育锻炼，忌服油炸生冷。

[疗效] 7剂症状基本消失，服药期间未出现牙痛、口腔溃疡等不适症状。7日后复诊，大便已实，未觉腹痛、畏寒等不适症状，嘱其继服7剂，保持心情舒畅。

十一、张声生诊治经验

张声生教授认为肠易激综合征病位在肠，涉及肝、脾、肾三脏，肝脾失调为本病的发病之本，湿浊、湿热、食滞、寒凝、血瘀为致病之标，病机关键在于因虚、因滞致脾胃运化失司。湿浊、湿热、食滞、寒凝、血瘀阻滞中焦气机，脾气不升则腹胀、腹泻；若腑气通降不利则腹痛[2]。

在治法上，张教授根据患者的临床证候，以调肝理脾化湿为主要治疗法则。调肝法指疏肝、平肝、凉肝、清肝、泻肝、养肝、补肝、柔肝、镇肝等恢复肝之疏泄及藏血功能的治肝之法。理脾法指恢复脾胃生理功能的健脾、运脾、温脾、滋脾、祛湿、消食、升脾等法。肝脾在生理和病理上相互联系，故张教授结合临床实践及中医经典理论，总结出了疏肝健脾、疏肝和胃、补脾柔肝、疏肝理气、清肝泻火、平肝、养血柔肝等法，临床上依据不同的证型进行辨证论治。

在方药上，重点采用自行研创的“调肝理脾方”(由党参、白术、八月札、白芍、陈皮、绿萼梅、白扁豆、芡实、防风、甘草等组成)为基本方，根据不同证候类型灵活配伍，方药精当且针对性强。

属脾虚湿阻证者，若食少纳差，酌加佩兰、藿香以芳香醒脾化湿，焦三仙、鸡内金等消食导滞；若乏力、倦怠，酌加炙黄芪、炒白术，取黄芪建中汤之意以温中补虚，缓急止痛；若大便时溏时泻、夹有黏液者，酌加白扁豆、山药以益气健脾止泻，茯苓、薏苡仁以淡渗利湿止泻；若泄泻清晰，甚则如水样，腹痛肠鸣者，为寒湿内盛，脾失健运，清浊不分，酌加藿香辛温散寒，芳香化浊；伴腹中冷痛，手足不温者，酌加黑附片、干姜、肉桂、草豆蔻或白豆蔻以温中散寒，苍术、厚朴以燥湿除满；若恶心呕吐，酌加旋覆花、代赭石以降逆止呕；若水肿、小便不利，酌加冬瓜皮、大腹皮以利水消肿。

属脾胃湿热证者，或误食馊腐不洁之物，使脾胃受伤；或饮食过量，停滞不化；或恣食肥甘辛辣，致湿热内蕴。若腹痛肠鸣，泻下粪便臭如败卵，泻后痛减者，为宿食内停，阻滞肠胃，传化失司，酌加山楂、神曲、麦芽以消食导滞；若食积较重，脘腹胀满者，酌加大黄、枳实以推荡积滞；若泄泻腹痛，泄下急迫者，为食积化热，故治疗上酌加连翘以解郁清热，黄芩、黄连以清热燥湿、厚肠止泻；若湿热较重者，酌加茵陈、六一散等清热利湿之品；若泻而不爽，粪色黄褐，气味臭秽者，酌加木香、莱菔子、焦槟榔以行气导滞；湿热壅滞，损伤肠胃，故酌加白芍、当归以养血活血、缓急止痛。诸药合用，取芍药汤清热燥湿、调气和血之意。

【验案】

患者，男，35岁，2013年8月6日初诊。

[主诉] 腹部胀痛伴腹泻反复发作7月余。

[病史] 患者于7个月前受凉后出现腹部胀痛伴腹泻，每日排便3～4次，质溏，偶有完谷不化，口服整肠生及中药汤剂治疗后症状稍改善。而后腹部胀痛伴腹泻多于饮食

不适及受凉后间断发作，腹部胀痛，肠鸣频作，泻后痛减，有排便不尽感，伴胃痛，乏力倦怠，头晕，纳差，睡眠尚可，无发热、头痛，无恶心、呕吐。曾多次检查大便常规，未见异常。北京某医院的纤维结肠镜未见明显异常。既往健康。就诊时患者神清，形体肥胖，腹软，无包块，肠鸣音每分钟6次，双下肢无水肿。舌质淡红，边有齿痕，苔薄白，脉沉细。

[诊断] 泄泻。

[辨证] 脾虚湿阻证。

[治法] 温中补虚，缓急止痛。

[处方] 炙黄芪15 g，炒白术15 g，陈皮10 g，防风10 g，白芍25 g，山药15 g，芡实10 g，白扁豆15 g，藿香10 g，炙甘草6 g，莱菔子15 g，延胡索10 g，黄芩10 g，茯苓10 g，焦神曲25 g。7剂，水煎温服400 mL，分早晚服。

[疗效] 患者服药后，自述泄泻症状有所缓解。2013年8月13日二诊时，每日排便2～3次，腹部疼痛明显减轻，大便较前成形，通畅，仍腹胀。前方加娑罗子10 g，香橼10 g以理气止痛。7剂，水煎温服400 mL，分早晚服。2013年8月20日三诊时，患者服药后，每日排便1～2次，大便基本成形，胃痛及腹痛腹胀症状缓解，仍乏力倦怠，无头晕。舌淡红，苔薄白，脉沉弦。前方不变，继服4周后，症状消失，随访半年未见复发。

十二、邱健行诊治经验

邱健行教授认为素体虚弱、饮食不节、外邪侵袭是肠易激综合征的重要病因。若素体虚弱，或肾阳不足，脾肾阳虚，运化失司，水湿蕴结于肠，则气血瘀滞，故腹痛、大便性状改变，治当温肾助阳，补脾益气，扶正祛邪；若饮食不节，脾失升清，湿热之邪内生，加之热毒之邪入侵，肠腑传导失司，故痛泻，治当清胃化湿，健脾益胃；若外邪侵袭，湿邪入侵，久而化热，湿浊不化，湿热蕴结于肠道，则见精神疲倦、肢体乏力，治当“通”“清”并用，清热祛湿，以引邪下行，清肠止泻[26]。

岭南地区地卑土薄、气候湿热，故湿热蕴肠型肠易激综合征居多。脾失健运，湿浊内生，郁而化热，则湿热蕴肠，不通则痛，正如《黄帝内经素问集注》所言：“湿热下行则肠鸣，上蒸而汗出也。”水湿蕴结日久，郁而化热，可见口干、口苦、口臭、大便色黄臭秽等湿热证候。湿热相搏，蕴结于肠，应采用通因通用的治法，分解湿热、清热化浊、宣通气机、健脾止泻，使湿热下行，达到肠腑通畅、湿热自除之效。

针对湿热蕴肠型肠易激综合征患者，自拟火凤清肠方加减灵活运用。方药组成：火炭母30 g、凤尾草30 g、白花蛇舌草30 g、败酱草30 g、延胡索15 g、救必应20 g、防风18 g、白术15 g。全方共奏清肠利湿，健脾益气之效。若兼有痰湿困脾者，加用法半夏、麦冬；肝郁气滞者加柴胡、枳实；肝横犯脾者合痛泻要方；气滞明显者，加佛手、木香；兼有脾胃虚寒者，合吴茱萸汤；患者畏寒肢冷，舌淡胖、苔白滑，脉缓，常选用吴茱萸、干姜作为药对；如腹胀明显者，可加莱菔子、枳实；伴胸闷恶心者，可加竹茹、香薷；便血者，加槐花、地榆，甚有疗效。

【验案】

陈某，女，61岁，2017年1月8日初诊。

[主诉] 反复腹泻半年、加重1天。

[病史] 既往有慢性萎缩性胃炎病史，未规律服药；有焦虑病史多年，长期服用氟哌噻吨利曲辛片。1个月前查肠镜未见明显异常，诊断为肠易激综合征。自诉服用蒙脱石散剂、匹维溴铵片，症状可缓解，停药后症状时有反复，1天前患者劳累后出现腹泻次数增加。精神稍倦，四肢乏力；口干，口苦，口臭，纳呆，恶心欲吐；腹痛腹泻，里急后重，大便每日3～5次，色黄臭秽，质稀烂，泻后肛门灼热感；小便量少色黄，舌暗红、苔黄，脉数。

[诊断] 泄泻。

[辨证] 脾胃湿热。

[治法] 清利湿热，健脾止泻。

[处方] 火炭母30 g，凤尾草30 g，败酱草30 g，白花蛇舌草30 g，救必应20 g，乌药20 g，防风18 g，延胡索15 g，陈皮10 g，生姜6 g，甘草6 g。每日1剂，水煎服。

[疗效] 患者坚持服药治疗，自觉症状好转。2017年1月18日二诊时，患者腹痛腹泻较前减轻，大便平均每日2次，量多、质稀烂；口干、口苦减轻；纳呆，无恶心欲吐。上方去白花蛇舌草、救必应，加茯苓20 g、太子参20 g、白术10 g，继续服用7剂，以巩固疗效。2017年1月27日三诊时，无明显腹痛，大便每日1次，质成型，口干、口苦亦有改善。予四君子汤7剂以固护脾胃。

十三、刘凤斌诊治经验

刘凤斌教授认为肠易激综合征发病主要因七情内伤、饮食失节、湿热内蕴等损伤脾胃，以致脾胃虚弱，肠道运化传导失常，临证治疗以益气健脾为主，佐以疏肝解郁、清利湿热、调畅气机、缓急止痛等，诊疗过程始终贯穿“治未病”思想，注重心理疏导、饮食生活起居调护[27]。

刘教授认为，人体的消化功能有赖于胃的和降、脾的运化、肝的疏泄，以及胆、小肠、大肠等脏腑功能的共同作用。但根据肠易激综合征的临床表现和诱发因素，刘教授认为脾胃虚弱、肠失传导是便秘型肠易激综合征的主要病机，素体虚弱，精神紧张，劳倦内伤或长期饮食不节等致脾胃虚弱，气虚而致推动无力，必然使糟粕久停而便秘。

针对脾虚便秘型肠易激综合征的治疗，刘教授认为应从健脾入手，不单纯理气通便，否则气暂降而郁暂开，不久又闭矣，须以健脾为君，佐以理气之品。刘教授治疗原则是益气健脾为基础，常以四君子汤为底加减。临床常用太子参、黄芪、白术、茯苓、淮山药、甘草等补脾药物以健脾益气，使大肠能正常发挥传导功能。其中重用白术，首取补脾燥湿以治土虚，另取其双向调节胃肠运动作用，“能振动脾阳，而又最富膏脂，本能滋津，万无伤津之虑”。善用太子参，补气生津、益气养阴，平补而不温燥，重视“平淡之中见神奇”。

【验案】

患者，男，35岁。

[主诉] 反复排便不畅、腹部不适2年。

[病史] 既往因反复腹泻伴有腹痛在某医院就诊曾服用小檗碱、蒙脱石散、谷参肠安、健脾渗湿冲剂等治疗症状缓解。近2年又出现排便不畅大便软成条，腹胀腹部不适，大便中有黏液，3～4天一次大便，伴有乏力倦怠，胃脘灼热感，精神紧张，1～2个月做1次肠镜，肠镜结果均正常。舌淡红有齿印，苔白腻，脉细。

[诊断] 便秘型肠易激综合征。

[辨证] 脾虚气滞。

[治法] 健脾消痞，行气化滞。

[处方] 自拟健脾理气汤。党参12 g，白术30 g，枳实15 g，槟榔6 g，乌药12 g，虎杖15 g，黄连6 g，14剂。

[疗效] 二诊腹胀减轻，大便转为1～2天1次，排出较前通畅。但胃脘仍有灼热感，胁肋部胀闷不适，时有嗳气泛酸。此时病机突出表现为"脾虚气滞兼有肝脾不和"。故以健脾理气汤治其病，四逆散配合珍珠粉治其证。三诊，即再服药14天后，胃脘灼热感消失，两胁胀闷不适缓解，但时有嗳气，大便排出较通畅每日1次，夹有少许黏液。舌苔转为薄白，脉细。此时病机突出表现为"脾虚气滞"，病机较单纯，故以健脾理气汤独处之。

守方服药1个月后复诊时，患者大便排出通畅，每日1次，无黏液，腹部不适消失，精神较佳，可正常工作，脉平舌净。

十四、黄绍刚诊治经验

黄绍刚教授总结腹泻型肠易激综合征患者在疾病过程中表现出明显的加重-缓解-平稳三个阶段，当辨证治疗。发作期，以肝郁表现为主，证见少腹胀满窜痛，情绪抑郁或烦躁易怒，大便溏结不调，肠鸣矢气，口苦咽干，舌红，苔薄白。此类患者多有工作生活压力过大等精神心理因素，情志不畅，肝失疏泄，肝气郁结，脏腑经络气血不通则致腹痛胀满走窜。治当重在调肝，通过疏肝气，解肝郁，恢复气机之升降。方拟柴胡疏肝散合痛泻要方加减，常用中药有白芍、白术、防风、陈皮、延胡索、合欢皮、柴胡、枳壳、香附、郁金等。缓解期，兼有肝郁及脾虚表现，证见腹痛即泻，泻后痛减，肠鸣矢气，胸胁胀闷，失眠多梦，口干口苦，腹胀纳呆，大便先干后溏，舌淡红，苔薄白，脉弦或弦细。此类患者为肝郁横逆克脾，肝脾失调，气机升降失司则致痛泻并重。治当调肝实脾并重，通过疏肝气，益气健脾，培补中焦，直达病所。方拟柴芍六君汤加减，常用中药有白芍、白术、防风、陈皮、延胡索、合欢皮、党参、茯苓、柴胡、木香等。平稳期，以脾虚表现为主，证见餐后即泻，大便时溏时泻，腹部隐痛，纳呆，食后腹胀，肢倦乏力，舌淡，苔白，脉细。此类患者为脾虚失运，气机阻滞，肠道功能紊乱，则致泄泻。治当重在健脾，通过健脾补土，扶正祛邪。方拟参苓白术散合痛泻要方加减，常用中药有白芍、白术、防风、陈皮、延胡索、合欢皮、党参、黄芪、炒扁豆、薏苡仁等。

临床上腹泻型肠易激综合征患者常兼有情绪抑郁或心烦易怒、失眠等情志不畅表现，黄教授从"血三脏"理论出发，心、肝、脾三脏同治，在疏肝健脾的基础上，辅以调心安神，疗效明显提高。调神可从养心安神、宁心安神、情志疗法三方面着手。养心安神常加酸枣仁、龙眼肉、首乌藤等药；宁心安神常加远志、素馨花、合欢花等药；情志疗法重点在于引导患者正确认识腹泻型肠易激综合征的发病特点及预后，善于倾听，安慰鼓励患者，还可建议患者培养兴趣爱好，减少对腹泻型肠易激综合征的关注度。调神既可改善患者情志不畅症状，又可减少腹泻型肠易激综合征的复发[5,28]。

腹泻型肠易激综合征病程迁延，病势缠绵，可衍生其他证候表现，故黄教授主张在治疗时应注重辨证，灵活加减。兼有湿热证，可加用蒲公英、布渣叶等清利湿热药；兼有痰湿证，可加藿香、佩兰等芳香醒脾化湿药；兼有瘀证，可加延胡索、郁金等活血化瘀止痛药；兼有脾肾阳虚证，可加补骨脂、肉豆蔻等温补脾肾药。黄教授重视脾胃中轴的气机升降，喜用防风、柴胡等风药升清气，一方面取"风能胜湿"之意；另一方面使阳升陷举，郁热透散，肝气得舒。调畅气机常用白术升脾之清气，法半夏降胃之浊气，令水谷纳运相得，升降相因。

【验案】

张某，男，20 岁，2016 年 5 月 20 初诊。

[主诉] 患者自述脐周隐痛不适，大便中夹杂不消化食物。

[病史] 晨起眼睛干涩，情绪紧张，胃纳可，咽干，眠差，舌淡红，苔白稍腻，脉弦。曾行电子肠镜检查但未见异常。西医诊断为肠易激综合征。

[诊断] 腹痛。

[辨证] 肝郁脾虚。

[治法] 疏肝解郁，健脾行气止痛。

[处方] 太子参 15 g，北黄芪 30 g，炒白术 15 g，茯苓 15 g，白芍 20 g，蒸陈皮 10 g，广木香 10 g后下，防风 10 g，合欢皮 15 g，广藿香 15 g，炒薏苡仁 20 g，六神曲 15 g。7 剂，每日 1 剂，水煎，早晚分服。

[疗效] 二诊时，患者自诉服药后脐周隐痛稍有减轻，大便烂，情绪紧张，咽干，眠差，舌淡红，苔微黄稍腻，脉弦。治以调和肝脾，宁心安神。处方：黄连 10 g，法半夏 15 g，蒸枳实 15 g，延胡索 15 g，广藿香 15 g，葛根 20 g，熟党参 15 g，防风 10 g，云苓 15 g，素馨花 10 g，蒸陈皮 10 g，炙甘草 5 g。三诊时，患者诸症好转，治病求本，故治以疏肝解郁及温肾益气之法以巩固疗效。处方：蒸枳壳 15 g，广藿香 15 g，熟党参 15 g，防风 10 g，云苓 15 g，素馨花 10 g，蒸陈皮 10 g，炒白术 15 g，北黄芪 20 g，盐补骨脂 15 g，肉豆蔻 10 g。

参考文献

[1] 曹正龙，何镔，潘军，等. 国医大师徐景藩抑肝扶脾法治疗腹泻型肠易激综合征经验应用的研究[J]. 中医药临床杂志，2013，25(7)：604-606.

[2] 齐英娜，张声生. 张声生教授论治腹泻型肠易激综合征经验[J]. 中华中医药杂志，2015，30(8)：2796-2798.

[3] 顾思臻，丛军，蔡淦，等. 蔡淦基于"三观"理论治疗肠易激综合征经验[J]. 上海中医药杂志，2022，56(10)：16-19.

[4] 孙大娟，由新鹏，迟莉丽. 基于"土中泻木"理论论治肝郁脾虚型腹泻型肠易激综合征疗效观察及机制探讨[J]. 南京中医药大学学报，2020，36(2)：193-196.

[5] 吴皓萌，秦书敏，郑欢，等. 从心肝脾论治腹泻型肠易激综合征伴焦虑或抑郁状态

[J]. 中华中医药杂志,2021,36(8):4494-4497.
[6] 张艺,李学军,杨琦,等. 李学军教授运用祛湿止泻法治疗腹泻型肠易激综合征经验[J]. 中国民族民间医药,2022,31(4):85-87.
[7] 林洁民,黄穗平,邝宇香,等. 基于中医传承辅助平台探讨余绍源治疗肠易激综合征的用药经验[J]. 中医药导报,2018,24(16):41-43.
[8] 彭林. 劳绍贤教授治疗脾胃湿热证肠易激综合征经验[J]. 中医研究,2013,26(8):34-37.
[9] 王月明,蒋雪荃,迟莉丽. 迟莉丽治疗便秘型肠易激综合征经验[J]. 湖南中医药杂志,2015,31(5):23-24.
[10] 谷诺诺,王凯星,杨倩,等. 李佃贵教授基于浊毒理论治疗肠易激综合征经验[J]. 四川中医,2017,35(6):3-5.
[11] 邹文爽,安颂歌,常盼盼,等. 刘铁军从"肺与大肠相表里"论治便秘型肠易激综合征经验[J]. 中国民间疗法,2016,24(11):18-19.
[12] 何友成,杨正宁,黄铭涵,等. 国医大师杨春波辨治慢性泄泻经验[J]. 中国中医药信息杂志,2021,28(8):124-127.
[13] 杨春波,骆云丰,任彦,等. 杨春波教授辨治脾胃湿热临证法要[J]. 中国中西医结合消化杂志,2019,27(7):483-484.
[14] 朱培一. 李乾构学术思想与临床经验总结及健脾理气汤治疗上腹疼痛综合征的研究[D]. 北京:北京中医药大学,2011.
[15] 刘汶. 李乾构应用四君子汤的经验撷菁[J]. 中医药临床杂志,2005(2):108-109.
[16] 叶柏,陈静. 国医大师徐景藩教授治疗肠易激综合征临床经验[J]. 中华中医药杂志,2013,28(6):1746-1748.
[17] 曹正龙,何镔,潘军,等. 国医大师徐景藩抑肝扶脾法治疗腹泻型肠易激综合征经验应用的研究[J]. 中医药临床杂志,2013,25(7):604-606.
[18] 陈敏. 徐景藩教授从肝脾肾论治久泻经验[J]. 中医学报,2016,31(1):47-49.
[19] 陈晓敏,周福生. 周福生教授治疗肠易激综合征经验介绍[J]. 新中医,2006(6):10-11.
[20] 巩阳. 王长洪教授从肝脾肾论治肠易激综合征的临床经验[J]. 中国中西医结合消化杂志,2009,17(3):195-196.
[21] 高文艳,王长洪,林一帆,等. 健脾调肝温肾方治疗腹泻型肠易激综合征的临床研究[J]. 中国中西医结合杂志,2010,30(1):13-17.
[22] 白光. 国医大师周学文应用复方石榴皮煎剂联合七情辨证治疗腹泻型肠易激综合征经验[J]. 中国中西医结合消化杂志,2019,27(12):883-886.
[23] 高志远,张正利. 蔡淦治疗腹泻型肠易激综合征经验[J]. 辽宁中医杂志,2008(10):1474-1475.
[24] 林媚,唐旭东. 唐旭东教授治疗腹泻型肠易激综合征经验述要[J]. 实用中医内科杂志,2009,23(11):9-11.
[25] 王微,王春燕,王凤云,等. 唐旭东应用痛泻要方改善IBS-D"痛"、"泻"症状的临床经验汇要[J]. 辽宁中医杂志,2013,40(8):1537-1538.

[26] 张健谊，郑其进，邱健行，等. 邱健行以火凤清肠方治疗湿热蕴肠型肠易激综合征经验[J]. 上海中医药杂志，2018，52(8)：2-4，1.
[27] 李丽娟，刘凤斌，侯政昆，等. 刘凤斌中医药治疗肠易激综合征经验[J]. 辽宁中医杂志，2011，38(11)：2144-2145.
[28] 郑欢，吴皓萌，秦书敏，等. 黄绍刚辨治腹泻型肠易激综合征经验[J]. 广州中医药大学学报，2019，36(9)：1448-1451.

第十三章 肠易激综合征的中医调护

肠易激综合征患者中医日常护理调节涉及饮食、情志、运动、生活起居等各个方面。而中医认为"法于阴阳，和于术数，饮食有节，起居有常，不妄作劳，故能形与神俱"，肠易激综合征的中医护理应做到慎起居、畅情志、调饮食、适劳逸，以求身心全面康复。此外，倡导患者关注记录每日的大便、腹痛、腹胀情况以便观察病情变化。

第一节 饮食调护

《灵枢·五味》云"愿闻谷气有五味，其入五脏"，《素问·五常政大论》认为"食宜同法""药以祛之，食以随之"。《素问·太阴阳明论》说："饮食不节，起居不时者，阴受之……阴受之则入五脏……入五脏则䐜满闭塞。"肠易激综合征与饮食因素关系密切，饮食不洁、暴饮暴食、过食生冷、肥厚油腻、辛辣都会对肠易激综合征患者造成不良影响。因此，需要加强对肠易激综合征患者的饮食健康的宣教与管理，更好促进疾病的康复，以防复发。

一、饮食忌宜

《金匮要略》说："所食之味，有与病相宜，有与身为害，若得宜则益体，害则成疾，以此致危。"五味忌口对维持人体阴阳平衡有重要作用。

肠易激综合征患者罹病期间忌生冷、酒食、肥厚、黏腻、五辛。生者，是指未经过烹饪所制的食物，如刺身、生鲜、生腌之类；冷者，是指中医特性中具有寒凉特性的食品，如部分蔬菜、瓜果类（西瓜、苦瓜等）、感官上寒凉之品（冷饮、冰糕等），生冷两者易损伤脾阳，脾胃虚寒。酒食者，为苦、甘、辛、湿热之品，王节斋云"若饮酒便泄者，此酒积热泻也"多饮伤人易致泻。肥者，指脂肥丰腴之物，如肥肉、油膏；厚者，指口味厚重的食物，如腌制物（腊肉、咸鱼）、辣椒等。黏者，为五谷之黏滞者，如糯米、高粱、玉米等；腻者，为甜腻的食物，如蜜饯、糖果等。《黄帝内经·奇病论》云："肥者令人内热，甘者令人中满。"肥厚黏腻者，其性黏滞，碍脾运化，痰湿内阻，日久生热。五辛者，为五荤，为大蒜、革葱（大葱）、慈葱（洋葱）、兰葱（韭菜）和兴渠（香菜），味辛而气散。以上为各种食物偏性，非中和之品，宜忌口。

在肠易激综合征患者的饮食中，应遵循清淡饮食。饮食宜低脂，少吃煎炸油腻、红色肉食（猪、羊、牛肉）；避免酒精及咖啡因的摄入；减少不可溶性纤维饮食[1]，如米糠、麸皮，可适当增加些可溶性纤维膳食，如苹果、海带、魔芋等；减少饮食中的 FODMAP，有研究表明[2]，这种饮食可能会导致腹痛、腹胀症状。这些可能存在于小麦、豆类、含乳糖的食物和人造甜味剂中；难以消化的食物要慎重或禁止食用；针对个体化，肠易激综合征患者如有特定敏感食物也应尽量避免。总而言之，肠易激综合征患者的饮食应以清淡、易消化、少油腻为基本原则，以防止病情复发或加重。

二、药食同源

《黄帝内经》云“大毒治病，十去其六；常毒治病……谷肉果菜，食养尽之，无使过之，伤其正也。”食物和药物都来源于自然，两者同源而异名，果腹者为食，强身祛病者为药。食物和药物并无明显界限，很多食物也具有强身健体和防治疾病的作用，如我们生活中常见的山楂、山药、莲子、芡实、白扁豆、茯苓、薏苡仁食材亦可以起到健脾益胃的作用，这些“药食同源”的食物既满足人体营养需求的同时，还能调理脏腑功能，强身健体，防治疾病。

三、饮食疗法

食疗是中医治疗疾病的一种特殊方法，是在药食同源理论的指导下，用中药方剂的配伍方法来搭配食材，起到治疗疾病的作用，正如《医学衷中参西录》所说“食疗病人服之，不但疗病，并可充饥，不但充饥，更可适口用之对症，病自渐愈，即不对症，亦无他患”。

肠易激综合征患者可以通过食疗方法以辅助治疗，以下从腹泻型及便秘型肠易激综合征分别介绍简单易操作的食疗方以供参考。

1. 腹泻型肠易激综合征[3-4]

(1) 山药芡实小米粥

食材：山药 30 g(或新鲜去皮山药 100 g)、芡实 30 g、小米 100 g。

做法：武火煮开，转文火煮 30 min，即可食用。

功效：健脾止泻。

(2) 党参山药粳米粥

食材：党参 15 g、山药 30 g、人参 15 g、粳米 80 g。

做法：武火煮开，转文火煮 40 min，即可食用。

功效：生津养阴、健脾益气。

(3) 参莲大枣粥

食材：党参 15 g、莲子 30 g、大枣 5 枚、粳米 50 g、白糖适量。

做法：先将党参、莲子研成细末，大枣去核切碎，再将粳米与党参末、莲子末、大枣肉一起加适量水煮成粥，加白糖少许，即可食用。

功效：益气补虚、健脾止泻。

(4) 糯米固肠粥

食材：糯米 80 g，山药 30 g，胡椒粉、白糖适量。

做法：先将糯米炒微黄，山药研成细末，然后把两者放入锅中，加适量水共煮成粥，食时加胡椒粉少许，白糖适量调服。

功效：健脾暖胃、温中止泻。

(5) 薏苡仁粥

食材：炒薏苡仁 30 g、大米 60 g。

做法：水煮沸，加入薏苡仁、大米再煮，熟后食盐调味食用。

功效：祛湿健脾止泻。

(6) 薯蓣鸡子黄粥

食材:生山药 30 g、熟鸡子黄 3 枚。

做法:将生山药切块,研成细粉,用凉沸水调成山药浆,然后再将山药浆倒入锅内,置文火上,不断用筷子搅拌,煮沸,加入熟鸡子黄,继续煮熟即成。

功效:健脾和中,固肠止泻。

(7) 莲肉糕

食材:莲子肉 200 g、糯米(或大米)200 g、茯苓 100 g。

做法:莲子肉、糯米(或大米)炒香、茯苓,共研为细末。白糖适量,一同拌匀,加水使之成泥状,蒸熟,待冷后压平切块即成。

功效:健脾益气。

(8) 姜米粥

食材:干姜 1~3 g、高良姜 3~5 g、粳米 50~100 g。

做法:干姜、高良姜放入砂锅内,加水煎煮,取汁去渣,再入粳米共煮成粥。

功效:散寒除湿,温里止泻。

2. 便秘型肠易激综合征[4-6]

(1) 芪术瘦肉汤

食材:瘦肉 100 g,黄芪、白术各 10 g,大枣数枚。

做法:白术、黄芪、大枣、瘦肉武火煮开后,转文火焖煮 30 min,即可食用。

功效:养阴血、生津液、通便。

(2) 香蕉燕麦粳米粥

食材:新鲜香蕉 1 根、燕麦片 20 g、粳米 80 g。

做法:粳米入锅煮开后,转文火煮 20 min,加入燕麦片,继续煮 5 min,再加入香蕉块,煮 5 min 后关火。

功效:润肠通便。

(3) 参麦玉竹生地汤

食材:沙参、麦冬、玉竹、生地黄各 10 g。

做法:以上食材加水煎 2 次,合并药液,加入少量冰糖,融化后,即可不拘时量随意饮服。亦可加水复煎,全天代茶饮。

功效:养阴润肠,导滞通便。

(4) 柏子仁粥

食材:柏子仁 10~15 g、大米 5 g、蜂蜜少许。

做法:将柏子仁去杂质,捣烂,与大米同煮粥,待粥熟即成。吃时加入蜂蜜。

功效:润肠通便,养心安神。

(5) 菠菜粥

食材:粳米 50 g、菠菜 250 g。

做法:取粳米和菠菜,待粳米将熟即放入菠菜,煮沸即可。

功效:泄热通便。

(6) 黄芪黑芝麻饮

食材:黄芪 5 g,黑芝麻、蜂蜜各 60 g。

做法：将黑芝麻炒香研末备用，黄芪水煎取汁，调芝麻、蜂蜜饮服。

功效：补气润肠。

（7）木香槟榔粥

食材：木香、槟榔各 5 g，粳米 100 g。

做法：取木香、槟榔水煎留汁，入粳米煮粥，粥将熟时加冰糖适量，稍煎化开即可，温食。

功效：行气通便。

第二节 情志调护

肠易激综合征可由情志失调而诱发或加重。《景岳全书·泄泻》谓“凡遇怒气便作泄泻者，必先以怒时挟食，致伤脾胃，而但有所犯，即随触而发，此肝脾二脏之病也，盖以肝木克土，脾气受伤而然”。《素问·举痛论》曰“怒则气逆，甚则呕血及飧泄，故气上矣”。情志因素与肝、脾、心关系最为密切。郁怒伤肝，肝失疏泄，或横逆犯脾，下迫大肠；思虑伤脾，脾虚失运，运化失司；心神失调，脏腑功能失养，则肝、脾有碍。三脏有损，介而发病。

相关研究表明[7]，社会心理因素在肠易激综合征发病、发展起着至关重要的作用。现代医学中，情绪障碍可影响胃肠蠕动，而肠易激综合征又影响患者的情绪，两者相互作用，严重降低患者生活质量。因此，在肠易激综合征患者的生活干预中，要特别注意情志的疏导，保持良好的心态。而目前运用中医理论与现代心理、护理学相结合形成的中医特色情志调护，对情志病的预防及治疗具有丰富的临床经验，在肠易激综合征的治疗中也取得良好疗效。

一、开导劝慰

《灵枢·师传》说：“人之情，莫不恶死而乐生，告之以其败，语之以其善，导之以其所便，开之以其所苦。”“告之以其败”，指向患者指出疾病的危害，引起患者的重视，使其对疾病有正确的认知。“语之以其善”，即医者需告知患者配合治疗，对疾病防护及时，治疗得当，病情是可控可愈，以此增强患者战胜疾病的信心。“导之以其所便”，即告知患者饮食调护及禁忌，养成良好的生活习惯。“开之以其所苦”，即解除患者消极的心理，鼓励其克服焦虑、紧张的情绪。“告语导开”，是情志治疗的常用方法。医者通过科学、合理、准确的语言，对患者进行劝慰，安抚患者焦虑、害怕的情绪，鼓励患者树立积极的治疗心态，土得木而达，促进疾病恢复。

二、情志相胜

情志相胜疗法，又称为以情胜情法。即在中医整体观念、七情相胜等理论指导下，通过情志活动消除患者的病态情志以恢复正常情志，从而达到治疗疾病的目的。《素问·阴阳应象大论》曰：“怒伤肝，悲胜怒，喜伤心，恐胜喜，思伤脾，怒胜思，忧伤肺，喜胜忧，恐伤肾，思胜恐。”情志与情志、脏腑之间相互影响，肠易激综合征患者临床以“忧”

“悲”为主，基于以“情胜情”理论，医生应多鼓励患者，树立战胜疾病的信心，帮助患者进行自我调节，多进行注意力转移法，保持身心愉悦。

三、宁静神志法

患者通过冥想、静坐、静卧或静立等方式进行自我控制调节的一种治疗方法，以达到“内无思想之患，外不劳形于事”的境界。例如，现代的瑜伽，通过静思方式，达到身形、精神心理和谐统一，舒缓紧张情绪，加快疾病的康复。正如《素问·上古天真论》所云：“恬淡虚无，真气从之，精神内守，病安从来。”

四、五音疗法

中医五音疗法以五行学说相生相克关系为指导，运用五音配五脏，各脏如有病变，则其发声异常，出现与之相应的音阶，各音阶又会侧重影响与之相应的脏腑，即角通肝、徵通心、宫通脾、商通肺、羽通肾。

临床上中医多将焦虑、抑郁责之于肝郁。孙雨中等认为[8]在五音中角调式如木，其性舒展调达，有疏肝理气之功效，代表作有《胡笳十八拍》，若肝火过盛，则可以滋水涵木法听羽音滋养肝肾之阴，利用肾主纳气的特点来调节机体气机的升降平衡，代表作《梅花三弄》。另外，宫调式如土，其性冲和，有健脾益气之效。在临床治疗中，干预以角音和宫音为主，配合他音辅助治疗，以疏肝健脾。李琳等研究发现[9]，在肝郁脾虚型肠易激综合征治疗中，以中药联合五音疗法中“角”“宫”调试乐曲干预，能明显改善患者焦虑、抑郁及腹痛、腹泻等症状。

第三节 运动调护

《遵生八笺》云“运体以却病，体活则病离。”相关研究表明[10]，久坐与肠易激综合征发生发展有关，针对此，运动疗法可通过改善身体机能及心理状态，进而达到预防疾病或促进康复的治疗。其中，身心运动是运动恢复的关键，可以对肠易激综合征患者的消化功能、抗炎及心理产生积极作用。而中医导引术是中医运动养生的一大重要组成部分，将导引术运用到肠易激综合征的调护中，能更好地调节人体的形、气、神，促进疾病的康复，其中，导引术可包括八段锦、五禽戏、太极拳等。

一、八段锦

八段锦在中医学角度上，讲求整体观，通过调身、调息和调心，疏通人体经络，保证人体气血畅通，具有保精养气存神的作用。而研究表明[11]，八段锦对大部分消化疾病有明显的疗效。

八段锦功法主要分为八段动作：第一段双手托天理三焦，第二段左右开弓似射雕，第三段调理脾胃臂单举，第四段五劳七伤往后瞧，第五段摇头摆尾去心火，第六段双手攀足固肾腰，第七段攒拳怒目增气力，第八段背后七颠百病消。八段锦可对主要腹腔脏器如肠胃等起到按摩作用，同时可有效调节大肠经、小肠经、脾经、胃经等经脉的循行。

在按摩和调节经脉过程中可以起到促进相关脏器血液循环、改善胃肠运动功能的作用。

二、五禽戏

五禽戏是中国传统导引养生的一个重要功法，是东汉名医华佗根据虎、鹿、熊、猿、鸟五种动物的活动特点，并结合人体脏腑、经络和气血的功能所编制[12]。《后汉书·方术列传·华佗传》记载："五禽之戏：一曰虎，二曰鹿，三曰熊，四曰猿，五曰鸟。亦以除疾，兼利蹄足，以当导引。体有不快，起作一禽之戏，怡而汗出，因以著粉，身体轻便而欲食。普施行之，年九十余，耳目聪明，齿牙完坚。"其中，熊、鹿戏适用于肠易激综合征患者调护上。熊体外静而内动，要求意守中宫（脐内），以调和气血，使头脑虚静，意气相合，真气贯通，有健脾益胃之功效。鹿系入水，可补肾壮命门之火，对久泄患者有补益之效。

三、太极拳

太极拳是一种结合阴阳五行、中医经络学、古代的导引术和吐纳术形成的一种中国传统拳术。以松、静、柔、缓进行螺旋缠绕为主要的运动方式，是意、气、形的整体运动[13]。其主要内容包括太极理论、拳术套路、器械套路、太极推手及辅助训练法。

太极拳以气运身，迈步如猫行，立身中正，柔而慢，可疏通经脉，调节气血。太极拳注重丹田内转，在运动的过程中，可使腹腔脏器受柔和、持久的按摩，调节消化液的分泌，改善肠道的传输功能；同时太极拳强调轻松自然、形神兼备、气息自然，注重修身养性、心神合并，使人能够保持在良好的精神状态，可调节自主神经功能紊乱，以达调畅情志、疏肝健脾之功，改善患者的焦虑、抑郁状态。

四、六字诀

《寿世保元》曰："五脏六腑之气，因五味熏灼不和，又六欲七情，积久生病，内伤脏腑，外攻九窍……以六字气诀，治五脏六腑之病。其法，以呼字而自泻去脏腑之毒气，以吸字而自采天地之清气以补之。"六字诀通过鼻吸纳入自然之清气，配合"嘘、呵、呼、呬、吹、嘻"六种不同口吐浊气方法，辅以肢体导引和相应的意念观想，补虚泻实，调节相应脏腑的气血，治疗五脏病症。其中，"嘘"字诀可调情志，使中焦结滞之气畅行，调畅气机之枢，促进脾胃运化[14]。

第四节 生活起居调护

起居调摄是肠易激综合征患者中医调护的重要组成部分。《素问·四气调神大论》曰："夫四时阴阳者，万物之根本也……逆之则灾害生，从之则苛疾不起，是谓得道"。自古以来，中医讲究"天人合一"的思想观念，倡导人们顺应四时调阴阳，尊重自然规律，做到作息有节，起居有常，指出要"法于阴阳，和于术数"顺应四时变化调护养息，主要表现在卧眠安稳、衣物适宜、正确锻炼等方面。其中，相关研究表明[15]，肠易激综合征与睡眠不规律相关，熬夜可能导致患者神经-内分泌-免疫网络的紊乱及精神状态恶化，从而引起肠道功能病变,加重疾病的进程。因此,规律生活起居对于肠易激综合征患者的日常养生具有重要意义。

参考文献

[1] 杨敬泽,李延青. 肠易激综合征与饮食因素[J]. 中国实用内科杂志,2020,40(2):92-95.

[2] 徐心田,陆为民. 低FODMAPs饮食改善肠易激综合征症状对中医药治疗的启示[J]. 世界华人消化杂志,2017,25(25):2289-2295.

[3] 臧婷婷,田耀洲. 腹泻型肠易激综合征的饮食干预中西医研究近况[J]. 中国医学创新,2015,12(28):143-145.

[4] 余莹,王志坚,何进伟. 中医食疗药膳在儿童脾胃调理中的应用[J]. 中医儿科杂志,2020,16(3):90-92.

[5] 王昊,杨裕祺,吕沛琳,等. 传统中医典籍食疗方改善老年人便秘[J]. 中国民间疗法,2021,29(7):71-73.

[6] 欧文. 缓解小儿便秘食疗方[J]. 开卷有益-求医问药,2019(10):35.

[7] 王彬,赵威,许梦雀,等. 肠易激综合征患者睡眠质量和精神心理状况的调查[J]. 胃肠病学,2018,23(3):161-165.

[8] 孙羽中,窦志芳. 五音疗法调控肠易激综合征的相关研究[J]. 山西中医学院学报,2018,19(2):75-76.

[9] 李琳,江登丰,张鹏飞,等. 五音疗法联合痛泻要方加味治疗肝郁脾虚腹泻型肠易激综合征28例临床观察[J]. 湖南中医杂志,2020,36(8):48-50.

[10] SADEGHIAN M, SADEGHI O, HASSANZADEH K A, et al. Physical activity in relation to irritable bowel syndrome among Iranian adults[J]. PLOS ONE,2018,13(10):e0205806.

[11] 石莉杰,诸慧怡,黄天生. 八段锦运动干预脾胃系疾病的研究进展[J]. 湖南中医杂志,2020,36(9):192-194.

[12] 王言群. 新编健身气功的理论构建[M]. 北京:北京体育大学出版社,2009.

[13] 常怀民. 中国太极拳学[M]. 武汉:武汉大学出版社,2016.

[14] 张敏,张玉辉,刘理想,等. 基于"百病生于气"理论的六字诀功用探讨[J]. 世界中西医结合杂志,2021,16(11):2140-2143.

[15] 王明秀,张钧凯,徐炜,等. 高中生肠易激综合征现状调查及影响因素研究[J]. 中国全科医学,2022,25(12):1506-1511.